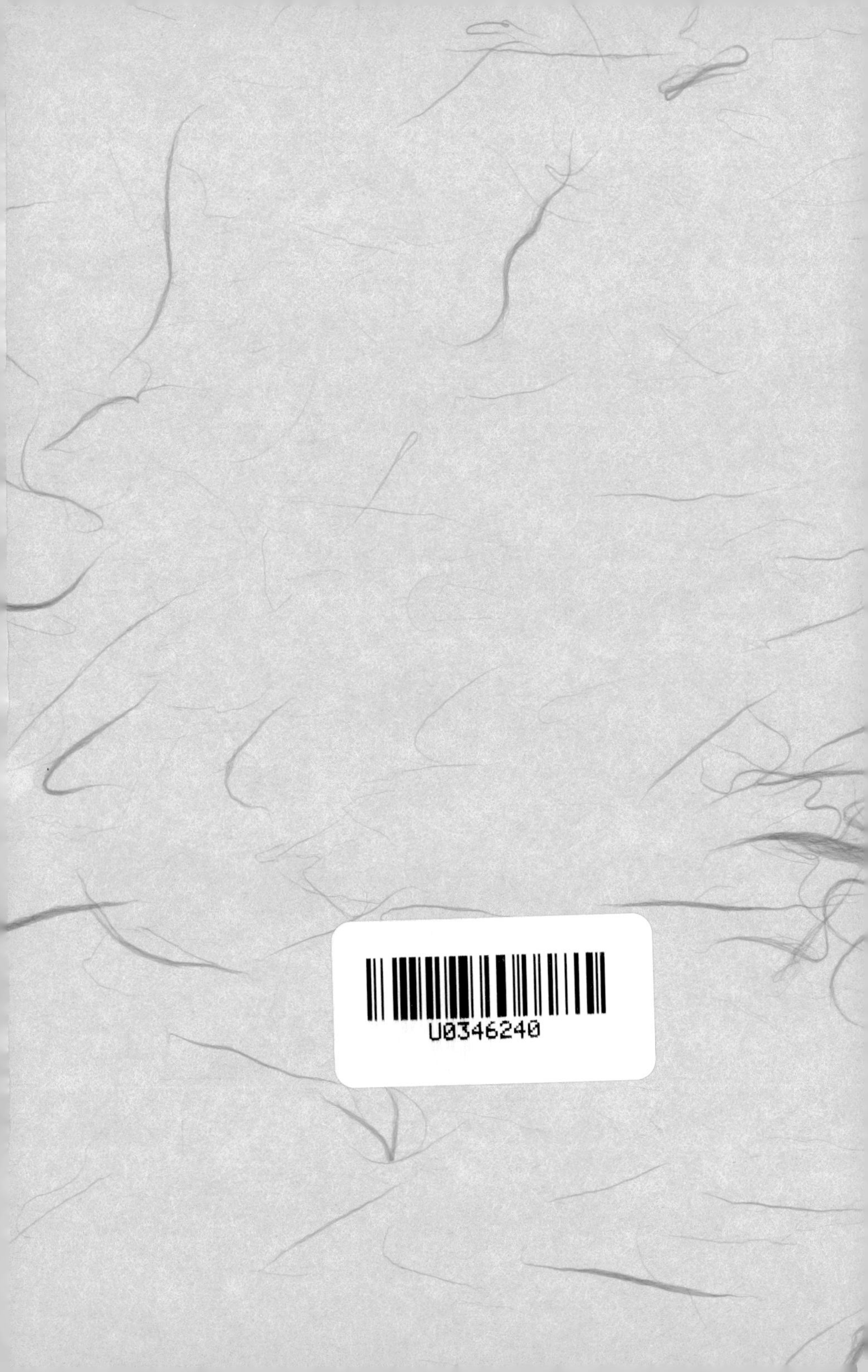
U0346240

中医古籍医案辑成·学术流派医案系列

温病学派医案

（二）

叶　桂（中）

主　编　李成文　张跃红

中国中医药出版社
·北　京·

图书在版编目（CIP）数据

温病学派医案（二）/ 李成文，张跃红主编 . —北京：中国中医药出版社，2015.8

（中医古籍医案辑成·学术流派医案系列）

ISBN 978-7-5132-2275-4

Ⅰ . ①温…　Ⅱ . ①李…　②张…　Ⅲ . ①温病学说—医案—汇编—中国　Ⅳ . ① R254.2

中国版本图书馆 CIP 数据核字（2015）第 022821 号

中国中医药出版社出版
北京市朝阳区北三环东路 28 号易亨大厦 16 层
邮政编码　100013
传真　010 64405750
廊坊市三友印刷有限公司印刷
各地新华书店经销
*
开本 880×1230　1/32　印张 13.5　字数 315 千字
2015 年 8 月第 1 版　2015 年 8 月第 1 次印刷
书号　ISBN 978-7-5132-2275-4
*
定价　45.00 元
网址　www.cptcm.com

社长热线　010 64405720
购书热线　010 64065415　010 64065413
微信服务号　zgzyycbs
书店网址　csln.net/qksd/
官方微博　http: //e.weibo.com/cptcm
淘宝天猫网址　http: //zgzyycbs.tmall.com

中医古籍医案辑成

九七叟朱良春题

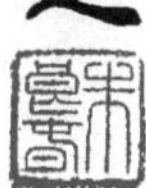

国医大师朱良春题字

《中医古籍医案辑成》编委会

主　　审　王永炎

总 主 编　李成文　王国辰

副总主编　郑玉玲　李建生　林超岱　李秀明

编　　委　（按姓氏笔画排序）

马　洁　王　爽　王　捷　王　琳　王　超

王秋华　叶　瑜　付颖玥　朱婉华　伊丽萦

刘艳辉　刘桂荣　农　艳　张文学　张明锐

张星平　张家玮　胡方林　袁占盈　徐　珊

崔应麟　韩丽华　蔡永敏　戴　铭　露　红

《温病学派医案（二）》编委会

主　编　李成文　张跃红

副主编　李　兰　孙可兴

编　委（按姓氏笔画排序）

孙可兴　李　兰　李成文

杨雯雯　张跃成

内容提要

温病学派是研究外感温热病的病因病机、传变规律及防治方法的一个学术流派。叶桂是温病学派之集大成者，提出了以卫气营血为纲的证治体系，使外感温热病彻底摆脱了《伤寒论》的束缚而有了独立的辨治体系。其在内伤杂病方面亦有所发明创见，如创立了胃阴学说、久病入络理论等。

叶氏不仅理论造诣颇高，临床经验也十分丰富，有不少医案经其门人整理而流传于世。《中医古籍医案辑成·学术流派医案系列》中收录叶桂医案于“温病学派医案”中，并分为上、中、下三册。前两册为内科医案，第三册是妇、儿、外、五官等医案。本书为中册，从叶氏的多部著作中摘录了内科中肝胆、肾系、气血津液、肢体经络医案。

前言

医案揭示了历代医家在临证过程中的辨病辨证思路、经验体会和用药特色，浓缩并涵盖了中医基础理论、临床、本草、针灸推拿等多学科内容，理法方药俱备，临病措方，变化随心，对学习借鉴名医经验、临证思路，指导用药，提高临床疗效，继承发展中医学具有重要的意义，因而备受历代医家青睐。

明代医家李延昰在《脉诀汇辨》中指出:“医之有案，如弈者之谱，可按而覆也。然使失之晦与冗，则胡取乎？家先生之医案等身矣，语简而意明，洵足以尽脉之变。谨取数十则殿之，由此以窥轩岐之诊法焉，千百世犹旦暮也。”孙一奎在《孙氏医案》中指出:“医案者何？盖诊治有成效，剂有成法，固纪之于册，俾人人可据而用之。如老吏断狱，爰书一定，而不可移易也。”清代医家周学海强调说:“宋以后医书，惟医案最好看，不似注释古书之多穿凿也。每部医案中，必有一生最得力处，潜心研究，最能汲取众家之所长。”俞震在《古今医案按》中说:“闻之名医能审一病之变与数病之变，而曲折以赴之，操纵于规矩之中，神明于规矩之外，靡不随手而应，始信法有尽，而用法者之巧无尽也。成案甚多，医之法在是，法之巧亦在是，尽可揣摩。”方耕霞指出：“医之有方案，犹名法家之有例案，文章家之有试牍。”余景和在《外证医案汇编》中说：“医书虽众，不出二义。经文、本草、经方，为学术规矩之宗；经验、方案、笔记，为灵悟变通之用。二者皆并传不朽。”章太炎指出：“中医之成绩，医案最著。欲求前人之经验心得，医案最有线索可寻，循此钻研，事半功倍。”恽铁樵在给《宋元明清名医类案》作序时强调：“我国汗牛充栋之医书，其真实价值不在议论而在方药，议论多空谈，药效乃事实，故选刻医案乃现在切要之图。”姚若琴在阐述编辑《宋元明清名医类案》大意时指出：“宋后医书，多偏玄理，惟医案具事实精核可读，名家工巧，悉萃于是。”张山雷在《古今医案评议》中说：“医书论证，但纪其常，而兼证之纷淆，病源之递嬗，则万不能条分缕析，反致杂乱无章，惟医案则恒随见症为迁移，活泼无方，具有万变无穷之妙，俨如病人在侧，謦咳亲闻。所以多读医案，绝胜于随侍名师，直不啻聚古今之良医而相与晤对一堂，上下议论，何快如之。”秦伯未说：“合病理、治疗于一，而融会贯通，卓然成一家言。为后世法者，厥惟医案。”“余之教人也，先以《内》《难》《本经》，次以各家学说，终以诸家医案。”程门雪认为：“一个中医临床医生，没有扎实的理论基础，就会缺乏指导临床实践的有力武器，而如无各家医案作借鉴，那么同样会陷入见浅识寡，遇到困难束手无策的境地。”俞长荣认为：“医案是中医交流和传授学术经验的传统形式之一。它既体现了中医辨证论治的共同特点，又反映了中医不同学派在诊疗方法方面的独特风格。读者从医案中可以体会到怎样用理论来指导实践，并怎样通过实践来证实理论；怎样适当地运用成法和常方，并怎样有创造性地权宜应变。因此，医案不仅在交流临床经验、传播中医学术方面具有现实意义，同时对继承老中医学术经验也起了积极的推进作用。”

医案始于先秦，奠基于宋金元，兴盛于明清。晋代王叔和的《脉经》内附医案。唐代孙思邈《备急千金要方》记录有久服石散而导致消渴的医案，陈藏器《本草拾遗》药后附案。北宋钱乙首次在《小儿药证直诀》中设置医案专篇，寇宗奭《本草衍义》药后附案。南宋许叔微首撰医案专著《伤寒九十论》，其《普济本事方》与王璆《是斋百一选方》方后附案，张杲《医说》记录了许多医案。金代张从正撰《儒门事亲》，李杲撰《脾胃论》《兰室秘藏》《东垣试效方》，王好古撰《阴证略例》，罗天益撰《卫生宝鉴》，以及元代朱震亨撰《格致余论》等综合性医著中论后均附案。自宋金元以后，学习医案、应用医案、撰写医案蔚然成风，医案专著纷纷涌现，如《内科摘要》《外科枢要》《保婴撮要》《女科撮要》《孙氏医案》《寓意草》《里中医案》《临证指南医案》《洄溪医案》《吴鞠通医案》《杏轩医案》《回春录》《经方实验录》等。明代著名医家韩懋、吴昆及明末清初的喻昌还对撰写医案提出了详细要求。而从明代就开始对前人的医案进行整理挖掘并加以研究利用，代不乏人，代表作有《名医类案》《续名医类案》《宋元明清名医类案》《清代名医医案精华》《清宫医案》《二续名医类案》《中国古今医案类编》《古今医案按》《历代儿科医案集成》《王孟英温热医案类编》《易水四大家医案类编》《张锡纯医案》《〈本草纲目〉医案类编》等。由于中医古籍汗牛充栋，浩如烟海。但是，受多方面因素的影响及条件制约，已有的医案类著作所收医案不够全面，参考中医古籍有限，分类整理方法简单局限，难以满足日益增长的不同读者群及临床、教学与科研的需求。因此，从3200多种中医古籍包括医案专著中系统收集整理其中的医案日益迫切。这可以充分发挥、利用中医古籍的文献学术价值，对研究中医证候特点与证型规律，提高临床疗效，具有重要的支撑价值。

本套丛书收录1949年以前历代医家编纂的3200余种中医古籍文献中的医案，分为学术流派医案、著名医家医案、常见疾病医案、名方小方医案四大系列。本书在建立专用数据库基础上，根据临床实际需要，结合现代阅读习惯，参考中医院校教材，对所有医案进行全面分类，以利于了解、学习和掌握历代名医治疗疾病的具体方法、应用方药技巧，为总结辨治规律，提高临床疗效提供更好的借鉴。其中，《学术流派医案系列》以学派为纲，医家为目，分为伤寒学派医案、河间学派医案、易水学派医案、温病学派医案、汇通学派医案；《著名医家医案系列》以医家为纲，以病为目，选取学术成就大、影响广、医案丰富的著名医家的医案；《常见疾病医案系列》以科为纲，以病为目，选取临床常见病和多发病医案;《名方小方医案系列》以方为纲，以病为目，选取临床常用的经方、名方、小方所治医案。

本丛书编纂过程中得到中华中医药学会名医学术思想研究分会的大力支持，年届97岁的首届国医大师朱良春先生特为本书题写书名，中国工程院院士王永炎教授担任主审，在此一并表示衷心的感谢。

由于条件所限，加之中医古籍众多，医案收录过程中难免遗漏，或分类不尽如人意，敬请读者提出宝贵意见，以便再版时修订提高。

《中医古籍医案辑成》编委会

2015年6月

凡　例

《中医古籍医案辑成·学术流派医案系列》依据贴近临床、同类合并、参考中医教材教学大纲、利于编排、方便查阅的原则对医案进行分类与编排。

内科医案按肺系、心系、脾胃、肝胆、肾系、气血津液、肢体经络等排列。

妇科医案按月经病、带下病、妊娠病、生产与产后病、乳房疾病、妇科杂病等排列，并将传统外科疾病中与妇科相关的乳痈、乳癖、乳核、乳岩等医案调整到妇科，以满足临床需要。

儿科医案按内科、外科、妇科、五官科、骨伤科顺序排列。年龄限定在十四岁以下，包括十四岁；对于部分医案中“一小儿”的提法则视医案出处的具体情况确定。

外科医案按皮肤病、性传播疾病、肛门直肠疾病、男性疾病等排列。

五官科医案按眼、耳、鼻、口齿、咽喉顺序排列。

对难以用病名或主症分类，而仅有病因、病机、舌脉等的描述者，归入其他医案。

《学术流派医案系列》为全面反映各学术流派的学术成就，其著作中所摘录或引用其他人的部分医案采用“附”的形式也予以摘录。医案中的方药及剂量原文照录，不加注解。对于古今疾病或病名不一致的医案，按照相关或相类的原则，或根据病因病机，或根据临床症状，或根据治法和方剂进行归类。同一医案有很多临床症状者，一般根据主症特征确定疾病名称。

对因刊刻疑误或理解易有歧义之处，用括号加“编者注”的形式注明本书作者的观点。原书有脱文，或模糊不清难以辨认者，以虚阙号“□”按所脱字数一一补入，不出校。

原书中的异体字、古字、俗字，统一以简化字律齐，不出注。

原书中的药物异名，予以保留，不出注。原书中的药名使用音同、音近字者，如朱砂作珠砂、僵虫作姜虫、菟丝子作兔丝子等，若不影响释名，不影响使用习惯，以规范药名律齐，不出注。

本书采用横排、简体、现代标点。版式变更造成的文字含义变化，今依现代排版予以改正，如“右药”改“右”为“上”，不出注。

每个医案尽量标明出处，以助方便快捷查找医案原文，避免误读或错引。

对部分医案或承上启下，或附于医论，或附于方剂，或附于本草，或案中只有方剂名称而无组成和剂量，采用附录的形式，将原书中的疾病名称、病机分析、方剂组成、方义分析、药物用法等用原文解释，以便于更好地理解和掌握。附录中的方剂组成，是根据该医案作者的著作中所述该方剂而引用的，包括经方或名方。

温病学派概论

中医学术流派研究是研究中医学术发展沿革的重要方法之一，其便于理清中医学术发展的思想脉络，深入研究历代名医学术思想与临床经验，分清哪些是对前人的继承，哪些是继承中的发展，哪些是个人的创新见解与经验，为中医学进一步发展提供借鉴。学术流派或体系是后人依据著名医家们的师承关系、学术主张或学术倾向、学术影响而划分的。由于中医学术流派形成发展过程中的融合、交叉、分化，学派之间存在千丝万缕的联系，故划分学派的标准不一，有按学科分类，有按著名医家分类，有按学术研究方向分类，有按著作分类，有按地域分类，因而划分出外感学派、内伤学派、热病学派、杂病学派、刘河间学派、李东垣学派、张景岳学派、薛立斋（薛己）学派、赵献可学派、李士材学派、医经学派、经方学派、伤寒学派、河间学派、易水学派、温病学派、汇通学派、攻邪学派、丹溪学派、温补学派、正宗学派、全生学派、金鉴学派、心得学派、寒凉学派、蔺氏学派、经穴学派、穴法学派、重灸学派、重针学派、骨伤推拿学派、指压推拿学派、一指禅推拿学派、经穴推拿学派、腹诊推拿学派、儿科推拿学派、五轮学派、八廓学派、内外障学派、少林学派、武当学派、新安学派等，这对中医学术的发展起到了积极作用。然而，学派研究目前也存在不少问题，主要在于学术流派形成年代、学派划分标准、学派研究学术价值等方面。争论的焦点是基础医学及临床领域中的医经学派、经方学派、汇通学派是否存在，攻邪学派、丹溪学派、温补学派能否另立门户，学派之间的渗透与交叉重复如何界定等；另外，每一学派的代表医家虽然在师承或学术上一脉相承，但其学术理论、临证辨病思路、处方用药方面或相差甚远，这些医学大家大多数是全才，如以学派分类，难免以偏概全；加之以往学术流派研究偏重理论，忽略临床，因此，以派为纲研究著名医家也有其不利的一面。为弥补学术流派研究轻临床的不足，拓展学派研究的内涵与外延，收集学术流派相关医家的涵盖中医基础理论和临床经验的医案已成为当务之急。因为这些医案不仅是著名医家学术思想的直接鉴证，也是研究学术流派源流的最重要的参考依据。

温病学派是研究温病的病因病机、传变规律及防治方法的一个学术流派。汉唐时期对外感温热病的探讨为温病学派的形成打下了一定的基础；金元时期刘完素阐发火热理论成为温病学派的先导；明清之际温疫猖獗，南方地区热病盛行，为研究温病提供了有利条件，吴有性、戴天章、余霖、叶桂、薛雪、吴瑭、王士雄等为温病学派的形成做出了巨大贡献。使温病的证治从《伤寒论》体系中脱离出来，促进了中医的学术发展。

《黄帝内经》对温病的病因、发病类型、症状、传变、治则、善后禁忌及疫病特点等曾有论述。如《素问·热论》:“凡病伤寒而成温者，先夏至日者为病温，后夏至日者为病暑。”《素问·生气通天论》：“冬伤于寒，春必温病。”《素问·刺法论》：“五疫之至，皆相染易，无问大小，病状相似。”《难经·五十八难》：“伤寒有五，有中风，有伤寒，有湿温，有热病，有温病……伤寒之脉，阴阳俱盛而紧涩；热病之脉，阴阳俱浮，浮之而滑，沉之散涩。”《伤寒论》对风温、暍病也有论述，如“太阳病，发热而渴，不恶寒者为温病。若发汗已，身灼热者，名风温”，“太阳中热者，暍是也，汗出恶寒，身热而渴，白虎加人参汤主之”。《肘后备急方》认为温病主要是感受疠气所致，“其年岁中有疠气，兼挟鬼毒相注，名曰温病”。该书还收录了防治温病、温疫、温毒的方药，如太乙流金方、辟温病散等。《诸病源候论》论述了温热病的病因病机、症状特点，列举热病候28论、温病候34论、时气病候43论。书中认为温病、时气、疫疠等皆“因岁时不和，温凉失节，人感乖戾之气而生病”，且具有强烈的传染性，“病气转相染易，乃至灭门，延及外人”。《千金要方》与《千金翼方》对风温、春温、温病、温毒与温疟进行了阐发，并收载不少防治温病的方剂。其后的《伤寒总病论》《类证活人书》对温病的证治亦多有论述。

刘完素根据宋金时期外感热病的发病特点与传变规律，提出“六气皆能化火”理论，总结治疗方法，创制防风通圣散、双解散、三一承气汤等，标志着外感温热病在理法方药方面开始自成体系，为温病学派的形成奠定了坚实的基础。

汪机在《石山医案》中提出了新感温病的概念，“有不因冬月伤寒而病温者，此特春温之气，可名曰春温，如冬之伤寒、秋之伤湿、夏之中暑相同，此新感之温病也”。《先醒斋医学广笔记》阐发温疫是邪气从口鼻而入，补充了外邪侵犯人体从皮毛而入的不足。《伤暑全书》强调暑邪“从中鼻而入，直中心包络经，先烦闷，后身热”。

明末清初，河北、山东、江苏、浙江温疫猖獗，缺乏有效的防治方法。众多医家皆深入研究其病因病机与发病规律，探讨治法方药。

吴有性，字又可，明代人，著《温疫论》。《温疫论》详细阐发了温疫的致病因素、感邪途径、侵犯部位、传变方式、临床表现。吴有性认为，温疫的病因是感受异气，邪从口鼻而入，伏于膜原，表里分传，感之深者，中而即发，感之浅者，未能顿发，或由诱因，正气受伤，邪气始张。他还创制达原饮与三消饮疏利膜原，表里分消，大获奇效。自此温疫学说开始建立，并得到迅速发展。

戴天章，字麟郊，清代人，著《广瘟疫论》。其在《温疫论》基础上，重视温疫的早期诊断，通过辨气、辨色、辨舌、辨神、辨脉识别温疫，并总结治疗温疫的五种大法（汗、下、清、和、补）。强调温疫汗不厌迟，下不厌早，清法贯穿始终，补法用于善后，表里寒热虚实并见或余邪未尽则用和法。

余霖，字师愚，清代人，著《疫疹一得》。他就乾隆之际的温疫大流行阐发己见，认为温疫的病因病机为淫热入侵于胃，敷布于十二经脉，并创制清瘟败毒饮，重用石膏泻诸经表里之热，补充了吴有性《温疫论》之不足。《疫疹一得》内有医案 11 个，均为应用清瘟败毒饮大剂和中剂的医案。

叶桂，字天士，清代人，著《温热论》《临证指南医案》《叶氏医案存真》《未刻本叶氏医案》等。叶氏主张博采众长、融汇古今，重视学术创新。他详细阐发温热病的发病规律、辨治方法，创立卫气营血的辨证纲领辨治温病，使温病证治形成了更为独立完整的体系，彻底从《伤寒论》中摆脱出来。他还提出“肝风内动、久病入络”说，总结了治疗胃阴不足及虚损症的经验，对后世产生了重大影响。《临证指南医案》(包括《幼科要略》)、《叶氏医案存真》、《未刻本叶氏医案》等记载了大量叶氏的临证医案，症状记述虽简，但病机分析中肯，尤其是其门人在《临证指南医案》中所作的按语，更使该书锦上添花，成为临证必读之书。

薛雪，字生白，清代人，著《湿热条辨》《扫叶庄医案》《碎玉篇》，对湿热病的病因病机、发病特点、传变规律、临床证型、遣方用药等进行了论述。他认为，湿热病病因为湿热，宜在脾虚湿胜时感而发病，多由上受，直趋中道，或归于膜原，或波及三焦与肝脏，临床辨治应分清湿热偏胜、留滞部位及伤阴伤阳之不同；并指出“湿热之病，不独与伤寒不同，且与温病大异”，补充了《温热论》之不足。薛氏医案简略，用药没有剂量，复诊也少，但症状、病机、治则俱备，需要认真揣摩才能领会其辨病思路。

吴瑭，字鞠通，清代人，著《温病条辨》《吴鞠通医案》《医医病书》。吴氏在《温热论》的基础上，进一步阐发温病的发病规律，指出温病自口鼻而入，先病于肺，肺病逆传，即犯心包；上焦病不治，则传中焦脾与胃，中焦病不治，即传下焦肝与肾，始于上焦，终于下焦，并以上中下三焦为纲，统论温热、湿热与温疫。他还提出“治上焦如羽，非轻不举；治中焦如衡，非平不安；治下焦如权，非重不沉”。吴氏总结了清络、清营、清宫、育阴等治疗原则，创制桑菊饮、银翘散等方剂，使治疗温病的方药更加完备。

王士雄，字孟英，清代人，著述颇丰，如《温热经纬》《随息居饮食谱》等。王氏治学主张博采众长，重视临床，善治温病，还精于治疗内科与妇科疾病，善于从实践中总结经验，与沿袭旧说、空发议论者迥然有别。《温热经纬》集温病学之大成，并对暑邪、伏气温病、顺传逆传及霍乱病等均做了深入阐发。书中系统总结了辨治暑病的理法方药，认为暑为阳邪，易夹湿邪，伤气耗津，治疗首用辛凉，继用甘寒，再用酸泄酸敛，创制新的清暑益气汤清暑热、益元气。书中还探讨了伏气温病的传变方式、临床表现，主张治疗先治血分后治气分；初起宜投清解营阴之药，追邪从气分而化，舌苔开始渐布，再清气分热邪；伏邪较重，亟宜大清阴分伏邪，待厚腻黄浊之苔渐生后，再解气分。另外，王氏还重视饮食疗法，并详论食物药效，采摭食疗验方。王氏临诊之余为后世留下大量的医案，见于《王氏医案》《王氏医案续编》《王氏医案三编》《归砚录》《随息居重订霍乱论》等书。医案涉及临床各科，案中症状详略有序，病机分析中肯，辨病用药思路独特，治疗过程完整，并附有预后及治疗效果，深受后人青睐。王氏医案中用药缺少剂量乃美中不足。

雷丰，字少逸，清代人，著《时病论》。《时病论》是重要的时病专著，为学习温病的入门读物，清末名医陈莲舫加注后用来课徒。书中对风热、伤暑、中暑、暑温、热病、湿热、湿温、秋燥、冬温、春温、风温、温毒、伏暑等十余种非疫性外感病及伏气温病的病因、病理、症候特点、理法方药详加论述，并按季节编排先论，法方继之，末附医案，形式新颖简洁，颇为实用。雷氏医案治疗经过完整，其辨病思路或设问答形式，或由门人评述，使人一目了然。

柳宝诒，字谷孙，清代人，著《温热逢源》，编纂《柳选四家医案》。柳氏针对“重新感，轻伏邪”的时弊，详论伏气温病，强调伏邪为病颇多，致病轻重，治疗宜以清泄里热为主，兼顾温肾育阴，疏解新邪。柳氏医案详于症状记录和病机分析，部分医案有多达十八诊者，也有不少病案均为一诊，治则明确，但用药没有剂量，也无疗效说明。

总之，温病学派对中医学术发展起到了巨大的推进作用，促进了中医理论与临床的发展与进步。

目录

叶桂(中)

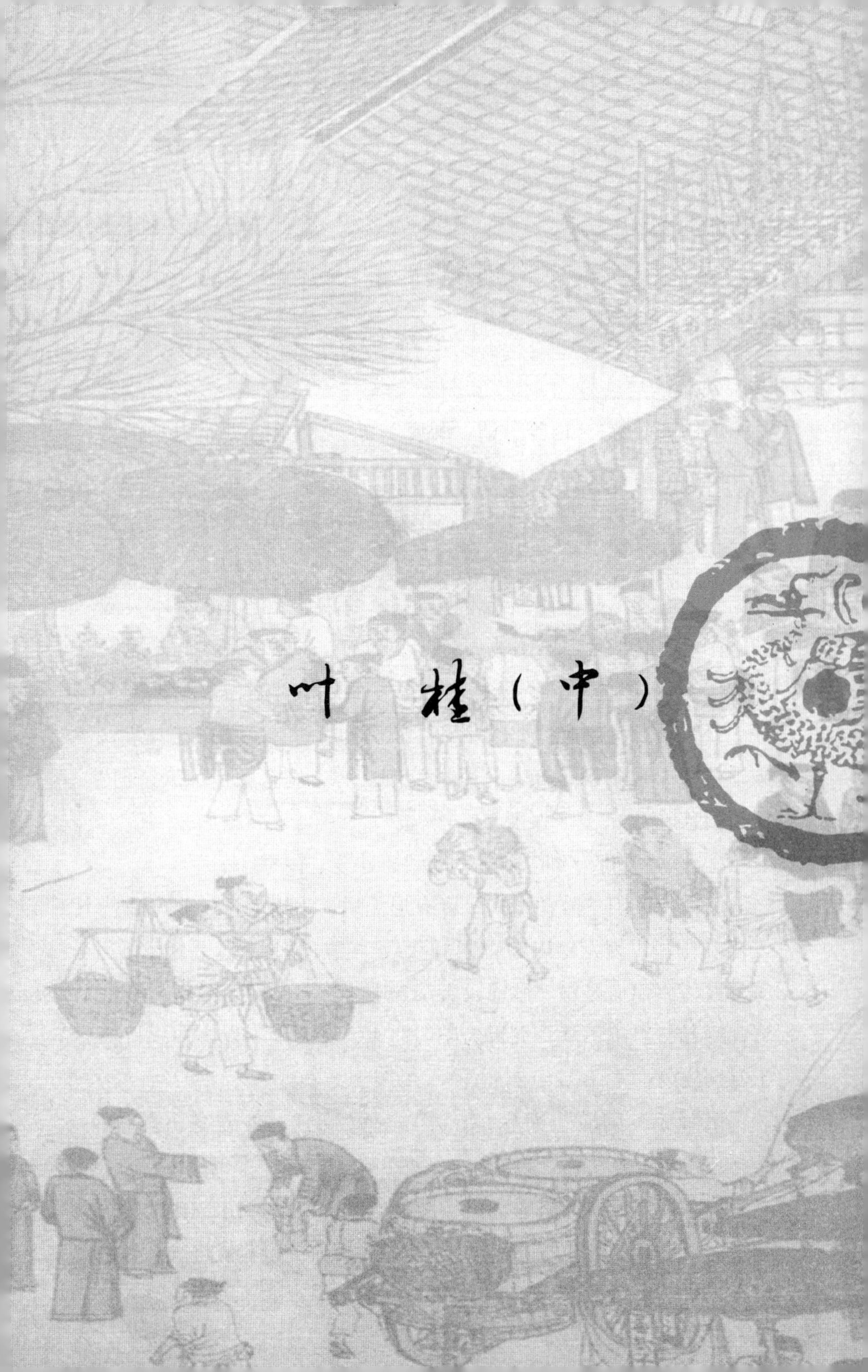

叶　桂（中）

内科医案

◆ 胁痛

病胁痛吐食，《内经》谓：肝痹。又云：少阳不足病肝痹，得之寒湿。

柴胡、防风、当归、白芍、萆薢、米仁、甘草、茯苓。（《叶氏医案存真·卷二》）

卜。有年冬藏不固，春木萌动，人身内应乎肝。水弱木失滋荣，阳气变化内风，乘胃为呕，攻胁为痛。仲景以消渴心热属厥阴，《内经》以吐涎沫为肝病。肝居左而病炽偏右，木犯土位之征。经旨谓肝为刚脏，非柔不和。阅医药沉、桂、萸、连，杂以破泄气分，皆辛辣苦燥，有刚以治刚之弊，倘忽厥逆瘛疭奈何？议镇阳息风法。

生牡蛎、阿胶、细生地、丹参、淮小麦、南枣。

又：内风阳气鼓动变幻，皆有形无质，为用太过。前议咸苦入阴和阳，佐麦、枣以和胃制肝获效。盖肝木肆横，胃土必伤，医治既僻，津血必枯。唇赤，舌绛，咽干，谷味即变酸腻，显是胃汁受劫，胃阴不复。夫胃为阳明之土，非阴柔不肯协和，与脾土有别故也。

生牡蛎、阿胶、细生地、小麦、炒麻仁、炒麦冬、炙草。（《临证指南医案·卷三》）

曹。疟热攻络，络血涌逆，胁痛咳嗽。液被疟伤，阳升入巅为头痛。络病在表里之间，攻之不肯散，搜血分留邪伏热。

生鳖甲、炒桃仁、知母、丹皮、鲜生地、寒水石。（《叶天士晚年方案真本·杂症》）

柴，二五。劳伤，寒暖不匀，胁痛嗽血，食物不减。宜降气和络。

苏子、茯苓、降香、橘红、桔梗、苡仁、韭白汁。（《临证指南医案·卷二》）

陈，四四。苦寒多用，胃阳久伤。右胁痛，呕酸浊，皆浊阴上干。用辛甘温中补虚，痛减。病患述早上腹宽，暮夜气紧微硬，大便不爽，有单腹胀之忧。

人参、生白术、茯苓、肉桂、归身、益智、广皮、煨姜。（《临证指南医案·卷三》）

陈。气热攻冲，扰脘入胁。

川连、牡蛎、夏枯草、炒半夏、香附、炒白芥子。（《临证指南医案·卷八》）

程，四八。诊脉动而虚，左部小弱。左胁疼痛，痛势上引，得食稍安。此皆操持太甚，损及营络，五志之阳动扰不息。嗌干，舌燥，心悸，久痛津液致伤也。症固属虚，但参、术、归、芪补方，未能治及络病。《内经》肝病不越三法，辛散以理肝，酸泄以体肝，甘缓以益肝。宜辛甘润温之补，盖肝为刚脏，必柔以济之，自臻效验耳。

炒桃仁、柏子仁、新绛、归尾、橘红、琥珀。

痛缓时用丸方：

真阿胶、小生地、枸杞子、柏子仁、天冬、刺蒺藜、茯神，黄菊花四两丸。（《临证指南医案·卷八》）

程。胁下痛犯中焦，初起上吐下泻，春深寒热不止。病在少阳之络。

青蒿根、归须、泽兰、丹皮、红花、郁金。(《临证指南医案·卷八》)

丁。由虚里痛起，左胁下坚满，胀及脐右，大便涩滞不爽。用缓攻方法。

小温中丸。(《临证指南医案·卷八》)

范，无锡，廿九岁。织梭身体皆动，过劳气血，偏倚左胁痛，失血呕血，肝络伤瘀，久发则重。

炒桃仁、延胡、新绛屑、降香末、炒丹皮、钩藤。(《叶天士晚年方案真本·杂症》)

范。胁痛入脘，呕吐黄浊水液。因惊动肝，肝风振起犯胃。平昔液衰，难用刚燥。议养胃汁，以息风方。

人参、炒半夏、炒麦冬、茯神、广皮白、炒香白粳米。

又：六味去萸，换芍，加麦冬、阿胶、秋石。(《临证指南医案·卷四》)

肝气怫郁，胁痛绕及胸背。木郁达之。

钩藤、桑叶、黑郁金、橘红、茯苓、土蒌皮。(《未刻本叶氏医案·方案》)

古人治胁痛法有五，或犯寒血滞，或血虚络痛，或血着不通，或肝火抑郁，或暴怒气逆，皆可致痛。今是症脉细弦数不舒，此由肝火抑郁。火郁者络自燥，治法必当清润通络。

潮瓜蒌、炒香桃仁、归身、新绛、炒白芍、炙甘草。(《叶氏医案存真·卷一》)

顾，左耳窍汩汩有声，左胁冲脉波起欲胀，肝脏血络大虚，气偏乘络，络空为胀。当年痛发，用归脾最安。但芪、术呆守中上，似与气升膜胀相左。有年奇脉已空，以宣通补液，使奇脉流行，虚胀可缓。

杞子、归身、柏子仁、桃仁、桂圆、鹿角霜、小茴香、香附、茯苓。（《叶天士晚年方案真本·杂症》）

郭，三五。痛必右胁中有形攻心，呕吐清涎，周身寒凛，痛止寂然无踪。此乃寒入络脉，气乘填塞阻逆。以辛香温通法。

荜茇、半夏、川楝子、延胡、吴萸、良姜、蒲黄、茯苓。（《临证指南医案·卷八》）

寒热胁痛，脉弦，温邪袭于肝络，吐血犹可，最怕成痈。

丹皮、桃仁、钩藤、黑栀、茜草、桑叶。（《未刻本叶氏医案·方案》）

寒着气阻，右胁痹痛。

杏仁、桂枝、茯苓、生姜、瓜蒌、苡仁。（《未刻本叶氏医案·方案》）

何，三七。左乳傍胁中常似针刺，汗出，心嘈能食，此少阳络脉阳气燔灼。都因谋虑致伤，将有络血上涌之事。议清络宣通，勿令瘀着。

生地、丹皮、泽兰叶、桃仁、郁金、琥珀末。

又：服通络方，瘀血得下，新血亦伤。嘈杂善饥，阳亢燔灼，营阴不得涵护也。仍以和阳息风方法。

阿胶、鸡子黄、生地、麦冬、生甘草、生白芍。（《临证指南医案·卷二》）

胡，六七。有年冬藏失司，似乎外感热炽。辛散苦寒，是有余实症治法。自春入夏，大气开泄，日见恹恹衰倦，呼吸喉息有声，胁肋窒板欲痛，咯呛紫血，络脉不和。议以辛补通调，不致寒凝燥结，冀免关格上下交阻之累。

柏子仁、细生地、当归须、桃仁、降香、茯神。（《临证指南医案·卷二》）

胡，三四。诊脉右弦，左小弱涩。病起积劳伤阳，操持索思，五志皆逆。而肝为将军之官，谋虑出焉，故先胁痛。晡暮阳不用事，其病渐剧。是内伤症，乃本气不足，日饵辛燥，气泄血耗。六味滋柔腻药，原非止痛之方，不过矫前药之谬而已。《内经》肝病三法，治虚亦主甘缓。盖病既久，必及阳明胃络，渐归及右，肝胃同病。人卧魂藏于肝，梦寐纷纭，伤及无形矣。议用甘药，少佐摄镇。

人参、枣仁、茯神、炙草、柏子仁、当归、龙骨、金箔。

桂圆肉煮浓汁，捣丸。

邹时乘按：胁痛一症，多属少阳、厥阴。伤寒胁痛，皆在少阳胆经，以胁居少阳之部。杂症胁痛，皆属厥阴肝经，以肝脉布于胁肋。故仲景旋覆花汤，河间金铃子散，及先生辛温通络，甘缓理虚，温柔通补，辛泄宣瘀等法，皆治肝着胁痛之剂。可谓曲尽病情，诸法毕备矣。然其症有虚有实，有寒有热，不可概论。苟能因此扩充，再加详审，则临症自有据矣。（《临证指南医案·卷八》）

黄。左胁骨痛，易饥呕涎。肝风内震入络。

生地、阿胶、生白芍、柏子仁、丹皮、泽兰。

又：照前方去白芍、泽兰，加桃仁、桑枝。

又：肝胃络虚，心嘈如饥，左胁痛，便燥少血。

生地、天冬、枸杞、桂圆、桃仁、柏仁，熬膏，加阿胶收。（《临证指南医案·卷八》）

蒋，三六。宿伤，左胁腹背痛。

炒桃仁、归须、炒延胡、片姜黄、五加皮、桂枝木、橘红、炒小茴。（《临证指南医案·卷八》）

据述左胁痛引背部，虚里穴中按之有形。纳食不得顺下，频怒劳烦，气逆血郁。五旬以外，精力向衰，延久最虑噎膈。议宜通气血，药取辛润，勿投香燥，即有瘀浊凝留，亦可下趋。

当归尾、京墨汁、桃仁泥、延胡索、五灵脂、老韭白。（《叶氏医案存真·卷一》）

李，十九。左胁痞积攻疼。

生牡蛎、南山楂、炒延胡、川楝子、炒桃仁、归须、丹皮、桂枝木。（《临证指南医案·卷八》）

凌。肝着，胁中痛，劳怒致伤气血。

川楝子皮、炒延胡、归须、桃仁、生牡蛎、桂枝木。（《临证指南医案·卷八》）

陆，春阳萌动，气火暗袭经络，痛在板胸左右胁肋。皆血络空旷，气攻如痞胀之形，其实无物。热起左小指无名指间，手厥阴脉直到劳宫矣。养血难进滋腻，破气热燥非宜，议以辛甘润剂濡之。

柏子仁、桃仁、桂圆、茯神、山栀、橘红。（《叶天士晚年方案真本·杂症》）

吕，二九。脉数上出，右胁上疼则痰血上溢。必因嗔怒，努力劳烦，致络中气阻所致。宜安闲静摄，戒怒慎劳。一岁之中，不致举发，可云病去。

降香末（冲）八分，炒焦桃仁三钱，丹皮一钱，野郁金一钱，茯苓三钱，黑山栀一钱，丹参一钱，橘红一钱。（《临证指南医案·卷二》）

络痹癖积，左胁胀痛，法宜通泄。

阿魏丸。（《未刻本叶氏医案·保元方案》）

脉大，舌白渴饮，胁痛欲呕，湿热阻其经隧，寒热未已，议用木防己汤。

木防己、杏仁、知母、姜汁、石膏、厚朴、半夏。（《眉寿堂方案选存·卷上》）

脉涩，胁肘痹痛。此气血窒痹，营络不宣使然，日久有失血、痈疡之患。

归须、桃仁、乳香、麦芽、橘红、新绛、青葱。（《未刻本叶氏医案·保元方案》）

脉弦，胁痛绕脘，得饮食则缓，营气困耳，治以辛甘。

桂枝、川椒、白蜜、煨姜。（《未刻本叶氏医案·方案》）

毛，六十。温邪热入营中，心热闷，胁肋痛。平素痰火与邪胶结，致米饮下咽皆胀。老年五液已涸，忌汗忌下。

生地、麦冬、杏仁、郁金汁、炒川贝、橘红。（《临证指南医案·卷五》）

某，四十。脉弦，胁痛引及背部，食减，此属营损传劳。

桂枝木四分，生白芍一钱半，炙草四分，归身一钱半，茯神三钱，生牡蛎三钱，煨姜一钱，南枣三钱。（《临证指南医案·卷一》）

某。寒热，右胁痛，咳嗽。

芦根一两，杏仁三钱，冬瓜子三钱，苡仁三钱，枇杷叶三钱，白蔻仁三分。（《临证指南医案·卷二》）

某。痰饮搏击，胁痛。

半夏、茯苓、广皮、甘草、白芥子、刺蒺藜、钩藤。（《临证指南医案·卷八》）

努力伤络，寒热胁痛。

当归、红花、茯苓、五加皮、秦羌、桂木、松节、桑寄生。（《未刻本叶氏医案·保元方案》）

疟热攻络，络血涌逆，胁痛咳嗽。液被疟伤，阳升入巅为头痛。络病在表里，攻之不肯散，议搜血分留邪伏热。

鳖甲、丹皮、知母、鲜生地、桃仁、寒水石。（《眉寿堂方案选存·卷上》）

脐旁有块，仍流动，按之软，或时攻胁刺痛，外肾寒冷拘束，病属肝血肾精之损。凡肾当温，肝宜凉。肾主藏纳，肝喜疏泄，收纳佐以流通，温肾凉肝，是此病制方之大法。

当归身、枸杞子、生牡蛎、炙鳖甲、小茴香、沙蒺藜。（《叶氏医案存真·卷一》）

秦，五十一岁。脉沉微，少腹冲气，两胁胀痛呕逆。

真武汤。（《叶天士晚年方案真本·杂症》）

沈，二一。初起形寒寒热，渐及胁肋脘痛，进食痛加，大便燥结。久病已入血络，兼之神怯瘦损。辛香刚燥，决不可用。

白旋覆花、新绛、青葱管、桃仁、归须、柏子仁。（《临证指南医案·卷八》）

沈，三十。左胁下痛，食入则安。

当归桂枝汤加肉桂。（《临证指南医案·卷八》）

沈。暮夜五心热，嗌干，左胁痛。肝肾阴亏。

人参、生地、天冬、麦冬、柏子霜、生白芍。（《临证指南医案·卷八》）

沈。左胁䐜胀，攻触作楚，咳痰带血。无非络中不得宁静，姑进降气通络方。

降香汁、苏子、苡仁、茯苓、橘红、钩藤、白蒺、韭白汁。

又：脉右长，呛血，仍宜降气。

苏子、苡仁、茯苓、山栀、丹皮、钩藤、郁金。（《临证指南医案·卷二》）

施。诊脉右虚，左小弦。面色黄，少华采。左胁肋痛，五六年未愈。凡久恙必入络，络主血，药不宜刚。病属内伤，勿事腻补。录仲景旋覆花汤，加柏子仁、归须、桃仁。

又：初服旋覆花汤未应，另更医谓是营虚，用参、归、熟地、桂、芎、炙草，服后大痛。医又转方，用金铃、半夏、桃仁、延胡、茯苓，服之大吐大痛。复延余治，余再议方，谓肝络久病，悬饮流入胃络，致痛不已。议太阳阳明开阖方法。

人参、茯苓、炙草、桂枝、煨姜、南枣。

服苦药痛呕，可知胃虚。以参、苓阖阳明，用草、桂开太阳，并辛香入络，用姜、枣通营卫，生姜恐伐肝，故取煨以护元气，而微开饮气也。

又：前方服之痛止，议丸方。

人参、半夏、川椒、茯苓、桂枝、煨姜，南枣汤丸。(《临证指南医案·卷五》)

孙，北濠，廿六岁。食后左胁气逆痛，是肝胆气热。

丹皮、钩藤、生地、川石斛、柏子仁、茯苓。(《叶天士晚年方案真本·杂症》)

汤，十八。气逆，咳血后，胁疼。

降香汁（冲）八分，川贝一钱半，鲜枇杷叶三钱，白蔻仁五分，杏仁二钱，橘红一钱。(《临证指南医案·卷八》)

唐妪。右后胁痛连腰胯，发必恶寒逆冷，暖护良久乃温。此脉络中气血不行，遂至凝塞为痛，乃脉络之痹症。从阳维、阴维论病。

鹿角霜、小茴香、当归、川桂枝、沙苑、茯苓。(《临证指南医案·卷七》)

痛由背绕肋，胀至胃脘，停住不移。妊交六月，阳明司胎。阳升气阻于络，斯为痛胀宿恙，当春半而发，脉弦搏鼓指。胃为阳腑，和阳以苦味之流行，仍佐宣利气分郁遏为治。

金石斛、鲜竹茹、黑山栀、老苏梗、化州橘红、香附汁。（《眉寿堂方案选存·卷下》）

汪，六八。嗔怒动肝，寒热旬日，左季胁痛，难以舒转，此络脉瘀痹。防有见红之事，静调勿劳可愈。

桃仁、归须、五加皮、泽兰、丹皮、郁金。

又：桃仁、归须、丹皮、桑叶、川楝子皮、黑山栀皮。

又：络虚则热，液亏则风动。痛减半，有动跃之状。当甘缓理虚。

炙甘草汤去姜、桂。

又：痛止，便难，液耗风动为秘。议用东垣通幽法。

当归、桃仁、柏子霜、火麻仁、郁李仁、松子肉、红花。（《临证指南医案·卷八》）

汪。痛在胁肋，游走不一，渐至痰多，手足少力。初病两年，寝食如常，今年入夏病甚。此非脏腑之病，乃由经脉继及络脉。大凡经主气，络主血。久病血瘀，瘀从便下。诸家不分经络，但忽寒忽热，宜乎无效。试服新绛一方小效，乃络方耳。议通少阳、阳明之络，通则不痛矣。

归须、炒桃仁、泽兰叶、柏子仁、香附汁、丹皮、穿山甲、乳香、没药，水泛丸。（《临证指南医案·卷八》）

王，二四。左前后胁板着，食后痛胀，今三年矣。久病在络，气血皆窒。当辛香缓通。

桃仁、归须、小茴、川楝子、半夏、生牡蛎、橘红、紫降香、白芥子，水泛丸。（《临证指南医案·卷八》）

王，六十四岁。平日驱驰任劳，由脊背痛引胁肋，及左肩胛屈曲至指末，久延麻木。凡背部乃阳气游行之所，久劳阳疏，风邪由经入络。肝为风脏，血伤邪乘，因气不充，交夜入阴痛加。阳气衰微，阴邪犯阳，考古东垣制。

舒经汤。（《叶天士晚年方案真本·杂症》）

温邪兼劳倦，从内伤治，已获小效。独左胁痛难转侧，咳嗽气触必加闪痛。想因平素操持，肝阳易炽，营阴暗耗。《内经》以肝为将军之官，谋虑出焉。故身中左升之气属肝主之，右降之气属肺主之。今面微赤而咳频，前此上焦畏热烦躁，其左升之令不已，右降之气失司，已经洞悉。经以左右为阴阳之道路，升降周行，一日夜行五十度，平旦交会于气口。既为拂逆情志，而里气郁遏，冷热外加，营卫因之窒阻。此阴阳道路流行或迟或速，无平旦清明之气，是以发散消导、清火利痰之品，昧于身中，转旋有若天地也。再论平昔精力颇健，今已大年。下焦先虚。夫下虚者上必实，眩晕，神昏，自利可见矣。以冬令藏聚，返根之候，见症若是为忽然中厥，亦属常有。此授药之难，自宜瞻前顾后，议用钱氏地黄汤意，栽培三阴脏阴，疏其三阳腑阳，俾脏主藏，腑主通，佐以咸降理逆，谷味有加，再为进商可也。

熟地、白芍、山药、泽泻、丹皮、茯苓、牡蛎、阿胶。（叶天士《叶氏医案存真·卷二》）

无锡，三十。胁痛失血，以柔剂缓肝之急。

炒熟桃仁、柏子仁、当归尾、炒黑丹皮、钩藤钩。（《叶氏医案存真·卷三》）

吴，十七。胁中刺痛，血逆，心中漾漾，随嗽吐出，兼有呕恶腹痛。此笄年情志郁勃，阳气多升，络血逆行，经水不下，恐延干血重症。

山楂、桃仁、柏子仁、丹皮、延胡、益母草。（《种福堂公选医案》）

胁痛，咳则更甚，渐次腹大坚满，倚左，不能卧右，此闪气致闭。便溏溺利，已非腑实，乃络病也。

桂枝木、炒厚朴、新绛屑、生牡蛎、旋覆花、青葱管、生香附、鸡内金。（《叶氏医案存真·卷一》）

胁痛继而失血，仍属络瘀，但气逆欲喘，背恶寒，心中热。诊脉左弦，究属少阴不藏，肝阳扰络使然。切勿攻瘀，重虚其虚为要，嗜如酒浆，尤宜禁忌。

熟地、大淡菜、牛膝、茯神、穞豆皮、桃仁。（《未刻本叶氏医案·方案》）

形充脉弦，饮食如常。述左胁久胀，上年肿突肌溃，收结已来，胁中痛胀仍发，入夜更甚，仅仅仰卧，不可转侧，此支脉结饮，阻其周行气机，病根非外非内，宜通其脉络为是。

熟半夏、青黛、土贝母、白芥子、昆布、海藻、海浮石、土瓜蒌仁、蛤蜊壳粉、竹沥一小杯，姜汁三十匙，泛丸。（《叶氏医案存真·卷一》）

徐，四九。劳怒阳动，左胁闪闪，腹中微满。诊脉弦搏，左甚。当先用苦辛。

郁金、山栀、半夏曲、降香末、橘红、金石斛。（《临证指南医案·卷八》）

询左胁下，每日必有小痛，逾时其痛势布散胸臆背部，从来不延及于腹中下焦，是腑络为病。凡久病从血治为多，今既偏患于上，仍气分之阻，而致水饮瘀浊之凝，此非守中补剂明甚，但攻法必用丸以缓之，非比骤攻暴邪之治，当用稳法。议以阳明少阳方法，俾枢机开阖舒展，谅必有裨益矣。

生钩藤（另研粉）、生香附（水磨澄粉）、风化硝、炒半夏、茯苓、生白蒺藜（去刺），竹沥姜汁泛丸。（《叶氏医案存

真·卷三》）

杨，无锡，三十一岁。胁痛失血，以柔剂缓肝之急。

桃仁（炒）、丹皮（炒）、归尾、柏子仁、钩藤。(《叶天士晚年方案真本·杂症》）

姚。胁痛久嗽。

旋覆花汤加桃仁、柏子仁。(《临证指南医案·卷二》）

尤，四五。痛从中起，绕及右胁。胃之络脉受伤，故得食自缓。但每痛发，必由下午黄昏，当阳气渐衰而来。是有取乎辛温通络矣。

当归、茯苓、炮姜、肉桂、炙草、大枣。(《临证指南医案·卷八》）

张，六七。有年呼气颇和，吸气则胁中刺痛，是肝肾至阴脏络之虚。初投辛酸而效，两和肝之体用耳。大旨益肾当温，复入凉肝滋液，忌投刚燥。

大熟地、天冬、枸杞、柏子霜、茯苓、桂圆肉、女贞子、川斛，蜜丸。(《临证指南医案·卷一》）

张，六五。胁胀夜甚，响动则降，七情致伤之病。

橘叶、香附子、川楝子、半夏、茯苓、姜渣。(《临证指南医案·卷八》）

张氏。据说丧子悲哀，是情志中起，因郁成劳。知饥不能食，内珠忽陷忽胀，两胁忽若刀刺，经先期，色变瘀紫。半年来医药无效者，情怀不得解释，草木无能为矣。

人参、当归、生白芍、炙草、肉桂、炒杞子、茯苓、南枣。

华岫云按:《素问·六元正纪大论》言五郁之发，乃因五运之气有太过不及，遂有胜复之变。由此观之，天地且有郁，而况于人乎？故六气着 人，皆能郁而致病。如伤寒之邪，郁于卫，郁于营，或在经在腑在脏。如暑湿之蕴结在三焦，瘟疫之邪客于募原，风寒湿三气杂感而成痹症。总之，邪不解散，即谓之郁，此外感六气而成者也，前人论之详矣。今所辑者，七情之郁居多，如思伤脾，怒伤肝之类是也。其原总由于心，因情志不遂，则郁而成病矣。其症心、脾、肝、胆为多。案中治法，有清泄上焦郁火，或宣畅少阳，或开降肺气，通补肝胃，泄胆补脾，宣通脉络。若热郁至阴，则用咸补苦泄。种种治法，未能按症分析详论。今举其大纲，皆因郁则气滞，气滞久则必化热，热郁则津液耗而不流，升降之机失度。初伤气分，久延血分，延及郁劳沉疴。故先生用药大旨，每以苦辛凉润宣通，不投燥热敛涩呆补，此其治疗之大法也。此外更有当发明者，郁则气滞，其滞或在形躯，或在脏腑，必有不舒之现症。盖气本无形，郁则气聚，聚则似有形而实无质。如胸膈似阻，心下虚痞，胁胀背胀，脘闷不食，气瘕攻冲，筋脉不舒。医家不察，误认有形之滞，故胆用破气攻削，迨至愈治愈剧，转方又属呆补。此不死于病，而死于药矣。不知情志之郁，由于隐情曲意不伸，故气之升降开阖枢机不利。虽《内经》有泄、折、达、发、夺五郁之治，犹虑难获全功，故“疏五过论”有始富后贫，故贵脱势，总属难治之例。盖郁症全在病者能移情易性，医者构思灵巧，不重在攻补，而在乎用苦泄热而不损胃，用辛理气而不破气，用滑润濡燥涩而不滋腻气机，用宣通而不揠苗助长，庶几或有幸成。若必欲求十全之治，则惟道家有一言可以蔽之曰：欲要长生，先学短死。此乃治郁之金丹也。（《临证指南医案·卷六》）

赵，六二。脉左涩右弦，始觉口鼻中气触腥秽，今则右胁板痛，呼吸不利，卧着不安。此属有年郁伤，治当宣通脉络。

金铃子、延胡、桃仁、归须、郁金、降香。（《临证指南医

案·卷六》）

周，三一。两胁痛，尤甚于左，呕吐蛔虫，年前好食生米。此饥饱加以怒劳，胃土不和，肝木来犯。试观幼稚有食米麦泥炭者，皆里滞久聚，初从湿热郁蒸而得。宜和阳宣腑，辛窜通络，湿去热走，腑络自和。

川连、干姜、桂枝、金铃子、延胡、芦荟、白芍、枳实。乌梅丸服三钱。（《临证指南医案·卷四》）

朱。肝络凝瘀，胁痛，须防动怒失血。

旋覆花汤加归须、桃仁、柏仁。（《临证指南医案·卷八》）

朱客。胁稍隐隐痛，卧起咳甚，冷汗，背有微寒，两足带冷，身体仰卧稍安。左右不堪转侧，此皆脉络中病。良由客寒闭其流行，两脉逆乱，上犯过也。治在血分，通络补虚。

枸杞子（炒）、咸蓉干、当归（小茴同炒黑）、桃仁（炒）、炙山甲。（《叶氏医案存真·卷三》）

左胁痹痛，气逆不舒。

桃仁、青葱、茯苓、丹皮、柏仁、橘红。（《未刻本叶氏医案·保元方案》）

吴，三四。形畏冷，寒热，左胁有宿痞，失血咳嗽，曾骤劳力。经年尪羸，药不易效。

旋覆花、新绛、归须、炒桃仁、柏子仁、茯神。（《临证指南医案·卷二》）

◆ 胁胀

陈。诊右关前弦动，述右胁胛下似胀不舒。思少阳阳木必犯阴土，木郁土中，温开不应，议解郁安中。

人参、茯苓、柴胡、白芍、神曲、生姜。（《叶天士晚年方案

真本·杂症》）

华，二三。据说气攻胁胀，春起秋愈，此内应肝木。饱食不和，肝传胃矣。

焦白术、半夏、柴胡、枳实、生香附、广皮，干荷叶汤泛丸。（《临证指南医案·卷三》）

◆ 黄疸

脉浮缓，身热不止，汗出不为汗衰。此风湿郁表，瘀热为黄。拟麻黄连翘赤小豆汤。

麻黄、杏仁、生梓白皮、生姜、连翘、细赤豆、甘草、大枣。（《叶氏医案存真·卷二》）

黄。一身面目发黄，不饥溺赤。积素劳倦，再感温湿之气，误以风寒发散消导，湿甚生热，所以致黄。

连翘、山栀、通草、赤小豆、花粉、香豉，煎送保和丸三钱。（《临证指南医案·卷四》）

嵇，石塔头，四十八岁。夏月黄疸，是脾胃湿热气化。治疸茵陈，乃苦清淡渗，右胁之傍为虚里穴，久进寒药，胃伤气阻成瘕。问大便不爽，阿魏丸，每服一钱。（《叶天士晚年方案真本·杂症》）

蒋。由黄疸变为肿胀，湿热何疑？法亦不为谬。据述些少小丸，谅非河间、子和方法。温下仅攻冷积，不能驱除湿热。仍议苦辛渗利。每三日兼进浚川丸六七十粒。

鸡肫皮、海金沙、厚朴、大腹皮、猪苓、通草。（《临证指南医案·卷四》）

今年二三月，久雨阴晦，入山行走，必有瘴气湿邪着于脾胃，腹中胀闭，溏泻夹积，溺赤不爽，目眦肌肉悉黄。夫湿为阴邪，郁久必热，热自湿中而出，当以湿为本治。

生茅术、炒厚朴、猪苓、草豆蔻、新会皮、绵茵陈、泽泻、茯苓皮，木香汁磨入。(《叶氏医案存真·卷一》)

刘，三九。心下痛，年余屡发，痛缓能食，渐渐目黄溺赤。此络脉中凝瘀蕴热，与水谷之气交蒸所致。若攻之过急，必变胀满，此温燥须忌。议用河间金铃子散，合无择谷芽枳实小柴胡汤法。

金铃子、延胡、枳实、柴胡、半夏、黄芩、黑山栀、谷芽。(《临证指南医案·卷四》)

脉沉目黄，气喘呛呕，脘闷肢冷潮热，汗出略缓，少顷复热。病九日不解，口干自利。此湿邪内胜为热，三焦不通，夏伏至霜降而发，其病为重。

杏仁、半夏、山茵陈、鲜石菖蒲、厚朴、草果仁、茯苓皮、川通草。(《眉寿堂方案选存·卷上》)

脉大弦缓，目黄，纳食后中脘滞痛，腹鸣泄泻。夏病至深冬未安，缘濒海潮湿久蒸，兼以怀抱少畅，脾胃之阳日困，所受水谷之气少运，清浊升降失度，外因六气未去，留连脾胃内伤。法当辛香调气醒中，阳气流行，湿郁可去，腥膻重味宜忌。

煎方：杜藿香、煨木香、生茅术、草果、陈皮、生香附汁、茯苓、厚朴。

服十剂。

丸方：生於术、人参、益智仁、生茅术、砂仁、茯苓、小青皮、厚朴、新会皮。(《叶氏医案存真·卷一》)

脉弦缓，面目肌肤皆黄，舌白滑腻，胸脘膈间胀闭，病名湿温。由濒海潮湿，气入口鼻至募原，分布三焦，此为外因。仍食水谷腥物，与外入秽浊之邪，两相交混，湿甚热郁，三焦隧道气血不通，遂变黄色。发汗不愈者，湿家本有汗也。清热消导不愈者，热从湿中而起，湿不去则热不除也。夫湿邪无形质，攻滞乃有形治法，其不效宜矣。昔河间治湿热，必取乎苦辛气寒。盖苦降以逐湿，辛香以祛秽，寒取乎气，借气行不闭寒于内也。当世医者，混以伤寒表里为治，殊不知秽湿气入口鼻，游走三焦，不与伤寒同治。

绵茵陈、白豆蔻、厚朴、川通草、广皮白（炒）、茯苓皮、半夏曲、块滑石。(《叶氏医案存真·卷一》

面目悉黄，微见黑滞，烦渴腹满，左脉弦数，右脉空大，此内伤发黄，为厥阴肝木，太阴脾土，二脏交伤之候也。夫肝为风脏，其性喜伸而恶屈，郁则木不得伸而屈矣。郁极则其气盛，而风乃发，风发必夹其势以贼脾。脾为湿土之司，土受克，而气不行，则湿胜矣。风性虽善行，遇湿以留之，反壅滞经络而不解，由是湿停热痛，而烦渴有加，其发黄也必矣。虽曰风湿所致，实由木亢而不宁，土困而不舒，非外来风湿之比，况黑色见于面，则知并伤其肾，以脾病不行胃中谷气，入肾反将脾中浊气下流，故于黄中见黑滞耳，即其腹满，亦是中气不行，虚热内塞，非结热，当下之比，若误下之，则脏气空虚，风从内生矣。若误汗之，则阳气外解，湿愈不能行矣。为商治法，平肝之亢，扶土之虚，兼解郁热，以清气道，除湿蒸而和中气。

人参、白术、白芍、黄连、山栀、归身、丹皮、茵陈、秦艽、柴胡、甘草、半曲。(《叶氏医案存真·卷三》)

努力络瘀，气痹发黄，日久有失血之累。

丹皮、香附、大麦芽、黑栀、茯苓、淡竹叶。(《未刻本叶氏医案·方案》)

湿阻发黄，腰痛，溺赤。

台术、小赤豆皮、茵陈、米仁、连皮、茯苓、白苦参。(《未刻本叶氏医案·保元方案》)

沈，十九。能食烦倦，手足汗出，目微黄，常鼻衄。夫热则消谷，水谷留湿，湿甚生热，精微不主四布，故作烦倦，久则痿黄谷疸。当与猪肚丸，苍术换白术，重用苦参。(《临证指南医案·卷四》)

湿热内郁发黄，丹溪谓五疸皆由湿热而成。

茵陈、枳实皮、广皮、大豆黄卷、谷芽、陈皮、茯苓。(《未刻本叶氏医案·方案》)

湿热之邪郁于气分，身热目黄自利。夏月受之，深秋而发。

木防己、杏仁、黄芩、生石膏、枳实、白芍。(《眉寿堂方案选存·卷上》)

湿浊内蒸，瘀热发黄，三焦壅遏，浊气迷漫，又非有形质滞。此辛香逐秽，宣通是一定法。日期既多，恐浊闭神昏，另以银花汤，化至宝丹二粒。

绵茵陈、白豆蔻、茯苓皮、厚朴、草果、滑石、杏仁、木通、鲜菖蒲根汁。

复诊：绵茵陈、厚朴、江枳实、草果仁、细木通、黑山栀、云茯苓、黄柏。(《叶氏医案存真·卷一》)

暑必兼湿，湿郁生热，头胀目黄，舌腐不饥。暑湿热都是一般浊气，弥漫充塞三焦，状如云雾，当以芳香逐秽，其次莫如利小便。

省头草、厚朴、广皮、寒水石、茵陈、白蔻仁、杏仁、茯苓、滑石。(《眉寿堂方案选存·卷上》)

暑热郁蒸发黄，分利三焦，亦为正治。

滑石、寒水石、石膏、厚朴、猪苓、连皮苓、草果、杏仁、

桑皮、白豆蔻、茵陈、泽泻。（《未刻本叶氏医案·保元方案》）

痰滞得秽浊胶结，湿中热起，蒸变发黄，脘中痞闷，病在气分。两进消导理气，面目黄色略减，而痞结如故，议与治疸疏滞，兼以苏合香丸逐秽为法。

茵陈、草果仁、枳实、厚朴、广皮、木通。

暮服苏合香丸，一丸三服。

复诊：生白术、茯苓块、茵陈、猪苓、厚朴、滑石、泽泻。（《叶氏医案存真·卷一》）

痛胀得吐而安，随发寒热，口苦目黄，皆湿热内扰，胃口不清。《灵枢》谓中气不足，溲便为变矣。

柴胡、花粉、谷芽、生姜、黄芩、半夏、枳实、大枣。（《眉寿堂方案选存·卷上》）

汪，三九。饮酒发黄，自属湿热，脉虚涩，腹鸣不和，病后形体瘦减，起居行动皆不久耐。全是阳气渐薄，兼之思虑劳烦致损。议两和脾胃之方。

戊己加当归、柴胡、煨姜、南枣。（《临证指南医案·卷四》）

王，六十三岁。色苍瘦，目黄，脉弦。向来气冲脘痛，今痛缓气冲至咽，是左升肝气太甚，右降肺气不及，大旨操持运机致病。

枇杷叶、黑山栀、川贝、苏子、降香木、新会皮、炒桃仁。（《叶天士晚年方案真本·杂症》）

王。右胁高突刺痛，身面发黄，不食不便。瘀热久聚，恐结痈疡。

大豆黄卷、木防己、金银花、生牡蛎、飞滑石、苡仁。（《临证指南医案·卷四》）

吴。目黄脘闷，咽中不爽，呕逆，寒少热多。暑湿客气之伤，三焦不通，非风寒之症。

大竹叶、黄芩、杏仁、滑石、陈皮、厚朴、半夏、姜汁。

又：暑湿热，皆气也，并酿蓄浊痰于胃，遂口甜腻滞不饥。议以宣气理痰。

川贝母、瓜蒌皮、杏仁、黑山栀、泽泻。

另用二贤散。（《临证指南医案·卷五》）

徐。左脉数，舌白目黄，遍身发黄，左腰胁间痹痛。卧则气逆，或嗳气，或咳呛则痛不可忍。湿热着于络中，气机阻遏不宣。况时邪一、九日，正邪势方张之候，故攻病药饵，往往难投，轻药为稳。

豆卷、白蔻、通草、茵陈、米仁、杏仁、猪苓、泽泻。（《叶氏医案存真·卷二》）

杨，七十。夏热泄气，脾液外越为黄，非湿热之疸。继而不欲食，便溏。用大半夏汤通胃开饮，已得寝食。露降痰血，乃气泄不收，肃令浅。不必以少壮热症治，顺天之气，是老年调理法。

人参、炙草、生扁豆、山药、茯神、苡仁。

蒋式玉按：黄疸，身黄目黄溺黄之谓也。病以湿得之，有阴有阳，在腑在脏。阳黄之作，湿从火化，瘀热在里，胆热液泄，与胃之浊气共并，上不得越，下不得泄，熏蒸遏郁，侵于肺则身目俱黄，热流膀胱，溺色为之变赤，黄如橘子色。阳主明，治在胃。阴黄之作，湿从寒水，脾阳不能化热，胆液为湿所阻，渍于脾，浸淫肌肉，溢于皮肤，色如熏黄。阴主晦，治在脾。《伤寒》发黄，《金匮》黄疸，立名虽异，治法多同，有辨证三十五条，出治一十二方。先审黄之必发不发，在于小便之利与不利；疸之易治难治，在于口之渴与不渴。再察瘀热入胃之因，或因外并，或因内发，或因食谷，或因酣酒，或因劳色，有随经蓄血，入水黄汗。上盛者，一身尽热；下郁者，小便为难。又有表虚里虚，热除作哕，火劫致黄。知病有不一之因，故治有不紊之法。于是脉弦胁痛，少阳未罢，仍主以和；渴饮水浆，阳明化燥，急当泻热。湿在上以辛散，以风胜；湿在下以苦泄，以淡渗。如狂蓄血，势所必攻；汗后溺白，自宜投补。酒客多蕴热，先用清中，加之分利，后必顾其脾阳；女劳有秽浊，始以解毒，继之滑窍，终当峻补肾阴。表虚者实卫，里虚者建中，入水火劫，以及治逆变证，各立方论，以为后学津梁。若云寒湿在里之治，阳明篇中惟见一则，不出方论，指人以寒湿中求。盖脾本畏木而喜风燥，制水而恶寒湿。今阴黄一证，外不因于六淫，内不伤于嗜欲，惟寒惟湿，譬以卑监之土，须暴风日之阳，纯阴之病，疗以辛热无疑矣。方虽不出，法已显然，故不用多歧，恐滋人惑耳。今考诸家之说，丹溪云：不必分五疸，总是如盦酱相似。以为得治黄之扼要，殊不知是言也，以之混治阳黄，虽不中窾，不致增剧。以之治阴黄，下咽则毙，何异操刃？一言之易，遗误后人。推谦甫罗氏，具有卓识，力辨阴阳，遵伤寒寒湿之指，出茵陈四逆汤之治，继往开来，活人有术，医虽小道，功亦茂焉。喻嘉言阴黄一证，竟谓仲景方论亡失，恍若无所循从，不意其注《伤寒》，注《金匮》，辨论数千言，而独于关键处明文反为之蒙昧，虽云智者一失，亦未免会心之不远也。总之，罗氏可称勤求古训，朱氏失于小成自狃，嘉言喻氏病在好发议论而已。今观叶氏黄疸之案，寥寥数则，而于案中所云，夏秋疸病，湿热气蒸而成，其阳黄之治，了然于胸中。案中又有治黄也而有非黄之论，揣其是病，必求虚实，于是知其是病必辨阴阳。如遇阴黄，求治于先生者，决不以治阳之法治阴，而夭人长命也。苟非师仲景而藐丹溪，博览群贤之论而不陷于一偏之说者，乌能及此？名不浮于实，道之得以久行也固宜。

（《临证指南医案·卷四》）

雨淋冲阳受伤，热水洗浴，迫其冷湿深入与水谷之气互蒸而肌肉发黄，陈无择云谷疸。能食不饥，舌有黄苔，一年之久，寒湿酿成湿热。凡湿在太阴脾，热在阳明胃，不分经络治不可。

生谷芽、半夏、广皮白、柴胡、黄芩、川连、人参、枳实。（《叶天士医案》）

张，黄埭，廿六岁。夏季寒热，入秋乃止，色黄脉弱，知饥不思纳食，举动痿软无力。明是久病伤损，已交白露不醒。议用养营法，去芪、术、五味、地黄，加南枣肉。（《叶天士晚年方案真本·杂症》）

张，三二。述初病似疟，乃夏暑先伏，秋凉继受，因不慎食物，胃脘气滞生热，内蒸变现黄疸，乃五疸中之谷疸也。溺黄便秘，当宣腑湿热，但不宜下，恐犯太阴变胀。

绵茵陈、茯苓皮、白蔻仁、枳实皮、杏仁、桔梗、花粉。（《临证指南医案·卷四》）

张，三二。夏秋疸病，湿热气蒸而成，治法必用气分宣通自效。盖湿中生热，外干时令，内蕴水谷不化。黄乃脾胃之色，失治则为肿胀。今调治日减，便通利，主腑已通，薄味自可全功。平昔攻苦，思必伤心，郁必伤脾，久坐必升太过，降不及，不与疸症同例。

归脾丸。（《临证指南医案·卷四》）

张。脉沉，湿热在里，郁蒸发黄，中痞恶心，便结溺赤，三焦病也。苦辛寒主之。

杏仁、石膏、半夏、姜汁、山栀、黄柏、枳实汁。（《临证指南医案·卷四》）

孔。心中热，不饥不寐，目黄自利，湿热内伏。

淡黄芩、连翘、炒杏仁、白通草、滑石、野赤豆皮。（《临证指南医案·卷五》）

长夏外受暑湿，与水谷之气相并，气阻蒸迫，上焦不行，下脘不通，不嗜饮食，目黄，舌白，邪结气分。

杏仁、厚朴、茯苓、蔻仁、炒半夏、姜汁。（《叶氏医案存真·卷二》）

范。四肢乍冷，自利未已，目黄稍退，而神倦不语。湿邪内伏，足太阴之气不运。经言脾窍在舌，邪滞窍必少灵，以致语言欲謇。必当分利，佐辛香以默运坤阳，是太阴里症之法。

生於术三钱，厚朴五分，茯苓三钱，草果仁七分，木瓜五分，泽泻五分。

又：身体稍稍转动，语謇神呆，犹是气机未为灵转。色脉非是有余，而湿为阴邪，不徒偏寒偏热已也。

生於术、茯苓、苡仁、郁金、炒远志、石菖蒲汁。

又：脾胃不醒，皆从前湿蒸之累。气升咳痰，参药缓进。

炒黄川贝、茯苓、苡仁、郁金、地骨皮、淡竹叶。

又：湿滞于中，气蒸于上，失降不得寐，口数白疳，仍不渴饮。开上郁，佐中运，利肠间，亦是宣通三焦也。

生於术五钱，苡仁三钱，寒水石一钱半，桔梗七分，猪苓一钱，泽泻一钱，广皮白一钱半。（《临证指南医案·卷五》）

某，五九。舌白目黄，口渴溺赤，脉象呆钝，此属湿郁。

绵茵陈三钱，生白术一钱，寒水石三钱，飞滑石三钱，桂枝木一钱，茯苓皮三钱，木猪苓三钱，泽泻一钱。（《临证指南医案·卷五》）

某。疟邪经月不解，邪已入络。络聚血，邪攻则血下。究竟寒热烦渴，目黄舌腻，溺赤短少，全是里邪未清。凡腥荤宜禁，蔬食不助邪壅。阅医药，柴、葛攻表，消导通便，与疟无与。用仲景鳖甲煎丸，朝十粒，午十粒，黄昏十粒。开水送。(《临证指南医案·卷六》)

吴。间日寒热，目黄口渴。温邪兼雨湿外薄为疟。

滑石、杏仁、白蔻仁、淡黄芩、半夏、郁金。

又：脉数，舌红口渴。热邪已入血分。

竹叶、石膏、生地、丹皮、知母、青蒿梗。

又：饮食不节，腹中不和，疟邪攻胃。

鲜首乌、乌梅肉、生鳖甲、黄芩、丹皮、草果、知母，送保和丸二钱。

又：人参、生谷芽、枳实汁、茯苓、广皮、炒半夏曲。(《临证指南医案·卷六》)

叶。久寓南土，水谷之湿，蒸热聚痰。脉沉弦，目黄，肢末易有疮疾。皆湿热盛，致气隧不得流畅。法当苦辛寒清里通肌，仿前辈痰因热起，清热为要。

生茅术、黄柏、瓜蒌实、山栀、莱菔子、川连、半夏、厚朴、橘红、竹沥姜汁丸。(《临证指南医案·卷五》)

◆ 癥瘕积聚

病因食物不节，其受病在脾胃，既成形象，在左胁之旁，是五积六聚。喜暖恶寒，阳气久伤，温剂必佐宣通，食物宜慎。

草果、荜茇、鸡内金、砂仁壳、厚朴、广皮，阿魏捣丸。(《叶氏医案存真·卷一》)

曹。着而不移，是为阴邪聚络。诊脉弦缓，难以五积、肥气攻治，大旨以辛温入血络治之。

当归须、延胡、官桂、橘核、韭白。(《临证指南医案·卷四》)

产后癥瘕。

葱白丸，每服二钱，艾枣汤送下。(《眉寿堂方案选存·卷下》)

昌，二四。三疟皆邪入阴络，故汗下为忌。经年疟罢，癥瘕疟母，仍聚季胁。邪攻血气之结，攻逐瘀聚，升降以通阴阳，乃仲景成法。但诊脉细微，食减神衰。攻法再施，恐扰中满。前与温补通阳颇安，然守中之补，姑缓为宜。

人参、当归、淡附子、淡干姜、茯苓、肉桂，鳖甲胶丸。

常熟，廿七，眷。疟母瘕聚有形，治有宣通气血。第所述病状，已是产虚。八脉交损，不敢攻瘕。

当归生姜羊肉汤。(《叶氏医案存真·卷三》)

陈，十八。湿胜脾胃，食物不化。向有聚积，肠腑不通，热气固郁，当进和中。忌口勿劳，不致变病。

黄芩、枳实、广皮、莱菔子、白芍、白术、苍术、鸡肫皮，水泛丸。(《临证指南医案·卷四》)

程。聚气疝瘀，大便不爽必腹中疠痛，当通腑经气分。

葱白丸二钱五分，红枣汤送。

又：仿朱南阳意，以浊攻浊。

韭白根（去须）五钱，两头尖一百粒，炒香橘核一钱半，小茴香七分，金铃子肉一钱半。

又：瘕聚已解，用八珍丸加香附、小茴，白花益母膏丸。(《临证指南医案·卷九》)

疮疡、疟发由湿热者偏多。湿邪无有不戕阳气，阳伤则腑气不宣，络遂为之凝泣，少腹块垒。若奔豚状，腑以通为用，络以辛为泄，此其治也。

巴戟天、茯苓、沉香汁、桂心、胡芦巴、琥珀、川楝子、泽

泻。(《未刻本叶氏医案·保元方案》)

丁，廿五岁。蓐劳自春入秋，肌肉消，色萎黄，外加微寒，心腹最热。脏阴损不肯复，气攻络中，腹有瘕形，血空气聚，非有物积聚也。

人参、煨木香、茯苓、生菟丝子粉、炒小茴、炒当归。(《叶天士晚年方案真本·杂症》)

董。初因下血转痢，继而大便秘艰，自左胁下有形，渐致胀大坚满，小便自利，病在血分。久病两年，形瘦气短，不敢峻攻，若五积成例。议用古禹余粮丸，每日一钱。(《临证指南医案·卷三》)

凡当脐动气，脐腹结瘕，肌肉濡动，眩晕羞明。昔贤都主下焦精血之损，二气不得摄纳，则变乱火风，如混蒙之象。泄气温燥攻病，是虚其虚也，温养有情之属为宜。

紫河车、肉苁蓉、当归、青盐、茯苓、胡桃、黄柏、小茴香、柏子仁、紫石英。(《叶天士医案》)

高，陆墓，二十岁。少壮脉小涩属阴，脐左起瘕，年来渐大而长，此系小肠部位。小肠失司，变化传导，大便旬日始通，但脾胃约束津液不行，古人必用温通缓攻，但通肠壅，莫令碍脾。

麻仁、桂心、桃仁、大黄，蜜丸，服二钱。(《叶天士晚年方案真本·杂症》)

膈间肿，横如臂，坚硬痛楚。体髀骺股皆肿，经谓之伏梁，又曰风根。此下焦阳虚，气不能运化也。此属危症，勉拟一方，恐未能效。

淡川附、荜澄茄、人参、鹿茸、茯苓。(《叶氏医案存真·卷一》)

庚，太平，四十九岁。左胁有形，渐次腹大。每投攻下泄夺，大便得泻，胀必少减，继而仍然不通。频频攻下，希图暂缓。病中胀浮下焦。加针刺决水，水出肿消，病仍不去。病患六载，三年前已经断。想此病之初，由肝气不和，气聚成瘕，频加攻泻，脾胃反伤。古云：脐突伤脾。今之所苦，二便欲出，痛如刀针刺割。盖气胀久下，再夺其血，血液枯，气愈结，宜通宜以利窍润剂。

琥珀一钱，大黑豆皮五钱，麝香一分，杜牛膝一两。

二便通后接服：茺蔚子、郁李仁、杜牛膝、当归、冬葵子。(《叶天士晚年方案真本·杂症》)

龚，三一。诸厥皆隶厥阴，疝瘕，心热胁胀，中消便难。乃肝阳内风，妄动消烁，犯及阳明矣。经言治肝不应，当取阳明。肝胃一脏一腑相对，不耐温补者，是肝用太过，肝体不及也。

九孔石决明、淮小麦、清阿胶、细生地、天冬、茯神。(《临证指南医案·卷七》)

龚。脉症向安，辛甘化风方法非谬。据云痛时少腹满胀，其有形疝瘕，状亦略小。法宜益营之中再佐通泄其气，古称通则不痛耳。

人参、当归、肉桂、吴萸、小茴、茯苓、青葱管。(《临证指南医案·卷九》)

顾。平昔肠红，阴络久伤，左胁下宿瘕，肝家风气易结。形瘦面青，阴虚阳气易冒，血络不得凝静，诸阳一并遂为厥。冲气自下犯胃为呃，症似蓄血为狂。奈脉细劲，咽喉皆痛，真阴枯槁之象。水液无有，风木大震。此刚剂强镇，不能息其厥冒耳。

生鸡子黄一枚，真阿胶二钱，淡菜（泡洗）五钱，龟板五钱，冲入热童便一杯。(《临证指南医案·卷七》)

顾。左胁有疟母，乃气血交结之故。治宜通络。

鳖甲、桃仁、金铃子、牡蛎、丹皮、夏枯草。（《临证指南医案·卷六》）

胡，二十。少腹聚瘕，能食便不爽，腹微胀、小温中丸。（《临证指南医案·卷九》）

胡，四六。悲泣，乃情怀内起之病，病生于郁，形象渐大，按之坚硬，正在心下。用苦辛泄降，先从气结治。

川连、干姜、半夏、姜汁、茯苓、连皮瓜蒌。（《临证指南医案·卷六》）

瘕结在左，腹形长大，必大便得通，胀满可减。年前询病，因嗔怒，且久寡多郁，以泄木调气得效，今冬又发。用大针砂丸十日，白昼颇减，入夜大胀，议通阳泄浊方法。

肉桂、麝香、阿魏、青皮、当归须、郁李仁、川楝子，蜜丸。（《叶氏医案存真·卷一》）

江。远客水土各别，胃受食物未和，更遭嗔怒动肝。木犯胃土，疟伤，胁中有形瘕聚。三年宿恙，气血暗消。但久必入血，汤药焉能取效？宜用缓法，以疏通其络。若不追拔，致阳结阴枯，酿成噎膈难治矣。

生鳖甲、桃仁、麝香、䗪虫、韭白根粉、归须、郁李仁、冬葵子，熬膏。（《临证指南医案·卷六》）

蒋，四七。天癸将止之年，小腹厥阴部位起瘕，动则满腹胀痛，形坚。或时脊巅掣痛，必有秽痰血筋吐出。此起于郁伤，久则液枯气结，内风阳气烦蒸，则心热，痞结，咽阻。已属痼疾，治必无效。倘腹大中满则剧矣。

牡蛎、生地、阿胶、小胡麻、茯苓、稆豆皮。（《临证指南医案·卷九》）

经月疟后，易生嗔怒。春令内应肝胆，其用太过，其体尤虚，所以自觉馁怯。考仲景，一月疟未痊期，血气凝结胁中，必有瘕聚，名曰疟母。母者，疟邪病根也，鳖甲煎丸主之，使气血通行，留邪无可容矣。(《眉寿堂方案选存·卷上》)

久疟针挑，汗出乃止，经脉邪去，络脉留邪，胁下遂结疟母。按之坚，形高突。四年带病，仍然能食便通，其结聚不在肠胃。药下咽入胃，入肠不效，盖络脉附于脏腑之外廓耳。

生鳖甲（青色刮去衣）四两，穿山甲（炙）二两，五灵脂（烧至烟尽为度）二两，麝香（忌火，另研）五钱，辰砂（忌火，另研水飞）五钱。

上药各研，净末分两加入阿魏一钱，同捣丸，饥时服二钱。(《眉寿堂方案选存·卷上》)

林。脉左弦涩，少腹攻逆，痛即大便。肝气不疏，厥阴滞积。

香附一钱半，鸡肫皮（炙）一钱半，茯苓一钱半，麦芽一钱，香橼皮八分，青皮五分，炒楂肉二钱，砂仁壳五分。

又：少腹瘕聚攻逆，身热，或噫，或浊气下泄则诸恙悉舒，恼怒病发。厥阴肝木郁遏不疏，显露一斑。

川楝子一钱，小茴五分，生牡蛎三钱，桂枝木五分，生白芍一钱，青皮一钱。(《临证指南医案·卷九》)

刘，四十岁。疝瘕由客邪凝结经脉，用毒药锋锐，走而不守，气血通行乃解。(《叶天士晚年方案真本·杂症》)

柳，四二。络血不注冲脉则经阻，气攻入络，聚而为瘕乃痛。冲脉是阳明属隶，痛升于右，胀及中脘，作呕清涎浊沫。操家烦怒，犯胃莫如肝，泄肝正救胃。

金铃子、炒延胡、蓬莪术、青橘叶、半夏、厚朴、姜汁、茯苓。

又：葱白丸二钱，艾枣汤送。(《临证指南医案·卷九》)

陆。产后邪深入阴，气血胶结，遂有瘕疝之形。身体伛偻，乃奇脉纲维不用。充形通络可效，仿仲景当归羊肉汤意。

归身、苁蓉、杞子、小茴、茯苓、紫石英，羊肉胶丸。（《临证指南医案·卷九》）

络痹，右胁癖积，脉涩，法宜通泄。

鳖甲、丹皮、化橘红、桃仁、牡蛎、白蒺藜。（《未刻本叶氏医案·方案》）

马，三二。病后食物失和，肠中变化传导失职，气滞酿湿，郁而成热，六腑滞浊为之聚。昔洁古、东垣辈，于肠胃宿病，每取丸剂缓攻，当仿之。

川连、芦荟（箬叶上炙）、鸡肫皮（不落水，去垢，新瓦上炙脆）、煨木香、小青皮、莱菔子、南山楂、紫厚朴，蒸饼为小丸。（《临证指南医案·卷四》）

脉涩，少腹癥积，不时攻逆作痛，心中嘈杂，痛积痹在血分，宜攻宜泄，第营血颇虚，只宜养之和之。

旋覆花汤加桃仁、柏子仁、穞豆皮。（《未刻本叶氏医案·方案》）

某，二八。舌微黄，瘕逆，脘胸悉胀，当和肝胃。

桂枝木、干姜、青皮、吴萸、川楝子、炒半夏。（《临证指南医案·卷三》）

某，五十。数年左胁聚瘕，发作必呕吐涎沫酸苦浊水，寤不成寐，便闭忽泻。始于悒郁，病由肝失畅达，木必传土，胃气受侮，病久入络，气血兼有。缓图为宜，急攻必变胀病。

生牡蛎、川楝子肉、延胡、桃仁、半夏、茯苓、橘红、白芥子、川连、吴萸、香附汁、姜汁法丸。（《临证指南医案·卷九》）

某。伏梁病在络，日后当血凝之虑。脉数左大，是其征也。

厚朴一钱，青皮八分，当归一钱，郁金一钱，益母草三钱，茯苓一钱，泽泻一钱。(《临证指南医案·卷四》)

某。瘕聚在左胁中，肝病。

桃仁、川楝子、延胡、当归、橘红、香附。(《临证指南医案·卷九》)

某。脉数坚，伏梁病在络，宜气血分消。

桃仁（炒、研）三钱，郁金一钱，茺蔚子一钱，枳实七分，厚朴一钱，茯苓三钱，通草五分。

姚亦陶按：自《难经》分出积者阴气也，五脏所生；聚者阳气也，六腑所成。后《巢氏病源》另立癥瘕之名，以不动者为癥，动者为瘕。究之，亦即《难经》积聚之意也。前贤有云：积聚者，就其肓膜结聚之处，以经脉所过部分，属脏者为阴，阴主静，静则坚而不移。属腑者为阳，阳主动，动则移而不定。故是案中又从而悟出云：着而不移，是为阴邪聚络，大旨以辛温入血络治之。盖阴主静，不移即主静之根，所以为阴也。可容不移之阴邪者，自必无阳动之气以旋运之，而必有阴静之血以倚伏之，所以必藉体阴用阳之品，方能入阴出阳，以施其辛散温通之力也。又云：初病气结在经，久则血伤入络，辄仗蠕动之物，松透病根，是又先生化裁之妙，于古人书引伸触类而得。若夫荟、肫之去热滞，芥、蛤之豁凝痰，不过为先生用古处也。案中积症，第见伏梁，不能尽备。然宋时诸贤，于五积、九积治法，载在书籍者颇多。大略消补兼施，并以所恶者攻，所喜者诱尔，业医者自当知之稔也。(《临证指南医案·卷四》)

某。脐下腹形渐大，气塞至心胸及咽喉，饮不解渴，遂气攻至背部，经水百余日不来，小溲得利，大便不爽，气滞血瘀。皆因情志易郁，肝胆相火内灼，冲脉之血欲涸。丹溪谓：气有余便是火。口甜，食后痞。用苦辛清降。

胡黄连八分，山栀仁一钱半，南山楂三钱，芦荟一钱，鸡肫皮（不落水，去垢，炙脆）五钱。

化服回生丹半丸。(《临证指南医案·卷九》)

某。脘中瘕聚。

川楝子一钱，延胡一钱，吴萸五分，青皮七分，良姜一钱，茯苓三钱。(《临证指南医案·卷九》)

某。夏秋湿热疟痢。正虚邪留，混入血络，结成癥瘕疟母。夫湿气热气，本属无形。医治非法，血脉蕴邪，故寒热间发。仲景立法，务在缓攻，急则变为中满，慎之。兼服鳖甲煎丸。

知母、草果、半夏、黄芩、乌梅、生姜，秋露水煎。(《临证指南医案·卷六》)

某。右胁攻痛作胀，应时而发。是浊阴气聚成瘕，络脉病也。议温通营络。

当归三钱，小茴（炒焦）一钱，上肉桂一钱，青葱管十寸。(《临证指南医案·卷九》)

年五十，精神渐衰，宿癖难以攻涤，只宜两和气血缓图之。

白术二两，茯苓二两，荆三棱二两，白蒺藜一两五钱，青皮一两，厚朴一两，桂心五钱，蓬莪，大麦芽一两五钱，片姜黄一两。(《未刻本叶氏医案·保元方案》)

牛。向年积聚，误服燥热诸药，频与清夺，推陈致新乃安。身处江南湿热之乡，饮啖仍用山右浓重之味，留热由肠升膈，三焦不消。议攻无形之热。

清心凉膈去芒硝，加菖蒲。(《临证指南医案·卷五》)

癖积便血，此饥饱伤及脾胃所致。

绛矾丸。(《未刻本叶氏医案·保元方案》)

脐旁有块，仍流动，按之软，或时攻胁刺痛，外肾寒冷拘束，病属肝血肾精之损。凡肾当温，肝宜凉。肾主藏纳，肝喜疏泄，收纳佐以流通，温肾凉肝，是此病制方之大法。

当归身、枸杞子、生牡蛎、炙鳖甲、小茴香、沙蒺藜。（《叶氏医案存真·卷一》）

气结有积，能食少运，疏之为主。

阿魏丸。（《未刻本叶氏医案·保元方案》）

钦。疝瘕，少腹痛。

当归、生姜、羊肉、桂枝、小茴、茯苓。

又：瘕痛已止，当和营理虚。

归身、紫石英、白芍、酒妙小茴、淡苁蓉、肉桂。

丸方用养营去芪、术、桂，合杞圆膏。（《临证指南医案·卷九》）

秋深曾诊，拟议此病为里湿，更伤瓜果。辛甘寒分利，脾阳又受辛寒之累，致浊气聚形，频遭食复，阳屡被戕。凡身中脾阳宜动，动则运。肾阴宜藏，藏则固。斯为病根，局方大健脾丸，仲淳资生丸，多以补虚、通滞、芳香合用者，取其气通浊泄，人参补正之力得矣。

人参、茯苓、益智仁、煨木香、厚朴、新会皮。（《叶氏医案存真·卷一》）

热病失治，三焦皆被邪结，不甚清明。左胁瘕聚有形，食下渐胀。大便日前颇利，目今便秘，是肠胃经络之邪未清，清空之窍尚蒙。调治之法，亦宜分三焦为法，白金丸可用，午后进汤药。

方未见。（《眉寿堂方案选存·卷上》）

少腹瘕聚，从左上升，每月事将至，经络腹胁先痛。自述嗔怒病加，病在肝俞血海。由气逆血滞，故年逾三旬，未得孕育.

下焦时冷。治当理气血以调经，若缕治病样，未免太拙。

当归、川芎、木香、麝香、香附、桃仁、楂肉、葱白、延胡索、吴茱萸、川楝子、小茴香、韭白，水泛为丸，益母草汤送。（《叶氏医案存真·卷一》）

少腹瘕聚，痛甚带下。

泡淡吴萸三钱，紫石英二两，黑豆皮一两，桂心三钱，乌贼鱼骨一两，小茴香五钱，胡芦巴七钱，茯苓一两，粗当归片一两，巴戟天一两，川楝子五钱，白薇一两，明润琥珀三钱。

红枣去核皮为丸。（《未刻本叶氏医案·保元方案》）

沈，四十。肢冷腹痛，有形为瘕，久泻。

当归（炒黑）、小茴（炒黑）、上肉桂、山楂（炒黑）、茯苓。

又：冷利有瘕，遇冷则呕。

吴萸、炒小茴、延胡、茯苓、川楝子、生香附。（《临证指南医案·卷九》）

宿癥脘胀，似乎气滞，从小产后失调病起，三年不愈。病伤日虚，不思纳谷，经候如常，及立夏、小满，经候不来。食下即吐，汤饮下咽，脘中胀痹，腹满脐突。大便旬余始解。始而畏寒，令渐怕热。呕吐先出有形之物，继以痰涎白沫，味必酸浊。参诸经旨，全是厥阴肝经受病，阳化内风，乘犯阳明胃土，胃不主乎顺趋达肠，遂成反胃之症。治宜理肝木以安胃土，但气逆沸腾，阳药不能，下膈势必随涌。议分治方法于下。

左金丸盐水煮，蒸饼和丸。

左金平肝，苦辛气味，尤虑下行未速，加盐味令其下行。宗《内经》、本草，咸苦之味入阴，厥阳浊气退避，胃乏中流砥柱，势必风阳再逆。议坐镇中宫，木火庶不乘土。

服左金丸，逾二时继用针头代赭石，化州橘红，饭和丸，煎大半夏汤，加姜汁送下。

再诊：昔人云，吐中有散，谓多呕多吐，诸气升腾而散。《内经》以阳明经脉主束筋骨，以利机关。今为厥阴风木久侵，中虚困穷，清空溃散，致浊蒙燔聚，不徒胸腹胀满，腰痹肌膜亦令浮肿。左金泻肝止呕吐，谓肝家郁勃上冲，大苦寒降其逆，大辛热泄其气。丹溪制方之义，以相火内寄于肝胆，上升之气皆从肝出，气有余便是火。此非有余，因数日不食，阳明胃土伤疲已极，中无砥柱，木横浊攻。历考治胀诸贤，河间分消三焦，戴人必攻六府，此皆有余治法。今乃虚症，若呆钝补阳，适助其胀。议通阳明，兼泄厥阴法。

人参、川楝子、延胡索、麻仁、茯苓、茺蔚子。（《叶天士医案》）

宿癥在胁下，亦与肥气相类，自述因嗔怒。盖肝之积也，久郁气血不通，肝脏内寄相火。时当夏令，泛潮苦雨，脾胃受湿，自必困倦。肝木横克脾土，胀势日满。所受湿邪，漫无出路，蒸于肠胃，黏腻积滞。利不肯爽，中焦不和，痞不得逸。症属难治，且议分消。

白术、厚朴、茯苓、猪苓、茵陈、通草。（《叶天士医案》）

太平，四十九。左胁有形，渐次腹大，每投攻下泄夺，大便得泻，胀必少减，继则仍然不通。频频攻下，希图暂缓。病中胀浮，下部加针刺以决水之出，肿消，病仍不去。病患六年，久已断想此病之愈。要知此病初由肝气不和，气聚成瘕，屡发攻泻，脾胃反伤。古云：脐突伤脾。今之所苦，二便欲出，痛如刀刺。盖气胀久下，再夺其血，血液枯，气愈结矣。宣通宜以利窍润剂。

琥珀屑一钱，麝香一分，大黑豆皮四钱，杜牛膝一两。

二便通后接服：茺蔚子、郁李仁、杜牛膝、当归身、冬葵子。

（《叶氏医案存真·卷三》）

谭。瘕聚有形高突，痛在胃脘心下，或垂岕腰少腹，重按既久，痛势稍定，经水后期，色多黄白。此皆冲脉为病，络虚则胀，气阻则痛。非辛香何以入络？苦温可以通降。

延胡、川楝、香附、郁金、茯苓、降香汁、茺蔚子、炒山楂、乌药。

又：瘕聚病结，痛胀妨食，得食不下，痛甚，今月经阻不至，带淋甚多。病由冲、任脉络，扰及肝胃之逆乱，若不宣畅经通，日久延为蛊疾矣。

炒桃仁、当归须、延胡、川楝子、青皮、小茴、吴萸、紫降香、青葱管。（《临证指南医案·卷九》）

唐，常熟，廿七岁。疟母瘕聚有形，治必宣通气血。所述病状，已是产虚，八脉受损，不敢攻瘕。

当归生姜羊肉汤。（《叶天士晚年方案真本·杂症》）

脘积如覆杯，食下䐜胀吸气，邪在脾络耳，恐延中满。

生白术、干姜、厚朴、厚枳实、半夏、茯苓。（《未刻本叶氏医案·保元方案》）

万年桥，廿八，眷。半产重于小产，左肋下瘕形，是气乘肝络，攻之则变为中满。从前有震动，胎坠呕逆，寒热之伤。今当培养气血，正旺则瘕自消，不可怠忽，致延劳怯。

当归、白芍、鳖血、制柴胡、茯苓、蒸於术、南枣、炙甘草。（《叶氏医案存真·卷三》）

王，三七。骑射驰骤，寒暑劳形，皆令阳气受伤，三年来，右胸胁形高微突，初病胀痛无形，久则形坚似梗，是初为气结在经，久则血伤入络。盖经络系于脏腑外廓，犹堪勉强支撑，但气钝血滞，日渐瘀痹，而延癥瘕。怒劳努力，气血交乱，病必旋发。

故寒温消克，理气逐血，总之未能讲究络病工夫。考仲景于劳伤血痹诸法，其通络方法，每取虫蚁迅速飞走诸灵，俾飞者升，走者降，血无凝着，气可宣通。与攻积除坚，徒入脏腑者有间。录法备参末议。

蜣螂虫、䗪虫、当归须、桃仁、川郁金、川芎、生香附、煨木香、生牡蛎、夏枯草。

用大酒曲末二两，加水稀糊丸，无灰酒送三钱。（《临证指南医案·卷四》）

王，四一。瘕聚季胁，渐加烦倦减食。入夏土旺气泄，用泄少阳补太阴方。

人参、茯苓、炙草、当归、丹皮、生地、鳖甲、泽兰膏。（《临证指南医案·卷九》）

翁，四四。少腹有形，左胁䐜胀，内发必肌肉麻木，呕吐痰沫不爽，此属肝厥。由乎怀抱抑郁，不得条达，数载病不肯愈者为此。

淡吴萸、川楝子、生香附、南山楂、青橘叶、牡蛎。（《种福堂公选医案》）

吴，二四。疟反复，左胁疟母。

生鳖甲、生牡蛎、炒桃仁、当归须、炒延胡、柴胡梢、桂枝木、炒楂肉、青皮。（《临证指南医案·卷六》）

吴，三一。右胁有形高突，按之无痛，此属瘕痞。非若气聚凝痰，难以推求。然病久仅阻在脉，须佐针刺宣通，正在伏天宜商。

真蛤粉、白芥子、瓜蒌皮、黑栀皮、半夏、郁金、橘红、姜皮。（《临证指南医案·卷四》）

伍。崩淋已久，少腹结瘕，液涸气坠，辛甘温润之补，冀得宣通，勿谓崩症，徒以涩药。

淡苁蓉、杞子、柏子仁、郁李仁、冬葵子、归身。（《种福堂公选医案》）

薛奶奶。疝瘕痛在少腹左旁，病伤厥阴络脉，宗仲景法。

当归三钱，生精雄羊肉（切片漂去血水），生姜一钱，炒黑小茴香一钱。（《种福堂公选医案》）

杨，东许巷，廿岁。农人劳力，左胁有形自能升动，未必瘀血。当理血中之气，须戒用力。不致变凶。

左牡蛎、茯苓、海石、桂枝、熟半夏、枳实皮。（《叶天士晚年方案真本·杂症》）

杨。厥阴为病，必错杂不一。疟痢之后，肝脏必虚。发症左胁有痞，腹中块磊外坚，胁下每常汩汩有声。恶虚就实，常有寒热，胃中不知饥，而又嘈杂吞酸，脉长而数。显然厥阴、阳明湿热下渗前阴，阳缩而为湿热症也。议用升发阳明胃气，渗泄厥阴湿热，其症自愈。

苍术、半夏、茯苓、橘红、通草、当归、柏子仁、沙蒺藜、川楝子、茴香，即丸方。（《临证指南医案·卷五》）

姚，四五。此劳伤身动失血，胁有瘕聚。因咳甚而血来，先宜降气。

苏子、苡仁、茯苓、黑山栀、丹皮、降香、荆芥炭、牛膝炭、藕汁。（《临证指南医案·卷二》）

张，二四。上年产后，至今夏经转寒凛，遂结气瘕，自少腹攻至胃脘，脘痛气结宜开，先用金铃子散。

延胡、金铃子、青葱管、山楂、生香附、蓬莪术。（《种福堂公选医案》）

张，三十六岁。据说三年前，病后左胁起有形坚凝，无痛胀，但未交冬，下焦已冷。议温通阳，望其开结。

生左牡蛎、姜汁炒天南星、真甜交桂、竹节白附子、当归身、小川芎，姜汁泛丸。(《叶天士晚年方案真本·杂症》)

张。久痛在络，营中之气结聚成瘕。始而夜发，继而昼夜俱痛，阴阳两伤。遍阅医药，未尝说及络病。便难液涸，香燥须忌。

青葱管、新绛、当归须、桃仁、生鹿角、柏子仁。(《临证指南医案·卷九》)

赵。脉小，身不发热，非时气也。凡经水之至，必由冲脉而始下。此脉胃经所管，医药消导寒凉，不能中病，反伤胃口，致冲脉上冲，犯胃为呕，攻胸痞塞，升巅则昏厥。经言冲脉为病，男子内疝，女子瘕聚。今小腹有形，兼有动气，其病显然。夫曰结曰聚，皆奇经中不司宣畅流通之义。医不知络脉治法，所谓愈究愈穷矣。

鹿角霜、淡苁蓉、炒当归、炒小茴、生杜仲、茯苓。

用紫石英一两煎汤煎药。(《临证指南医案·卷九》)

周，三十。瘕聚结左，肢节寒冷。病在奇脉，以辛香治络。

鹿角霜、桂枝木、当归、小茴、茯苓、香附、葱白。(《临证指南医案·卷九》)

周。痛久在络，凝聚成形，仍属经病，议用河间法。

川楝子、瓜蒌皮、香附汁、延胡、生牡蛎。

又：理气豁痰，痛止思食。仍以前法参用。

半夏、瓜蒌皮、香附汁、生牡蛎、橘红、香豉。(《临证指南医案·卷九》)

朱，二六。辛润通络，成形瘀浊吐出，然瘀浊必下行为顺，上涌虽安，恐其复聚。仍宜缓通，以去痛生新为治。无取沉降急攻，谓怒劳多令人伤阳耳。

当归、桃仁、茺蔚子、制蒺藜、生鹿角、茯苓，香附汁法丸。（《临证指南医案·卷九》）

朱，四十。疝瘕，腹痛有形，用柔温辛补。

当归、生姜、羊肉。（《临证指南医案·卷九》）

左胁癖积，大便艰涩，胃络痹耳。

半夏、生姜渣、枳实、杏仁、瓜蒌实、大麦芽。（《未刻本叶氏医案·方案》）

左胁下宿积有形，今疟症反复，左胁又结疟母，胸脘痞闷，大便艰难，乃疟症余邪与气血胶结，六腑亦因之不宣。宜攻以通其瘀滞，先进鳖甲煎丸三钱。早上、午时、暮时各用七粒，开水送下。（《眉寿堂方案选存·卷上》）

刘。瘕聚攻触中脘，心痛映背，呕吐涎沫。凡久病病必在络，络空必成胀满，已经旦食苟安，暮食痛呕。其胃中清阳久失旋运之司，饮食尚助呕胀，焉能承受汤药？病退无期，颇为棘手。阅古方书于久病有形通剂是议。先拟通阳，改投小丸。

一味阿魏丸朱砂为衣，服五分。（《种福堂公选医案》）

动怒忽心腹痛有形，此气聚成瘕。乃肝虚气逆，用辛补体用方。

人参、炙草、当归、川楝子皮、茯神、白芍、桃仁。（《眉寿堂方案选存·卷下》）

冬季腹大，大便不实，以通阳泄浊。初用相投，久则不应。久寡独阴无阳，郁虑，至少腹结瘕，其病在肝。五旬外正气日衰，邪不可峻攻矣。

六味加小茴香、川楝子，水泛为丸。（《眉寿堂方案选存·卷下》）

中脘有形如梗，摩之汩汩有声，据述不时举发，此属肝积耳。

厚朴、姜渣、白蒺藜、肉桂、茯苓、广皮白。（《未刻本叶氏医案·保元方案》）

肝失疏泄，二便不利。少腹素有瘕症，气逆为厥，治以辛润。

当归、葱管、柏子仁、小茴、桃仁、茯苓。（《眉寿堂方案选存·卷下》）

缪。脉弦左搏，数年胃痛不痊，发时手不可按，胁中拘急，少腹左傍素有瘕聚之形，气自下焦冲起，为胀为呕。此乃惊忧嗔怒，致动肝木，乘其中土，胃伤失降，脉络逆并，痛势为甚。初起或理气获效，久发中衰，辛香气燥，脾胃不胜克伐矣。议疏肝木安土为法，冀其渐缓，再酌后法。

川楝子、川连、干姜、桂枝、当归、川椒、生白芍、乌梅。

又：少腹疝瘕多年，冲起散漫，胃脘、两胁痛甚欲呕。年前用安胃泄肝颇效，但下焦至阴，足跗发瘰裂水。久留湿热瘀留，经脉络中交病。若非宣通气血壅遏，恐非至理。

桃仁、柏子仁、川芎、当归、小茴、小香附、茯苓、山栀（姜汁炒）。

为末，用青葱管百茎，加水一杯，取汁法丸。（《临证指南医案·卷九》）

◆ 鼓胀

白，十四。疟邪久留，结聚血分成形，仲景有缓攻通络方法可宗。但疟母必在胁下，以少阳厥阴表里为病。今脉弦大，面色黄滞，腹大青筋皆露，颈脉震动。纯是脾胃受伤，积聚内起，气分受病，痞满势成，与疟母邪结血分，又属两途。经年病久，正气已怯。观东垣五积，必疏补两施，盖缓攻为宜。

生於术、鸡肫皮、川连、厚朴、新会皮、姜渣，水法丸。

（《临证指南医案·卷四》）

龙，五六。久郁气血不行，升降皆钝。外凉内热，骨节沉痛，肌肿腹膨，肤腠无汗。用药务在宣通，五郁六郁大旨。

香附汁、白蒺藜、钩藤、丹皮、山栀、抚芎、泽兰、姜黄、神曲。（《临证指南医案·卷六》）

沈，湖州。农人单腹胀，乃劳力饥饱失时所致，最难见效。

肾气丸。（《叶天士晚年方案真本·杂症》）

汪。脉右涩左弱，面黄瘦，露筋。乃积劳忧思伤阳，浊阴起于少腹，渐至盘踞中宫，甚则妨食呕吐。皆单鼓胀之象大着，调治最难。欲驱阴浊，急急通阳。

干姜、附子、猪苓、泽泻、椒目、

又：通太阳之里，驱其浊阴，已得胀减呕缓。知身中真阳，向为群药大伤。议以护阳，兼以泄浊法。

人参、块茯苓、生干姜、淡附子、泽泻。

又：阴浊盘踞中土，清阳蒙闭，腹满膜胀，气逆腹痛。皆阳气不得宣通，浊阴不能下走。拟进白通法。

生干姜、生炮附子，冲猪胆汁。（《临证指南医案·卷三》）

王，木渎，三十九岁。瘀血壅滞，腹大蛊鼓，有形无形之分。温通为正法，非肾气汤丸治阴水泛滥。

桃仁、肉桂、制大黄、椒目、陈香橼二两，煎汤泛丸。（《叶天士晚年方案真本·杂症》）

瘀积于肝，邪正错乱，脏腑之气交伤而成膨疾，腹胀气壅。拟禹余粮丸，破血泄肝，通利二便治之。

禹余粮丸十粒。（《叶氏医案存真·卷一》）

◆ 头痛

包妪。太阳痛甚，牙关紧闭，环口牵动，咽喉如有物阻。乃阳升化风，肝病上犯阳络，大便欲闭。议用龙荟丸，每服二钱。

又：肝风阻窍，脉象模糊，有外脱之危。今牙关紧，咽痹不纳汤水，虽有方药，难以通关。当刮指甲末，略以温汤调灌，倘得关开，再议他法。

另以苏合香擦牙。（《临证指南医案·卷一》）

曹汉臣。厥阴头痛，舌干消渴，心下烦疼，无寐多躁，小腹胀满，小便滴沥，时时痉搐，最怕厥竭。

阿胶、鲜生地、鸡子黄、小黑豆皮，煎半盏，即以汤药送滋肾丸三钱。（《叶氏医案存真·卷三》）

产后病起下焦为多。今右偏头痛，得暖为甚，纳食则脘腹加痛，必泻则已。夫痛随利减，已现湿郁气阻。热自湿升，恒有是证，从脾胃门调治。

生於术、紫厚朴、煨木香、嫩香梗、茯苓皮、小茵陈、新会皮、香附汁。（《眉寿堂方案选存·卷下》）

产后十二日，诊脉数疾，上涌下垂，此血去阴伤，孤阳上冒，内风燔燎，肝魂不宁。面赤头痛，昼轻夜重，阴弱阳亢，上实下虚。若不按法施治，必增瘛痉厥逆。议咸润益下和阳方。

小生地、生牡蛎、淮小麦、阿胶、麦冬、元参。（《叶氏医案存真·卷三》）

产后骤脱，参附急救，是脱阳固气方法，但损在阴分，其头痛汗出烦渴，乃阳气上冒。凡开泄则伤阳，辛热则伤阴，皆非新产郁冒之治。

细生地、黑楂肉、牡蛎、真阿胶、茺蔚子。（《眉寿堂方案选

存·卷下》）

陈。脉左劲右濡，头痛脘闷，麻痹欲厥，舌白。此暑邪内中，蒙闭清空，成疟之象。平昔阴虚，勿犯中下二焦。

嫩竹叶、连翘、飞滑石、野郁金汁、大杏仁、川贝母。（《临证指南医案·卷五》）

程，四二。秽热由清窍入，直犯募原，初头痛肌胀，今不饥痞闷。以苦辛寒法。

杏仁、半夏、厚朴、橘红、竹叶、黄芩、滑石。

又：脉虚，舌赤消渴。伏暑热气，过卫入营，治在手厥阴。

竹叶、犀角、生地、麦冬、元参。（《临证指南医案·卷五》）

程。既知去血过多，为阴虚阳实之头痛，再加发散，与前意相反矣。

复脉去参、姜、桂，加左牡蛎。

又：脉数虚而动，足征阴气大伤，阳气浮越。头痛筋惕，仍与镇摄之法。

牡蛎、阿胶、人参、生地、炙草、白芍、天冬。（《临证指南医案·卷八》）

池。伏暑至深秋而发，头痛，烦渴，少寐。

薄荷、淡竹叶、杏仁、连翘、黄芩、石膏、赤芍、木通。（《临证指南医案·卷五》）

此痰郁也，阳失宣达，头痛眩晕。

於术、半夏、白茯苓、化橘红、天麻、竹沥、白蒺藜、老姜汁。（《未刻本叶氏医案·方案》）

风袭脑门，巅痛涕溢，最不易治，虽有成法，鲜能除根者。

蔓荆子、川芎、僵蚕、白蒺藜、辛夷、茯苓。（《未刻本叶氏医案·保元方案》）

冯，宁波，二十五岁。面起疡疮，疮愈头痛，牙关不开。凡头面乃阳气游行之所，不容浊气留着，外疡既合，邪痹入骨骱。散风药仅走肤膜，上焦气多，血药无能为于上部之隧。

角针、蜂房、淡豆豉、牙皂、甜瓜蒂、大豆卷。（《叶天士晚年方案真本·杂症》）

伏暑蒸热，头痛，身疼。

藿香、杏仁、陈皮、厚朴、半夏、茯苓。（《未刻本叶氏医案·保元方案》）

高年气血皆虚，新凉上受，经络不和，脑后筋掣牵痛，阴气安静，乃阳风之邪，议用清散轻剂。

新荷叶、青菊叶、连翘、藁本、苦丁茶。（《叶氏医案存真·卷一》）

顾，十三。阴虚遗热，小便淋沥。近日冒暑，初起寒热头痛，汗出不解，肌肉麻木，手足牵强，神昏如寐。成疟则轻，痉厥则重。

犀角、元参、小生地、连翘心、竹叶心、石菖蒲、滑石，化牛黄丸，二服。（《临证指南医案·卷五》）

何，四一。右偏风头痛，从牙龈起。

炒生地三钱，蔓荆子（炒）一钱，黄甘菊一钱，茯苓一钱半，炒杞子二钱，冬桑叶一钱，炒丹皮一钱，川斛一钱半。（《临证指南医案·卷一》）

胡，六三。脉左弦数，右偏头痛，左齿痛。

连翘、薄荷、羚羊角、夏枯草花、黑栀皮、鲜菊叶、苦丁茶、干荷叶边。（《临证指南医案·卷八》）

江，五六。劳倦过月，气弱加外感，头痛恶风，营卫二气皆怯，嗽则闪烁筋掣而痛。大凡先治表后治里，世间未有先投黄连清里，后用桂枝和表，此非医药。

当归建中汤。(《临证指南医案·卷五》)

久郁内伤，着于时令之湿热。舌焦黄，头痛汗出腰痛，乃内外两因之病，最防昏厥。

羚羊角、黑栀皮、黄芩、石菖蒲、连翘仁、郁金。(《眉寿堂方案选存·卷上》)

陆。面青，头痛动摇，手足搐搦牵掣。惊吓恼怒，病从肝起。如饥求食，昼夜无寐。都是肝风盘旋鼓舞，渐为痫厥，此乃五志之病。

阿胶、牡蛎、生地、天冬、小麦、生白芍。(《临证指南医案·卷七》)

马，三十二岁。巅顶腹痛，溺淋便难。

龙荟丸，二钱。(《叶天士晚年方案真本·杂症》)

马，三四。肌肉丰溢，脉来沉缓。始发右季胁痛，汤饮下咽，汩汩有声，吐痰涎，头痛。此皆脾胃阳微，寒湿滞聚。年方壮盛，不必介怀。温中佐其条达，运通为宜。

茅术、厚朴、半夏、茯苓、陈皮、淡姜渣、胡芦巴、炙草，姜汁泛丸。(《临证指南医案·卷五》)

某，二十。脉数暮热，头痛腰疼，口燥，此属温邪。

连翘、淡豆豉、淡黄芩、黑山栀、杏仁、桔梗。(《临证指南医案·卷五》)

某，十九。时邪外袭，卫痹发热，头痛。先散表邪。

淡豆豉、苏梗、杏仁、厚朴、木防己、茯苓皮。(《临证指南医案·卷五》)

某，四七。内风头痛，泪冷。

炒杞子、制首乌、柏子仁、茯神、炒菊花炭、小黑穞豆皮。

（《临证指南医案·卷八》）

某，五二。复受寒邪，背寒，头痛，鼻塞。

桂枝汤加杏仁。（《临证指南医案·卷五》）

某。产后十年有余，病发必头垂脊痛，椎尻气坠，心痛冷汗。此督、任气乖，跻、维皆不用，是五液全涸。草木药饵总属无情，不能治精血之惫，故无效。当以血肉充养，取其通补奇经。

鹿茸、鹿角霜、鹿角胶、当归、茯苓、杞子、柏子仁、沙苑、生杜仲、川断。（《临证指南医案·卷九》）

某。恶阻，本欲恶心厌食，今夹时邪，头痛身热，当先清热。

竹叶、连翘、生甘草、黄芩、花粉、苏梗。（《临证指南医案·卷九》）

某。高年气血皆虚，新凉上受，经脉不和。脑后筋掣牵痛，倏起倏静，乃阳风之邪。议用清散轻剂。

荷叶边、苦丁茶、蔓荆子、菊花、连翘。（《临证指南医案·卷八》）

某。寒热，头痛，脘闷。

淡豆豉、嫩苏梗、杏仁、桔梗、厚朴、枳壳。（《临证指南医案·卷五》）

某。舌灰黄，头痛咳逆，左肢掣痛。此烦劳阳动，暑风乘虚袭入，最虑风动中厥。

鲜荷叶三钱，鲜莲子五钱，茯神一钱半，益元散三钱，川贝母一钱半，橘红一钱。（《临证指南医案·卷五》）

某。暑风湿热，混于上窍，津液无以运行，凝滞遂偏头痛，舌强干涸。治宜清散。

连翘、石膏、生甘草、滑石、蔓荆子、羚羊角、荷梗、桑叶。（《临证指南医案·卷八》）

某。先发水痘，已感冬温。小愈，不忌荤腥，余邪复炽，热不可遏。入夜昏烦，辄云头痛。邪深走厥阴，所以发厥。诊脉两手俱细，是阳极似阴。鼻煤舌干，目眦黄，多属邪闭坏败，谅难挽回。

用凉膈散。（《临证指南医案·卷七》）

某氏。疟已半年，今但微热无汗，身弱自乳，血去伤阴。此头痛是阳气浮越，心痛如饥，晡热，都是阴虚成劳。若不断乳，经去不至为干血，则服药亦无用。

生地三钱，阿胶一钱半，生白芍一钱，炙黑甘草四分，麦冬一钱半，火麻仁一钱，粗桂枝木三分。（《临证指南医案·卷六》）

茹，三五。向来无病，因服地黄丸，反左胁腰中脐旁，气攻作痛，间有遗精，目暗虚花或起浮翳，据述用细辛桂枝翳退，遂加头痛，此体质阳虚，误用阴寒腻浊所致。夫肝主疏泄，肾主藏固。肝宜凉，肾宜温，纳肾佐以通肝，温下仍佐坚阴，以制木火，是为复方。

当归、小茴、补骨脂、胡桃肉、茯苓、穿山甲、炒黄柏、青盐。（《种福堂公选医案》）

舌白，渴不欲饮，呕有痰，口味皆变，头中空痛，两颊赤，此水谷湿热，气并郁蒸肠胃，致清浊变混，忽然烦躁，难鸣苦况。法当苦寒泄热，辛香流气，渗泄利湿，无形之湿热去，有形之积滞自通。

淡黄芩、野郁金、川连、秦皮、白蔻、通草、猪苓、厚朴。（《叶氏医案存真·卷二》）

沈，五十二岁。巅顶近脑，久痛骨陷，乃少年时不惜身命，真精走泄，脑髓不满，夏月乏阴内护，痛软不能起床。五旬有二，向衰，谅难充精复元。

龟腹甲心、黄柏、虎胫骨、熟地、锁阳、盐水炒牛膝，蜜丸。（《叶天士晚年方案真本·杂症》）

沈氏。痛在头左脑后，厥阳风木上触。

细生地、生白芍、柏子仁、炒杞子、菊花、茯神。（《临证指南医案·卷八》）

湿阻，间日疟，头痛不渴。

杏仁、藿香、橘白、厚朴、半夏、白蔻。（《未刻本叶氏医案·方案》）

湿阻蒸热，头痛脘闷。

藿香、杏仁、茯苓皮、厚朴、豆卷、木防己。（《未刻本叶氏医案·方案》）

时疫六日不解，头疼发热，舌绛烦渴，少腹痛剧，已经心包，虑其厥痉。

犀角、连翘心、银花、元参、通草、鲜生地。

又方：犀角、鲜生地、元参、麦冬、川贝。（《叶氏医案存真·卷二》）

史。头形象天，义不受浊。今久痛有高突之状，似属客邪蒙闭清华气血。然常饵桂、附、河车，亦未见其害。思身半以上属阳，而元首更为阳中之阳。大凡阳气先虚，清邪上入，气血瘀痹，其痛流连不息。法当宣通清阳，勿事表散。以艾焫按法灸治，是一理也。

熟半夏、北细辛、炮川乌、炙全蝎、姜汁。

又：阳气为邪阻，清空机窍不宣。考《周礼》采毒药以攻病，藉虫蚁血中搜逐，以攻通邪结，乃古法而医人忽略者。今痛滋脑后，心下呕逆，厥阴见症。久病延虚，攻邪须兼养正。

川芎、当归、半夏、姜汁、炙全蝎、蜂房。（《临证指南医

案·卷八》）

暑热侵于上焦，瘅热，头痛，背胀，渴饮。

桂枝白虎汤。（《未刻本叶氏医案·方案》）

孙，二四。肾气攻背，项强，溺频且多，督脉不摄，腰重头疼，难以转侧。先与通阳，宗许学士法。

川椒（炒出汗）三分，川桂枝一钱，川附子一钱，茯苓一钱半，生白术一钱，生远志一钱。（《临证指南医案·卷八》）

孙，二四。暑伏，寒热头痛。

鲜荷叶边、连翘、苦丁茶、夏枯草、山栀、蔓荆子、厚朴、木通。（《临证指南医案·卷八》）

痰厥头痛。

半夏、吴萸、干姜、茯苓。（《未刻本叶氏医案·方案》）

唐。产后骤脱，参附急救，是挽阳固气方法。但损在阴分，其头痛汗出烦渴，乃阳气上冒。凡开泄则伤阳，辛热则伤阴，俱非新产郁冒之治道。尝读仲景书，明本草意，为是拟方于后，亦非杜撰也。

生左牡蛎一钱，生地二钱，上阿胶二钱，炒黑楂肉三钱，茺蔚子一钱半。（《临证指南医案·卷九》）

头风数载，不时举发，邪已入脑俞矣。且左脉沉细，岂三阳为患？隶在少阴也，弗至厥阴为妙。

灵磁石一两，淡附一两，牛膝一两，鹿茸一两，细辛一钱五分，当归头五钱，蔓荆三钱，远志五钱，茯苓一两五钱，青盐一两，紫巴戟一两，菊瓣五钱，枸杞子二两，川斛四两。（《未刻本叶氏医案·保元方案》）

头痛，身热，渴饮。

桂木、木防己、杏仁、豆卷、天花粉、厚朴。（《未刻本叶氏

医案·保元方案》）

头痛经年不愈，早则人事明了，自午至亥，神气昏愦不宁，风火之剂，杂治无功，两脉俱沉且滑，此太阴阳明痰厥头痛也。

当用礞石滚痰丸，间服导痰汤，以荡涤其痰。

次以六君子汤，少加秦艽、全蝎，调理而安。（《叶氏医案存真·卷三》）

头痛累月，阳脉大，阴脉涩，此阴衰于下，阳亢于上，上盛下虚之候也。阳气居上，体本虚也，而浊气干之则实。阴气居下，体本实也，而气反上逆则虚。头为清阳之位，而受浊阴之邪，阴阳混乱，天地否塞，而成病矣。

法用六味地黄汤，加青铅五钱。（《叶氏医案存真·卷三》）

头痛损目，黎明肠鸣泄泻，烦心必目刺痛流泪。是木火生风，致脾胃土位日戕。姑议泄木安土法。

人参、半夏、茯苓、炙草、丹皮、桑叶。（《临证指南医案·卷六》）

头痛胁疼。

小柴胡汤去参。（《未刻本叶氏医案·方案》）

汪。风热上蒸，龈胀头痛，当用轻清上焦。

活水芦根、囫囵滑石、西瓜翠衣、生绿豆皮、连翘、银花。

华玉堂按：牙症不外乎风、火、虫、虚，此但言其痛也。其他如牙宣、牙搖、牙菌、牙疮、牙痈、穿牙毒、骨槽风、走马牙疳之类，皆由于湿火热毒，蕴结牙床。须分上下二齿，辨明手足阳明及少阴之异。又当察其专科而任之。（《临证指南医案·卷八》）

汪。劳倦更感温邪，阳升头痛，寒热战栗，冷汗。邪虽外达，阳气亦泄，致神倦欲眠，舌赤黄胎，口不知味。当以育阴除

热为主，辛散苦降非宜。复脉汤去参、姜、桂、麻，加青甘蔗浆。（《临证指南医案·卷五》）

王，六三。邪郁，偏头痛。

鲜荷叶边三钱，苦丁茶一钱半，连翘一钱半，黑山栀一钱，蔓荆子一钱，杏仁二钱，木通八分，白芷一分。（《临证指南医案·卷八》）

王，十二。稚年纯阳，诸阳皆聚于骨，阴未充长，阳未和谐。凡过动烦怒等因，阳骤升巅为痛，熟寐痛止，阳潜入阴也。此非外邪，常用钱氏六味丸，加龟甲、知母、咸秋石，以滋养壮阴。（《临证指南医案·卷一》）

王，五一。中年阴中之阳已虚，内风偏头痛，冷泪出。

还少丹。（《临证指南医案·卷一》）

王。始用茶调散得效，今宜养血和血。川芎、归身、白芍酒（炒）、白蒺藜（炒）、桑枝。（《临证指南医案·卷一》）

温邪上混，头痛气喘，治在手太阴肺。酒客痰热素盛，苦降为宜。

杏仁、花粉、连翘、枳实汁、橘红、黄芩、白芍、郁金汁。（《眉寿堂方案选存·卷上》）

温邪有升无降，经腑气机交逆，营卫失其常度为寒热。津液日耗，渴饮不饥。阳气独行，则头痛面赤，是皆冬春骤暖，天地失藏，人身应之，患此者最多。考古人治温病，忌表散，误投即谓劫津。逆传心包，最怕神昏，谵语，妄狂，治病以辛甘凉润为主。盖伤寒入足经，温邪入手经也。上润则肺降，不致膹郁。胃热下移，知饥，渴解矣。

嫩竹叶、桑叶、杏仁、蔗汁、麦冬、生甘草、石膏、冰糖（净炒）。（《叶氏医案存真·卷二》）

温邪郁而不泄，头痛，咳嗽，脘闷。

杏仁、花粉、桂枝、炙草、生姜、大枣。（《未刻本叶氏医案·方案》）

吴。厥阴头痛，舌干消渴，心下烦疼，无寐多躁，少腹胀满，小溲滴沥，时时痉搐，最怕厥竭。

阿胶、鲜生地、鸡子黄、小黑稆豆皮。

煎半盏，送滋肾丸二钱。（《种福堂公选医案》）

下焦阴亏不摄，里热泄泻，厥阳上泛头痛，又产后兼病损。

甘草、熟地、茯神、芡实、山药、建莲、川斛。（《叶氏医案存真·卷三》）

先厥后热，邪气道伏亦久，从传染而得。今脉数舌红，头疼干呕，脘闷多痰，皆是热蒸营卫，虑其再厥。

羚角、犀角、连翘心、川贝、元参、银花、通草、郁金。

又方：犀角、连翘心、川贝、元参、银花、通草、郁金。

又方：犀角、连翘心、川贝、通草、银花、石菖蒲、金汁。

又前方去通草加麦冬。

又方：卷心竹叶、知母、生甘草、麦冬、花粉、川贝。

又方：鲜佩兰汁、麦冬、南花粉、枣仁、米仁、川贝。（《叶氏医案存真·卷二》）

向有肝风乘胃，阴弱可知。近头痛转在右太阳，且鼻衄，上焦未免暑风侵焉。

桑叶、囫囵大葳蕤、南沙参、川贝、嘉定天花粉、生甘草。（《未刻本叶氏医案·保元方案》）

徐，六七。冬月呕吐之后，渐渐巅顶作痛。下焦久有积疝痔疡，厥阴阳明偏热。凡阳气过动，变化火风，迅速自为升降，致有此患。

连翘心、元参心、桑叶、丹皮、黑山栀皮、荷叶汁。(《临证指南医案·卷八》)

徐，四一。头风既愈复发，痛甚呕吐不已。阳明胃虚，肝阳化风愈动，恐有失明之忧。

炒半夏、茯苓、苦丁茶、菊花炭、炒杞子、柏子霜。(《临证指南医案·卷一》)

徐。当年下虚，曾以温肾凉肝获效。春季患目，是阳气骤升，乃冬失藏聚，水不生木之征也。频以苦辛治目，风阳上聚头巅，肝木横扰，胃受戕贼，至于呕吐矣。今心中干燥如焚，头中岑岑震痛，忽冷忽热，无非阴阳之逆。肝为刚脏，温燥决不相安，况辛升散越转凶，岂可再蹈前辙。姑以镇肝益虚，冀有阳和风息之理。

阿胶、小麦、麦冬、生白芍、北沙参、南枣。

又：倏冷忽热，心烦巅痛，厥阳之逆，已属阴液之亏。前案申明刚药之非，代赭味酸气坠，乃强镇之品，亦刚药也。考七疝中，子和惯投辛香走泄，其中虎潜一法亦采，可见疝门亦有柔法。医者熟汇成法，苟不潜心体认，皆希图附会矣。今呕逆既止，其阴药亦有暂投，即水生涵木之法。议以固本成方，五更时从阳引导可也，加秋石。(《临证指南医案·卷八》)

徐氏。火升头痛，来去无定期。咽喉垂下，心悸，二便不爽，带下不已。固奇经，通补阳明，及养肝息风，展转未能却病。病从情志内伤，治法惟宜理偏。议先用滋肾丸三钱，早上淡盐汤送，四服。(《临证指南医案·卷六》)

阳明络虚，风邪乘之，头痛，颧颊偏右皆木，将来必致损目。

黄芪片、于潜术、茯苓、防风根、明天麻、炙草。(《未刻本叶氏医案·方案》)

阳郁不宣，形凛，头痛，脘闷。

杏仁、厚朴、茯苓、广皮、桂枝、生姜。（《未刻本叶氏医案·保元方案》）

杨，四二。太阳脉行，由背抵腰，外来风寒，先伤阳经。云雾自下及上，经气逆而病发，致呕痰涎，头痛。小溲数行病解，膀胱气通，斯逆者转顺矣。当通太阳之里，用五苓散。倘外感病发再议。（《临证指南医案·卷五》）

杨。头中冷痛，食入不消，筋脉中常似掣痛。此皆阳微不主流行，痰饮日多，气隧日结，致四末时冷。先以微通胸中之阳。

干薤白、桂枝、半夏、茯苓、瓜蒌皮、姜汁。

又：微通其阳已效，痰饮阻气。用茯苓饮，去广皮加姜汁。（《临证指南医案·卷五》）

叶。讲诵烦心，五志之阳皆燃。恰值芒种节，阴未来复，阳气升腾，络中血不宁静，随阳泄以外溢。午后上窍烦热，阴不恋阳之征，致头中微痛。主以和阳镇逆。

生地、阿胶、牛膝炭、生白芍、茯神、青铅。（《临证指南医案·卷二》）

叶妪。临晚头痛，火升心嘈。风阳上冒，防厥。

细生地、阿胶、牡蛎、茯神、麦冬、生白芍。（《临证指南医案·卷八》）

阴疟，头痛，咳呛。

阳旦汤。（《未刻本叶氏医案·保元方案》）

阴弱，近受暑风，额痛，鼻塞，宜用轻药。

丝瓜叶、连翘、杏仁、川贝母、桔梗、桑皮。（《未刻本叶氏医案·保元方案》）

阴弱夹暑，头胀，神倦。

竹叶心、川贝、鲜莲子、灯草心、茯神、赤麦冬。(《未刻本叶氏医案·保元方案》)

由头痛致目昏脘闷，属肝火怫郁，阳明气逆为病。

疏肝散。(《未刻本叶氏医案·方案》)

郁，五十。风郁头疼。

鲜荷叶、苦丁茶、淡黄芩、黑山栀、连翘、蔓荆子、木通、白芷。(《临证指南医案·卷八》)

张，二二。太阳痛连颧骨、耳后、牙龈，夏令至霜降不痊，伏邪未解。治阳明少阳。

连翘、羚羊角、牛蒡子、葛根、赤芍、白芷、鲜菊叶。

邹时乘按：头为诸阳之会，与厥阴肝脉会于巅，诸阴寒邪不能上逆，为阳气窒塞，浊邪得以上据，厥阴风火乃能逆上作痛。故头痛一症，皆由清阳不升，火风乘虚上入所致。观先生于头痛治法，亦不外此。如阳虚浊邪阻塞，气血瘀痹而为头痛者，用虫蚁搜逐血络，宣通阳气为主。如火风变动，与暑风邪气上郁而为头痛者，用鲜荷叶、苦丁茶、蔓荆、山栀等，辛散轻清为主。如阴虚阳越而为头痛者，用仲景复脉汤，甘麦大枣法，加胶、芍、牡蛎，镇摄益虚，和阳息风为主。如厥阳风木上触，兼内风而为头痛者，用首乌、柏仁、穞豆、甘菊、生芍、杞子辈，息肝风，滋肾液为主。一症而条分缕析，如此详明，可谓手法兼到者矣。(《临证指南医案·卷八》)

章。暴冷外加热气内郁，肺窒不降，脘闷如饥，水饮欲呕，头痛寒热，当治上焦。

桔梗、象贝、橘红、兜铃、北沙参、杏仁。(《叶氏医案存真·卷二》)

章。形壮脉弦，肢麻，胸背气不和，头巅忽然刺痛，是情志内郁，气热烦蒸，肝胆木火变风，烁筋袭巅。若暴怒劳烦，有跌扑痱中之累。

人参、茯苓、真半曲、木瓜、刺蒺藜、新会皮。（《叶天士晚年方案真本·杂症》）

赵。右偏头痛，鼻窍流涕，仍不通爽，咽喉疳腐，寤醒肢冷汗出。外邪头风，已留数月，其邪混处，精华气血，咸为蒙闭，岂是发散清寒可解？头巅药饵，务宜清扬。当刺风池、风府，投药仍以通法。苟非气血周行，焉望却除宿病？

西瓜衣、鲜芦根、苡仁、通草 煎送腊矾丸。（《临证指南医案·卷一》）

质瘦脉弱，交夏天暖，真气发泄，心热口渴，头痛胁疼，食下如噎，右耳气闭少聪，语言过多，齿戛（指上下牙齿碰撞的声音。编者注）寒噤，或巅胀面浮。皆津液因热而伤，致令浮阳动搏。议用甘凉生津和阳法。

北沙参、天冬、麦冬、麻仁、杏仁、桑叶、蜜水炒橘红，川石斛煮汁泛丸。（《叶天士医案》）

稚年阳有余阴不足，骤加惊恐，厥阳直升为头痛，身不发热，二便自通，岂是风寒停滞？

羌、防、葛、姜辛温，混发阳经，愈升其阳，必致损目，宜养阴药。（《叶氏医案存真·卷三》）

周。脉革无根，左尺如无，大汗后，寒痉，头巅痛，躁渴不寐，此属亡阳。平昔饮酒少谷，回阳辛甘，未得必达。有干呕格拒之状，真危如朝露矣。勉议仲景救逆汤，收摄溃散之阳，冀有小安，再议治病。

救逆汤加参、附。（《临证指南医案·卷三》）

朱，三四。头风，目痛昏赤，火风上郁最多。及询病有三四年，遇风冷为甚。其卫阳清气，久而损伤，非徒清散可愈。从治风先治血意。

杞子、归身、炒白芍、沙苑、菊花、钩藤。

邵新甫按：头风一症，有偏正之分。偏者主乎少阳，而风淫火郁为多。前人立法，以柴胡为要药，其补泻之间，不离于此。无如与之阴虚火浮，气升吸短者，则厥脱之萌，由是而来矣。先生则另出心裁，以桑叶、丹皮、山栀、荷叶边，轻清凉泄，使少阳郁遏之邪亦可倏然而解。倘久则伤及肝阴，参入咸凉柔镇可也。所云正者，病情不一，有气虚血虚，痰厥肾厥，阴伤阳浮，火亢邪风之不同。按经设治，自古分晰甚明，兹不再述。至于肝阴久耗，内风日旋，厥阳无一息之宁，痛掣之势已极，此时岂区区汤散可解？计惟与复脉之纯甘壮水，胶黄之柔婉以息风和阳，俾刚亢之威一时顿息。予用之屡效如神，决不以虚谀为助。（《临证指南医案·卷一》）

朱，五四。头痛神烦，忽然而至。五行之速，莫如风火。然有虚实内外之因，非徒发散苦寒为事矣。如向有肝病，目疾丧明，是阴气久伤体质。今厥阴风木司天，春深发泄。阳气暴张。即外感而论，正《内经》冬不藏精，春必病温。育阴可使热清，大忌发散。盖阴根久伤，表之再伤阳劫津液，仲景谓一逆尚引日，再逆促命期矣。余前主阿胶鸡子黄汤，佐地、冬壮水，芍、甘培土，亟和其厥阳冲逆之威，咸味入阴，甘缓其急，与《内经》肝病三法恰合。今已入夏三日，虚阳倏上，烦躁头痛。当大滋肾母，以苏肝子，补胃阴以杜木火乘侮。旬日不致反复，经月可望全好。

人参、熟地、天冬、麦冬、龟胶、阿胶、北味、茯神。

邵新甫按：肝者将军之官，相火内寄，得真水以涵濡，真气以制伏，木火遂生生之机，本无是症之名也。盖因情志不舒则生郁，言语不投则生嗔，谋虑过度则自竭。斯罢极之本，从中变火，攻冲激烈，升之不息为风阳，抑而不透为郁气。脘胁胀闷，眩晕猝厥，呕逆淋闭，狂躁见红等病，由是来矣。古人虽分肝风、肝气、肝火之殊，其实是同一源。若过郁者宜辛宜凉，乘势达之为妥。过升者宜柔宜降，缓其旋扰为先。自竭者全属乎虚，当培其子母之脏。至于犯上、侮中、乘下诸累，散见各门可考。(《临证指南医案·卷六》)

朱，五四。阳明脉弦大而坚，厥阴脉小弦数促，面赤头痛，绕及脑后，惊惕肉瞤，漐漐汗出，早晨小安，入暮偏剧。此操持怫郁，肝阳夹持内风直上巅顶，木火戕胃为呕逆，阳越为面赤汗淋。内因之病，加以司候春深，虑有暴厥瘛痉之患。夫肝为刚脏，胃属阳土。姑议柔缓之法，冀有阳和风息之理。

复脉去参、姜、桂，加鸡子黄、白芍。(《临证指南医案·卷一》)

朱。据说就凉则安，遇暖必头痛筋掣，外以摩掐可缓。大凡肝风阳扰，胃络必虚。食进不甘，是中焦气馁。虽咸润介属潜阳获效，说来依稀想像，谅非入理深谈。聊以代煎，酸甘是商。且五旬又四，中年后矣。沉阴久进，亦有斫伐生气之弊。半月来，乏少诊之功。姑为认慎，用固本膏。(《临证指南医案·卷八》)

朱。头巅至足，麻木刺痛，热炽。

滋肾丸。(《临证指南医案·卷八》)

◆ 头胀

臭秽触入，游行中道，募原先受，分布三焦上下。头胀，脘闷，洞泄。以芳香逐秽法。

藿香梗、生香附、茯苓皮、白豆蔻、飞滑石、炒厚朴、新会

皮。(《叶氏医案存真·卷一》)

此吸受秽浊，募原先病，呕逆。邪气分布营卫，热蒸，头胀身痛。经旬至神识昏迷，小溲不通，上中下三焦交病，舌白，渴不多饮。仍是气分窒塞。当以芳香通神，淡渗宣窍。俾秽浊气由此分消耳。

通草、猪苓、茯苓皮、米仁、淡竹叶、腹皮、至宝丹。(《叶氏医案存真·卷一》)

巅胀汗多，脘痞欲呕，热多寒少。初因遗泄阴伤，伏暑内发为疟，忌用柴葛再泄其阳。

淡黄芩、花粉、蒌皮、杏仁、醋炒半夏、豆蔻、橘红、飞滑石。(《眉寿堂方案选存·卷上》)

风温阻于上焦，头胀咳嗽，身痛。

杏仁、苏梗、象贝、桔梗、连翘、花粉、桑皮、通草。(《未刻本叶氏医案·方案》)

冯，三一。舌白头胀，身痛肢疼，胸闷不食，溺阻。当开气分除湿。

飞滑石、杏仁、白蔻仁、大竹叶、炒半夏、白通草。(《临证指南医案·卷五》)

高。温邪上郁清空，目赤头胀，咳呛见血。此属客病，不必为内损法。

连翘、黑山栀、草决明、桑叶、薄荷梗、荷叶边、苦丁茶、花粉，药用急火煎。(《临证指南医案·卷二》)

顾，五四。头额闷胀，目赤。

羚羊角、夏枯草、草决明、山栀皮、连翘、生香附。(《临证指南医案·卷八》)

何。暑湿皆客邪也，原无质，故初起头胀胸满，但伤上焦气分耳。酒家少谷，胃气素薄，一派消导，杂以辛散苦寒，胃再伤残。在上湿热延及中下，遂协热自利。三焦邪蒸，气冲塞填胸，躁乱口渴。瓜果下脘，格拒相斗，此中宫大伤。况进热饮略受，其为胃阳残惫，而邪结内踞可知矣。考暑门时风烦躁，清浊交乱者，昔贤每以来复丹五六十粒，转运清浊为先。攻补难施之际，望其效灵耳。

来复丹。（《临证指南医案·卷五》）

酒客中虚聚湿，口鼻吸受秽浊不正之气。初病头胀胸痞身痛。微汗不解，秽湿在募原内蒸，非伤寒之邪从表入里；及中道斜行，鼻受秽湿，皆蕴结于气分。治以芳香，邪气得开。奈不分气血、从热消导、清热攻下、邪混血分成斑冒入膻中、神昏谵妄、内闭脏腑，外象肢冷大汗，势已危笃，仍以病根源秽邪逼迫心胞络论，神气少清，冀其回生？

至宝丹四分，金汁一杯，石菖蒲汁一匙，研细和匀，炖温服。（《叶天士医案》）

劳怯一年，近日头胀潮热口渴，乃暑热深入为瘅疟也。《金匮》云：阴气先伤，阳气独发为病。不必发散消导，再伤正气，但以甘寒生津和阳，务使营卫和，热自息。

北沙参、知母、生鳖甲、麦冬、乌梅、生白芍。（《眉寿堂方案选存·卷上》）

脉弦数，先寒后热，头胀脘闷，属伏暑成疟，当分三焦。

杏仁、滑石、藿香、通草、厚朴、半夏、橘白、连翘。（《未刻本叶氏医案·保元方案》）

脉转数，舌红。面肿消，肤痛，汗减，耳鸣，咽呛，肛痔。湿中化热乘窍，仍清气邪，佐通营卫，桂枝白虎汤主之。酒家湿胜于内，暑邪秽气亦由口鼻而入，内外相因，延蔓三焦，汗多寒热不解，非风寒从表而散，头胀脘闷，呕恶而渴不多饮，两足反冷，是热在湿中而来。古称湿上甚为热，不与伤寒同论。

杏仁、半夏、茵陈、白蔻、厚朴、广皮、茯苓皮、六一散、鲜菖蒲。(《叶氏医案存真·卷二》)

某，二二。客邪外侵，头胀，当用辛散。

苏梗、杏仁、桔梗、桑皮、橘红、连翘。(《临证指南医案·卷五》)

某，二六。暑热郁遏，头胀脘痛，口渴溺短。当清三焦。

丝瓜叶、飞滑石、淡竹叶、茯苓皮、厚朴、藿香、广皮、通草。(《临证指南医案·卷五》)

某，二五。暑风外袭，肺卫气阻，头胀咳呛，畏风微热，防作肺疟。

丝瓜叶、大杏仁、香薷、桔梗、连翘、六一散。(《临证指南医案·卷五》)

某。冲气巅胀厥。

龙荟丸一钱二分。(《临证指南医案·卷七》)

某。脉濡，头胀，胸身重着而痛，寒热微呕，此湿阻气分。

厚朴、杏仁、白蔻仁、木通、茯苓皮、大腹皮、滑石、竹叶。(《临证指南医案·卷五》)

某。暑湿热气，触入上焦孔窍，头胀，脘闷不饥，腹痛恶心。延久不清，有疟痢之忧。医者不明三焦治法，混投发散消食，宜乎无效。

杏仁、香豉、橘红、黑山栀、半夏、厚朴、滑石、黄芩。(《临证指南医案·卷五》)

某。头面风肿，目起星，是气中热。

羚羊角、夏枯草、薄荷梗、谷精草、生香附、小生地、丹皮、

望月砂、连翘、山栀。(《临证指南医案·卷八》)

暑风成疟，头胀，恶心。

藿香、杏仁、半夏、滑石、通草、橘白。(《未刻本叶氏医案·保元方案》)

热秽上加，头胀脘痞，宜蔬食清上。

竹叶心、桑叶、黄芩、连翘、花粉、杏仁。(《眉寿堂方案选存·卷上》)

热伤胃阴，知饥妨食，头胀牙宣。

竹叶石膏汤去参、夏加知母。(《未刻本叶氏医案·保元方案》)

热郁于上焦，头胀，咳嗽，脘闷。

丝瓜叶、橘红、杏仁、枇杷叶、桑皮、桔梗。(《未刻本叶氏医案·保元方案》)

三疟，食下少运，头胀。

归身、白芍、陈皮、茯苓、大枣、焦术、炙草、柴胡、生姜。(《未刻本叶氏医案·方案》)

少阴空虚，厥阳少涵上冒，头胀嘈杂，当乙癸同治。

生地、牡蛎、鸡子黄、茯神、天冬、真阿胶。(《未刻本叶氏医案·方案》)

舌白，头胀，脘闷，渴饮，此暑热上阻耳。

丝瓜叶、桑皮、杏仁肉、飞滑石、通草、白蔻仁。(《未刻本叶氏医案·保元方案》)

沈，槐树巷，廿二岁。自交秋初，皆令阴阳巅胀失血，三月怀妊，法当养阴固胎。

人参、黑壳建莲、子芩、阿胶、白芍、桑寄生。(《叶天士晚年方案真本·杂症》)

沈，十九。用力失血，无非阳乘攻络。疟热再伤真阴，肌消食减。自述夏暑汗泄，头巅胀大，都是阴虚阳升。清火皆苦寒，未必能和身中之阳也。

鳖甲、生白芍、天冬、首乌、炙草、茯神。（《临证指南医案·卷六》）

盛，木渎，五十四岁。暑必兼湿，湿郁生热，头胀目黄，舌腐，不饥能食。暑湿热皆是一股邪气，迷漫充塞三焦，状如云雾，当以芳香逐秽，其次莫如利小便。

杏仁、厚朴、蔻仁、滑石、苓皮、橘白、绵茵陈、寒水石、佩兰叶。（《叶天士晚年方案真本·杂症》）

湿热阻于上焦，头胀，恶风，颐痛。

桂枝、杏仁、滑石、豆卷、川通、花粉。（《未刻本叶氏医案·保元方案》）

湿饮上阻，头胀嗽逆，以淡渗之，勿以温泄，谓其湿阻蒸热耳。

杏仁、米仁、橘红、桑叶、浙苓。（《未刻本叶氏医案·保元方案》）

暑风上阻，头胀鼻塞，咳嗽。

丝瓜叶、桑皮、杏仁、白芦根、桔梗、薏米。（《未刻本叶氏医案·方案》）

暑风头胀口渴，身热呕痰，脉弦，防疟。

香薷、花粉、贝母、杏仁、苏梗、橘红。（《眉寿堂方案选存·卷上》）

暑热郁于少阳，头胀偏左，齿痛。

苦丁茶、大连翘、赤芍药、菊花叶、黑栀皮、夏枯花。（《未刻本叶氏医案·保元方案》）

暑郁上焦，头胀，恶心，不饥，当开上焦。

杏仁、芦根、通草、白蔻、桑皮、橘红。（《未刻本叶氏医案·保元方案》）

孙，四九。肾液不收，肝阳上越，巅胀流涕，咽喉微痛。

六味加牛膝、车前、五味。（《临证指南医案·卷八》）

头胀，鼻衄。

犀角地黄汤加白茅花、侧柏叶。（《未刻本叶氏医案·保元方案》）

头胀，脘闷渐痛，渴喜饮水，下咽则呕，烦热无寐，大便渐溏不爽。此暑热气从口鼻而入，竟走三焦，清浊为阻，营卫不行，是以发散消导，毫无取效，徒令克烁胃汁，所以呕烦不已也。法宜苦降和阳方。

杏仁、黄芩、竹茹、花粉、枳实汁、橘红、蔻仁、半曲、郁金。（《眉寿堂方案选存·卷上》）

王氏。入夏呛血，乃气泄阳升。幸喜经水仍来，大体犹可无妨。近日头胀，脘中闷，上午烦倦。是秋暑上受，防发寒热。

竹叶、飞滑石、杏仁、连翘、黄芩、荷叶汁。（《临证指南医案·卷二》）

邪伏少阳为疟，头胀，口苦，渴饮。

小柴胡汤去参。（《未刻本叶氏医案·方案》）

形寒头胀，身痛。

杏仁、花粉、生姜、桂枝、炙草、大枣。（《未刻本叶氏医案·方案》）

叶。风温入肺，肺气不通，热渐内郁，如舌苔，头胀，咳嗽，发疹，心中懊侬，脘中痞满，犹是气不舒展，邪欲结痹。宿有痰饮，不欲饮水。议栀豉合凉膈方法。

山栀皮、豆豉、杏仁、黄芩、瓜蒌皮、枳实汁。(《临证指南医案·卷五》)

殷氏。行动气坠于下，卧着气拥于上。此跗肿昼甚，头胀夜甚。总是中年阳微，最有腹大喘急之事。

济生丸十服。(《临证指南医案·卷三》)

尤。面垢油亮，目眦黄，头胀如束，胸脘痞闷。此暑湿热气内伏，因劳倦，正气泄越而发。既非暴受风寒，发散取汗，徒伤阳气。按脉形濡涩，岂是表症？凡伤寒必究六经，伏气须明三焦。论症参脉，壮年已非有余之质。当以劳倦伤，伏邪例延医。

滑石、黄芩、厚朴、醋炒半夏、杏仁、蔻仁、竹叶。

又：胸痞自利，状如结胸。夫食滞在胃，而胸中清气悉为湿浊阻遏，与食滞两途。此清解三焦却邪汤药，兼进保和丸消导。

淡黄芩、川连、淡干姜、厚朴、醋炒半夏、郁金、白蔻仁、滑石。

送保和丸三钱。(《临证指南医案·卷四》)

雨湿地蒸，潮秽经旬，人在气交之中，口鼻吸受，从上内侵，头胀脘闷，肉刺骨痛。盖肺位最高，其气主周身贯穿，既被湿阻，气不运通。湿甚生热，汗出热缓，少间再热。凡风寒得汗解，湿邪不从汗解耳。仲景云：湿家不可发汗，汗之则痉。谓湿本阴晦之邪，其伤必先及阳，故汗、下、清热、消导与湿邪不相干涉也。

湿也，热也，皆气也，能蒙蔽周身之气，原无有形质可攻，由上不为清理，漫延中下二焦．非比伤寒六经，自表传里相同。河间畅发此义，专以三焦宣通为法。明张司农亦以苦辛寒主治，总以气分流利为主，气通则湿解矣。今两旬不愈，入暮昏厥。厥者，逆乱之称。以邪深入至阴之中，热蒸上冒，致神明为邪所蒙蔽矣。初湿邪下注，而大便为溏，今则气窒结闭，而大便不通，古称热深厥深。又云：厥少热多则病退，厥多热少则病进。凡厥多隶厥阴也。

掘地坎三五尺，全无瓦砾，方是真土，入新汲井水，用木棍淘二三百下，取泥浆水，澄清二盏，另以绿豆皮、野赤豆皮、马料豆皮各五钱，人地浆水中，煎汤一茶杯许，候温，入生珍珠细粉约七八分，冰片半厘，匀三次服。（《叶氏医案存真·卷二》）

郁，二六。暑热，头胀，咳，喉痛。

鲜荷叶、杏仁、射干、橘红、桑皮、桔梗、木通、滑石。（《临证指南医案·卷五》）

郑，三九。脉右弦，头胀耳鸣，火升。此肝阳上郁，清窍失司。

细生地、夏枯草、石决明、川斛、茯神、桑叶。（《临证指南医案·卷一》）

郑氏。巅胀神迷，经脉抽痛，胀闷不欲纳食，一月经期四至。此郁伤气血成病。

龙荟丸二钱五分，三服。（《临证指南医案·卷六》）

周。病起旬日，犹然头胀，渐至耳聋。正如《内经》“病能篇”所云：因于湿，首如裹。此呃忒鼻衄，皆邪混气之象。况舌色带白，咽喉欲闭。邪阻上窍空虚之所，谅非苦寒直入胃中可以治病。病名湿温，不能自解，即有昏痉之变，医莫泛称时气而已。

连翘、牛蒡子、银花、马勃、射干、金汁。（《临证指南医案·卷五》）

朱，三二。伏中阴气不生，阳气不潜。其头胀身痛，是暑邪初受。暑湿热必先伤气分，故舌白，口渴，身痛，早晨清爽，午夜烦蒸，状如温疟。沐浴绕动血络，宿病得时邪而来。仲景云：先治新病，后理宿病。是亦阴气先伤，阳气独发也。

鲜生地、石膏、知母、元参、连翘、竹叶心、荷叶汁。(《临证指南医案·卷五》)

左脉弦，疟来头胀。

小柴胡汤去参。(《未刻本叶氏医案·保元方案》)

◆ 头重

秦氏。年前肝风眩晕，主以凉血分，和阳息风，一年未发。今岁正月春寒，非比天暖开泄。此番病发，必因劳怒触动情志。至于呕逆，微冷倏热，交丑寅渐作耳鸣咽痹，食纳久留脘中。想少阳木火盛于寅，胆脉贯耳，犯逆之威必向阳明，而后上凭诸窍。脉右涩大，胃逆不降，食味不甘，而脘中逆乱。熏蒸日炽，营血内耗，无以养心，斯寤不肯寐，心摇荡漾，有难以鸣状之象。今头重脘痹，全是上焦为木火升腾，阻遏清阳。前方滋清，血药居多，必不奏功。今议汤剂方，以苦降其逆，辛通其痹。然汤宜小其制度，以久病体虚。初春若此，冬藏未为坚固可知。其丸剂当以局方龙荟丸，暂服半月再议。

连翘一钱半，黑栀皮一钱，羚羊角一钱，鲜菊叶三钱，紫菀二钱，郁金八分，大杏仁（去皮尖，勿研）六粒，土瓜蒌皮一钱，鲜菖蒲根（忌铁）四分，午服。(《临证指南医案·卷六》)

湿疟，头重脘闷，疟来神愦。由正弱邪盛耳。

茵陈、厚朴、半夏、杏仁、菖根、橘白。(《未刻本叶氏医案·保元方案》)

暑风上袭，头重咳嗽。

丝瓜叶、桑皮、杏仁、飞滑石、橘红、米仁。(《未刻本叶氏医案·保元方案》)

暑热伤阴，心中犹热，头重不饥。

竹叶心、新鲜粗莲子、茯神、川贝母、朱砂拌麦冬、灯心。（《未刻本叶氏医案·保元方案》）

暑湿上阻，头重脘闷，脉模糊，病势正在方张。

藿香、杏仁、丝瓜叶、连翘、厚朴、广橘红。（《未刻本叶氏医案·保元方案》）

暑阻上焦，头重咳嗽，寒热似疟。

丝瓜叶、桑皮、杏仁、飞滑石、橘红、通草。（《未刻本叶氏医案·保元方案》）

头重脘闷，脉弦。

桑叶、橘白、半曲、茯苓、菊花、川斛。（《未刻本叶氏医案·方案》）

左脉弦数，头重，味酸，肢冷。病后致此，乃脾阳困顿，木火顺乘，阳明少降使然。东垣谓补脾胃必先远肝木，良有以也。

人参、茯苓、黄连、新会皮、青皮、白术、半曲、白芍、生干姜。（《未刻本叶氏医案·方案》）

潮热耳聋汗出，神识昏冒，脉细数下垂入尺。壮年热病，脉形如是之衰，怕其昏厥在迩，以上实下虚故也。拟复脉汤法。

复脉汤去姜、桂，加蔗浆。（《眉寿堂方案选存·卷上》）

温邪入里，昏昏似寐，并不大热渴饮，必夹湿气，故身痛耳聋。当宣通其里，莫以发散消导，大犯湿温劫津之戒。

杏仁、栀皮、香豉、连翘、郁金、淡芩。（《眉寿堂方案选存·卷上》）

叶，十七。热气上闭，耳聋身热，神识不清。当清心营肺卫。

竹叶心、飞滑石、连翘、川贝、石菖蒲根、生绿豆皮。

又：暑湿热内蒸，吐蛔，口渴耳聋。

川连水（炒）四分，半夏一钱半，枳实一钱，广皮白三钱，菖蒲一钱半，杏仁三钱。

又：身热，三候不解，胸痞，入暮谵语，耳聋吐蛔。此热结厥阴，症势最险。

川连、黄芩、干姜、枳实、半夏、姜汁、茯苓、菖蒲。（《临证指南医案·卷四》）

夏季暑热内伏，秋凉伏邪内发。初起耳窍流脓，已非风寒在表。今十余日大便不解，目黄赤，舌起黄苔，耳聋昏谵，渐有内闭之状，非轻症也。

连翘、黄芩、大黄、黑栀、生甘草、枳实。

急火煎四十沸，即滤清服。（《眉寿堂方案选存·卷上》）

◆ 眩晕

长夏脾胃主乎气候。暑湿气自口入，由膜原以入中宫，脾胃受困，正气已馁，勉进食物，不肯转运。气机呆钝，清浊失职，郁遏于中，少火皆为壮火。欲嗳不得，心中热，思冷饮，坐起头旋欲晕，形骸疲倦无力，皆壮火食气，内风掀旋之象。药饵效与不效在医，而平居调护功夫须自琢磨，冀免小愈病加之累，屡经反复，再无复元之日。古人因病损真，生气不来，最深虑及此。

人参、醋炒半夏、生白芍、郁金汁、川连、乌梅肉、枳实汁。（《眉寿堂方案选存·卷上》）

肠红日久，脾肾交虚，头旋，便溏。

黑地黄汤。（《未刻本叶氏医案·保元方案》）

陈，二七。色苍脉数，是阴不足。心中泛泛，即头晕腹痛，经水仍来，兼有带下。肝阳内扰，风木乘土。法当酸以和阳，咸苦坚阴。

生白芍、细生地、清阿胶、牡蛎、椿根皮、黄柏。

又：乌骨鸡、生地、阿胶、牡蛎、天冬、白芍、白薇、杜仲、川断、湖莲。（《临证指南医案·卷九》）

陈，四五。操持烦劳，五志阳气夹内风上扰清空，头眩耳鸣，目珠痛。但身中阳化内，非发散可解，非沉寒可清，与六气火风迥异。用辛甘化风方法，乃是补肝用意。

枸杞子、桂圆肉、归身、炙草、甘菊炭、女贞子。（《临证指南医案·卷一》）

陈。肝风动逆不息，头晕。

九制首乌四两，甘菊炭一两，杞子二两，桑椹子二两，黑芝麻二两，巨胜子一两半，牛膝一两半，茯神二两，青果汁法丸。（《临证指南医案·卷一》）

陈。脉涩小，舌白不渴，身动呕痰，身如在舟车中。此寒热攻胃致伤，逆气痰饮互结，通补阳明为正。白术、甘草守中，未能去湿，宜缓商。

人参汁、半夏、枳实汁、茯苓、竹沥、姜汁。（《临证指南医案·卷五》）

陈氏。未病先有耳鸣眩晕，恰值二之气交，是冬藏根蒂未固，春升之气泄越，无以制伏。更属产后精气未复，又自乳耗血，血去液亏，真阴日损，阳气不交于阴，变化内风，上巅犯窍，冲逆肆横，胃掀吐食，攻肠为泻，袭走脉络，肌肉皆肿。譬如诸门户尽撤，遂致暴风飘漾之状。医者辛散苦降重坠，不但病未曾理，致阳更泄，阴愈涸。烦则震，动即厥，由二气不能自主之义。阅王先生安胃一法，最为卓识。所参拙见，按以两脉，右手涩弱，虚象昭然。左脉空大，按之不实，亦非肝气肝火有余，皆因气味过辛散越，致二气造偏。兹以病因大旨，兼以经义酌方。

人参、茯苓、半夏、白芍、煨姜、炒粳米。（《临证指南医

案·卷四》）

此肝风夹阳，上逆为厥，得之恼怒惊忧，属七情之病。厥阴肝脉，贯膈乘胃，是以脘中不饥，不思纳谷，木犯土位也。其头晕目眩，亦肝风独行至高之地，而精华之血不得营矣。前用苦降、酸泄、辛宣，病有半月不愈，议兼重镇主之。

川连、炒吴萸、白芍、乌梅、淡干姜、生牡蛎。（《叶氏医案存真·卷一》）

此木火夹痰上冒，清阳被其蒙昧，头旋呕恶，莫作虚阳治。

竹茹、半夏、橘红、枳实、茯苓、川连。（《未刻本叶氏医案·方案》）

方。饥不欲食，气冲咽嗌，头眩，寒热汗泄，皆肝阳升动太过。若加怒劳，恐有暴厥之虑。

川连、乌梅、人参、牡蛎、生白芍、炙草。（《种福堂公选医案》）

枫桥，廿七。眩晕呕水，心中热，神迷若痫，皆操持运机，君相升举，蒙冒清神。生姜辛可通神，但气温先升，佐入凉降剂中乃可。

温胆汤。（《叶氏医案存真·卷三》）

肝风上巅，头旋耳鸣，麻痹足寒，微呕便涩，经阻三年，久病治从血络中法。

茺蔚子、柏子仁、枸杞子、料豆皮、制首乌、甘菊。（《叶氏医案存真·卷三》）

肝火夹痰上冒，头旋，腿麻。

钩藤、茯苓、金石斛、桑叶、橘红、半夏曲。（《未刻本叶氏医案·保元方案》）

肝火上冲，头旋，目赤。

石决明、生地、桑叶、川石斛、丹皮、茯神。（《未刻本叶氏医案·保元方案》）

高年液涸风动，酒湿气蒸，足趾曾经腐疡，经年来或麻痹，或牵制，不能转侧，已成筋骨之痿，兼之火升眩晕，头面清窍常似不爽，大便艰涩，四五日始一更衣。阳气不能潜伏，阴液日就枯槁。老来痿躄，原无复元之法，诊得脉数动疾，温燥之补，无益反害，仿丹溪虎潜之制，稍为加减，冀得津液少存，亦安闲永年之算，非攻病也。

大生地一斤，淡天冬三两，肉苁蓉一两五钱，怀牛膝二两，生白芍三两，虎骨胶二两，柏子仁二两，肥知母一两，川黄柏一两。（《叶氏医案存真·卷三》）

龚，二四。脉寸大，头晕，脘中食不多下，暑热气从上受，治以苦辛寒方。

竹叶、杏仁、郁金、滑石、香豉、山栀。（《临证指南医案·卷五》）

洪，四十。内风逆，头晕。

经霜桑叶一钱，炒黄甘菊花炭一钱，生左牡蛎三钱，黑稆豆皮三钱，徽州黑芝麻二钱，茯神一钱半。（《临证指南医案·卷一》）

胡，四三。三阴脏阴，是迎夏至生阴。而晕逆，欲呕，吐痰，全是厥阳犯胃上巅，必静养可制阳光之动。久损重虚，用甘缓方法。

金匮麦门冬汤去半夏。（《临证指南医案·卷一》）

江，五十。脉弦动，眩晕痰多，胸痹窒塞。此清阳少旋，内风日沸。当春地气上升，最虑风痱。

明天麻、白蒺藜、桂枝木、半夏、橘红、茯苓、苡仁、炙草。

又：头额闷胀，痰多作眩。

外台茯苓饮加羚羊角、桂枝，竹沥、姜汁法丸。(《临证指南医案·卷一》)

蒋。上年久暖少寒，冬不藏固。花甲已外，肾真既亏，水不涵木，肝阳化风，勃然上泛，遂令眩晕。经云：下虚上实为厥，乃欲仆中之根萌也。此非外来六气所感，由操持萦思，五志之阳刻升，烦动在里，营血肢液暗耗。诊脉左尺空弦，望色浮红光亮，欲便用力，汗泄漐漐，偶尔立起，则足跗骨痿。色脉见症，显明彰著，阅所服诸药，未参内典圣训。昔刘河间、《内经》奥旨，凡上实下虚，耳鸣足痿，便溺、窍阻等症，每以浊药清投. 名曰饮子。宗是议主治。

制熟地、肉苁蓉、炒远志、柏子仁、川斛、天冬、五味、怀牛膝。(《种福堂公选医案》)

蒋。眩晕，心痛胀，呕吐涎沫，周身麻木。此厥阴肝脏中阳过胃贯膈，逆冲不已，有痉厥之意。

川连吴萸煮、干姜、川楝子、乌梅、牡蛎、白芍。

又：开泄和阳入阴已效，当停煎药。

龙荟丸。(《临证指南医案·卷七》)

金式兼按：太阳经之膀胱俞，在脊骨间十九椎之旁，小便后从兹出汗，是太阳之气不固也。凡天将雨，则头眩目花。经云：头眩，其过在巨阳，是清气之不升也。劳则梦寐不安而遗，饮食不适意即作泻，是逆其志而运化失常。此泻在下焦，统属太阳病，诸阳不能保举，而生种种之疾。议茸珠丸、大安肾丸理膀胱气，自必获效。

鹿茸、茯神、人参、苁蓉、萆薢、菟丝饼、秋石、柏仁、川斛、补骨脂、白蒺藜、桑螵蛸。(《叶氏医案存真·卷三》)

精血五液衰夺，阳化内风，上端则眩晕欲厥，乘络则四末瘀痹。老年有此，断非攻邪可却。古方侯氏黑散，取乎培实孔窍者缘此。

熟地、杞子、藕汁、河车胶、紫石英、甘菊炭、茯苓、人乳粉。

熬膏不用蜜。(《叶氏医案存真·卷一》)

李，七三。高年颇得纳谷安寝，春夏以来，头晕跗肿，不能健步。此上实下虚，肾气衰，不主摄纳，肝风动，清窍渐蒙。大凡肾宜温，肝宜凉，温纳佐凉，乃复方之剂。

附都气加车前、淡天冬，建莲丸。

华岫云按：经云，诸风掉眩，皆属于肝。头为六阳之首，耳目口鼻，皆系清空之窍。所患眩晕者，非外来之邪，乃肝胆之风阳上冒耳，甚则有昏厥跌仆之虞。其症有夹痰、夹火、中虚、下虚，治胆、治胃、治肝之分。火盛者，先生用羚羊、山栀、连翘、花粉、元参、鲜生地、丹皮、桑叶，以清泄上焦窍络之热，此先从胆治也。痰多者，必理阳明，消痰如竹沥、姜汁、菖蒲、橘红、二陈汤之类。中虚则兼用人参、外台茯苓饮是也。下虚者，必从肝治，补肾滋肝，育阴潜阳，镇摄之治是也。至于天麻、钩藤、菊花之属，皆系息风之品，可随症加入。此症之原，本之肝风，当与肝风、中风、头风门合而参之。(《临证指南医案·卷一》)

梁。木火体质，复加郁勃，肝阴愈耗，厥阳升腾。头晕，目眩，心悸。养肝息风，一定至理。近日知饥少纳，漾漾欲呕，胃逆不降故也。先当泄木安胃为主。

桑叶一钱，钩藤三钱，远志三分，石菖蒲三分，半夏曲一钱，广皮白一钱半，金斛一钱半，茯苓三钱。

又：左脉弦，气撑至咽，心中愦愦，不知何由，乃阴耗阳亢之象。议养肝之体，清肝之用。

九孔石决明一具，钩藤一两，橘红一钱，抱木茯神三钱，鲜生地三钱，羚羊角八分，桑叶一钱半，黄甘菊一钱。(《临证指南医案·卷一》)

脉弦，头旋，恶心。

人参、厚枳实、川黄连、橘红、茯苓、半夏、吴茱萸、石决明。

竹沥、姜汁法丸。(《未刻本叶氏医案·方案》)

脉象平和，热退头晕，宜调肝胃。

青蒿梗、丹皮、知母、半夏曲、橘红、茯苓。(《未刻本叶氏医案·保元方案》)

某，二四。晕厥烦劳即发，此水亏不能涵木，厥阳化风鼓动，烦劳阳升，病斯发矣。据述幼年即然，药饵恐难杜绝。

熟地四两，龟板胶三两，牡蛎三两，天冬一两半，萸肉二两，五味一两，茯神二两，牛膝一两半，远志七钱，灵磁石一两。(《临证指南医案·卷一》)

某，两寸脉浮大，气火上升，头眩甚则欲呕吐。厥阴上干，久则阳明失降，土被木克，脾胃俱伤。先当镇肝阳。

制首乌、豆皮、炒杞子、柏子仁、紫石英、茯神、天冬、南枣。(《临证指南医案·卷一》)

某。操持惊恐，相火肝风上窜，目跳头晕，阴弱欲遗，脉左弦劲，右小平。

生地、白芍、丹皮、钩藤、天麻、白蒺藜、黄菊花、橘红。(《临证指南医案·卷一》)

某。酒客中虚，痰晕。二陈加术、白蒺、钩藤、天麻。(《临证指南医案·卷一》)

某。痰火风在上，舌干头眩。

天麻、钩藤、菊花、橘红、半夏曲、茯苓、山栀、花粉。（《临证指南医案·卷一》）

某。痰火上逆蒙窍，耳鸣头晕。

二陈加天麻、钩藤、甘菊、羚羊、蒌皮。（《临证指南医案·卷五》）

某。眩晕恶心，胸脘不爽，脉右弦左弱，面色红亮。此乃痰饮上泛，有厥中之事。

炒半夏、制蒺藜、橘红、煨天麻、石菖蒲、茯苓、姜汁。（《临证指南医案·卷五》）

某。阳升风动，眩晕心悸，鼻衄，经停两月。

生地、阿胶、麦冬、白芍、柏子仁、枣仁、茯神、炙草。（《临证指南医案·卷九》）

某妪。立冬后三日，诊得左脉小弦动数，右手和平略虚。问得春夏平安，交秋后有头晕，左目流泪，足痿无力，不能行走，舌生红刺，微咳有痰。此皆今年天气大热已久，热则真气泄越，虚则内风再旋。经言，痿生大热，热耗津液。而舌刺、咳嗽、流泪者，风阳升于上也，上则下焦无气矣。故补肝肾以摄纳肾气为要，而清上安下，其在甘凉不伤脾胃者宜之。

制首乌四两，杞子（炒）一两，天冬（去心）二两，茺蔚子（蒸）二两，黄甘菊一两半，黑穞豆皮二两，茯苓（蒸）二两，川石斛（熬膏）八两，虎骨胶（水溶）二两。

上末，以川斛膏同溶化虎骨胶捣丸，早上滚水服三四钱。（《临证指南医案·卷一》）

木火上炎，头旋，不耐烦劳。

细生地、丹皮、胡黄连、石决明、黑栀、牛膝炭。（《未刻本

叶氏医案·保元方案》）

秦，四十七岁。血虚肝风头晕。

天冬、生地、杞子、桂圆、菊花、石膏。（《叶天士晚年方案真本·杂症》）

茹素胃弱，向系肝阳热炽，今微眩，耳鸣，心怔。议甘以养胃缓热，少佐酸味。

酸枣仁、柏子仁、炙甘草、鲜白藕汁、大生地、甜细真北沙参、大麦冬、云茯苓、萸肉炭。（《叶氏医案存真·卷三》）

入冬天暖，阳不潜伏，质瘦脂亏，禀乎木火，血液既少，内风暗动，遂致眩晕麻痹，陡然仆倒。水不生木，肝阳横逆，络血流行右阻，谓之偏枯。忌用攻风逐痰，清邪凉血，渐致其和，交节不反，原可扶病延年。

犀角、羚羊角、郁金、元参、连翘心、鲜菖蒲、川贝母、橘红。（《叶氏医案存真·卷一》）

上年起病，食物不甘美，头晕耳鸣，足力痿软，年周甲子，向老日衰，下元二气渐漓，水乏生木之司，液少则肝木内风鼓动，木乘胃土，必食无味。风阳上巅攻窍，上实下虚，医为肾虚，萸地填阴，原不为过，但肾水内寄真火，宜温肝木。相火宜凉，凡益肾取乎温养，必佐凉肝以监制，方无偏党。是症倘加暴怒烦劳，必有卒中之累，戒酒肉浊味上气，肃清填下，无痰火阻碍，清闲怡悦，五志气火不燃。内起之病，关系脏真，不徒求治于药也。

熟地、石斛、天冬、菊炭、巴戟肉、肉苁蓉、沙蒺藜、砂白芍、怀牛膝、线鱼胶，蜜丸打入青盐四两。（《叶氏医案存真·卷二》）

沈，四四。眩晕怔忡，行走足肢无力，肌肉麻木，骨骱色变，早晨腹鸣瘕泄。此积劳久伤阳气，肝风内动，势欲痿厥。法当脾

肾双补，中运下摄，固体治病，山药粉丸。缪仲淳方。(《临证指南医案·卷七》)

田，二七。烦劳，阳气大动，变化内风，直冒清空，遂为眩晕。能食肤充，病不在乎中上。以介类沉潜真阳，咸酸之味为宜。

淡菜胶、龟板胶、阿胶、熟地、萸肉、茯苓、川斛、建莲，山药浆丸。(《临证指南医案·卷一》)

头旋，心悸，带多。

熟地、紫石英、牡蛎、茯神、萸肉炭、川斛。(《未刻本叶氏医案·保元方案》)

腿软头眩，脉细。

大熟地、制附子、肉苁蓉、巴戟天、枸杞子、白茯苓、白牛膝、川石斛。(《未刻本叶氏医案·方案》)

王，四二。阳明气衰，厥阴风动。头眩目昏，右肩痛麻，胁下有聚气。足厥阴主治。

枸杞子四两，归身三两，羚羊角（生研）二两，制白蒺（去刺）三两，嫩黄芪皮四两，胡天麻（煨）二两，菊花二两（熬汁），桑枝四两（熬汁），丸。(《临证指南医案·卷八》)

王六。辛甘寒，眩晕已缓。此络脉中热，阳气变现，内风上冒，是根本虚在下，热化内风在上。上实下虚，先清标恙。

羚羊角、元参心、鲜生地、连翘心、郁金、石菖蒲。

又：照前方去菖蒲、郁金、加川贝、花粉。(《临证指南医案·卷一》)

吴，四五。诊脉芤弱，痰多眩晕。心神过劳，阳升风动，不可过饮助升。治痰须健中，息风可缓晕。

九蒸白术、炒杞子、白蒺藜、茯苓、菊花炭。(《临证指南医案·卷一》)

吴。坐蓐过劳，惊恐交迫。真阴既伤，经年不复。目暗昏花，烦动热升。皆肾阴不得自充，何以涵养肝木？厥仆眩晕，阳夹肝风直上无制，则当静药填阴，佐酸以收摄。

熟地、阿胶、五味、萸肉、北沙参、茯神、黑穞豆皮、秋石（二分调入）。（《临证指南医案·卷九》）

午后背凛头晕，余邪未尽。

钩藤、金石斛、茯苓、桑叶、广皮白、半曲。（《未刻本叶氏医案·保元方案》）

下焦空虚，阳浮化风，头旋耳鸣，法宜收摄。

熟地、牡蛎、川斛、磁石、萸肉、牛膝、茯神、青盐。（《未刻本叶氏医案·方案》）

下利后，时有头晕神迷。利伤下焦之阴，厥阳有上冒之机，法宜摄阴。

六味去萸肉加牡蛎。（《未刻本叶氏医案·保元方案》）

下虚不纳，头旋，食下少运。

桂七味丸。（《未刻本叶氏医案·方案》）

虚阳不潜，头晕时作。

熟地、茯苓、杞子、浙江黄菊、萸肉、牡蛎、牛膝、细川石斛。（《未刻本叶氏医案·方案》）

徐，四二。心肾精血不安，火风阳气炽，失血眩晕，心悸溺精。若过用心作劳，不能复元矣。

熟地、萸肉、山药、茯神、芡实、远志、建莲、五味、海参胶。（《临证指南医案·卷二》）

咽喉如梗，脊热头旋，形神尪羸，脉来微细，经事如期。此属督脉空虚之候也，法宜温养。

鹿角霜、紫石英、白薇、川石斛、枸杞子、茯神、杜仲、桑

椹子。(《未刻本叶氏医案·方案》)

杨，二八。肝风厥阳，上冲眩晕，犯胃为消。

石膏、知母、阿胶、细生地、生甘草、生白芍。(《临证指南医案·卷六》)

杨，三七。寡居独阴，自多愁烦思郁，加以针黹，目注凝神，阳上巅为眩晕。八脉无气，自带下下冷。内风日动，痱疹麻木，常为隐现。以暖下柔剂和其阴阳，可得小效。

制首乌、三角胡麻、枸杞、甘菊花炭，用红枣捣丸，早上服四钱。(《临证指南医案·卷九》)

杨，三一。自幼作劳即患头眩，加之刮痧，一月之内必发数次。前岁产后，体甚不健，右耳日夜响鸣，鸣即头眩，神色衰夺，唇黄舌白，带下，手冷脚肿，脉右大，是阳明空，气泄不固。暖下温中主之。

人参二两，桑螵蛸（制）三两，鹿角霜一两半，淡苁蓉一两半，炒杞子二两，柏子霜一两半，茯苓一两半，紫石英（醋锻飞）一两半，白龙骨一两半，红枣四两，蕲艾五钱，水煮捣丸，服四钱。(《临证指南医案·卷九》)

叶。初春肝风内动，眩晕跌仆，左肢偏痿，舌络不和，呼吸不爽。痰火上蒙，根本下衰。先宜清上痰火。

羚羊角、茯苓、橘红、桂枝、半夏、郁金、竹沥、姜汁。

又：风热烁筋骨为痛，痰火气阻，呼吸不利。照前方去郁金、竹沥、姜汁，加白蒺藜、钩藤。

又：炒半夏、茯苓、钩藤、橘红、金石斛、石菖蒲、竹沥、姜汁。

又：人参、半夏、枳实、茯苓、橘红、蒺藜、竹沥、姜汁。

华岫云按：风为百病之长，故医书咸以中风列于首门。其论症，则有真中、类中、中经络、血脉、脏腑之分。其论治，则有攻风劫痰，养血润燥，补气培元之治。盖真中虽风从外来，亦由内虚，而邪得以乘虚而入，北方风气刚劲，南方风气柔和，故真中之病，南少北多。其真中之方，前人已大备，不必赘论。其类中之症，则河间立论云，因烦劳则五志过极，动火而卒中，皆因热甚生火。东垣立论，因元气不足，则邪凑之，令人僵仆卒倒如风状，是因乎气虚。而丹溪则又云，东南气温多湿，由湿生痰，痰生热，热生风，故主乎湿。三者皆辨明类中之由也，类者伪也，近代以来，医者不分真伪，每用羌、防、星、半、乌、附、细辛，以祛风豁痰，虚症实治，不啻如枘凿之殊矣。今叶氏发明内风，乃身中阳气之变动，肝为风脏，因精血衰耗，水不涵木，木少滋荣，故肝阳偏亢，内风时起，治以滋液息风，濡养营络，补阴潜阳，如虎潜、固本、复脉之类是也。若阴阳并损，无阴则阳无以化，故以温柔濡润之通补，如地黄饮子、还少丹之类是也。更有风木过动，中土受戕，不能御其所胜，如不寐不食，卫疏汗泄，饮食变痰，治以六君、玉屏风、茯苓饮、酸枣仁汤之属，或风阳上僭，痰火阻窍，神识不清，则有至宝丹芳香宣窍，或辛凉清上痰火，法虽未备，实足以补前人之未及，至于审症之法，有身体缓纵不收，耳聋目瞀，口开眼合，撒手遗尿，失音鼾睡，此本实先拨，阴阳枢纽不交，与暴脱无异，并非外中之风，乃纯虚症也。故先生急用大剂参附以回阳，恐纯刚难受，必佐阴药，以挽回万一，若肢体拘挛，半身不遂，口眼 㖞邪，舌强言謇，二便不爽，此本体先虚，风阳夹痰火壅塞，以致营卫脉络失和，治法急则先用开关，继则益气养血，佐以消痰清火，宣通经隧之药，气充血盈，脉络通利，则病可痊愈，至于风痱、风懿、风痹、瘫痪，乃风门之兼症，理亦相同，案中种种治法，余未能尽宣其理，不过略举大纲，分类叙述，以便后人观览，余门仿此。

徐大椿按：凡风淫所胜之病，自内经以及唐宋名家，皆以辛凉甘寒为本，而佐以驱风益血之药，至河间有地黄饮子之法，此乃治肾虚痱症，有类中风，并非以此方治中风之急症，乃近日诸医遇中风之症，总以人参、附、桂为开手第一方，轻者不起，重者立毙，问所从来，曰本之叶先生，余始亦信其说果从叶氏出，私拟以为此翁造此恶孽，将来必有恶报。及阅此书，乃知此翁学有渊源，心思灵变，与前人所论，分毫不背，其人参亦于病势已退后，用以培元养气。当病甚时，必于驱风之药同用，其分两亦不过几分至钱，无不中度。乃今之窃附其门墙，盗取其余论者，事事相反，此翁有知，能无痛恨！而以此等邪说诬此翁以害人者，对此书能无愧死！（《临证指南医案·卷一》）

夜来忽然昏晕，目无光，筋骨痛。营液暗损，任、督皆惫之象。

人参、炙甘草、鹿茸、当归、酒炒白芍、鹿角霜。（《眉寿堂方案选存·卷上》）

阴亏阳亢，头旋咽干。

熟地、川斛、鸡子黄、天冬、龟板、白茯神。（《未刻本叶氏医案·方案》）

阴弱气怯，头晕肢冷，食下少运，甘温益之。

菟丝饼、茯苓、甘草、谷芽、半夏曲、当归、广皮、煨姜。（《未刻本叶氏医案·方案》）

袁。头旋目暗心悸，不渴不饥，勉强进食，二便自通，不致胀阻，病经卧床一月。东垣云：久病不知饥饱，不见皮枯毛瘁，乃痰饮为患，当阳气上升时令，恐延痰厥。

炒焦熟半夏、枳实、高粱米、茯苓、姜汁。（《种福堂公选

医案》）

粤东地卑多湿，阳气多泄。宦游十载，恰已五旬，中年二气不及壮盛坚固。眩晕汗出，乃阳不潜藏，变化内风，扰动虚灵所致。《内经》脏象谓：肾为根本，左右有二。盖一阴一阳，互相交纽，水中有火，为生生化育。惟藏蓄不露，斯永年无病。而肝为肾子，母气既衰，水不生木。肝属风脏，内风乘龙雷相火，迅速飞腾，陡升莫制，每虑仆中之累。是皆内因之症。自述热起脊背，直至巅顶。清之补之无效，未究脏阴内乏，阳气独升之旨。古人以肾脏内寓真阳，非温不纳；肝脏内寄相火，非清不宁。用药之法，填实精气以固其下，佐咸味以达之，兼气重以镇之，介类以潜之，酸味以收之，复入滋阴以凉肝，引之导之，浮阳内风，勿令鼓动。

熟地、北五味子、萸肉、磁石、青盐、琐阳、龟板、茯神、湘莲、天门冬，猪脊筋捣烂，和蜜丸，热酒送。（《叶天士医案》）

曾，五二。脉弦动，眩晕耳聋，行走气促无力，肛痔下垂。此未老欲衰，肾阴弱，收纳无权，肝阳炽，虚风蒙窍，乃上实下虚之象。质厚填阴，甘味息风，节劳戒饮，可免仆中。

虎潜去锁阳、知母，加大肉苁蓉，炼蜜丸。（《临证指南医案·卷一》）

张，三十九岁。半产是下焦先虚，血少内风鼓动，眩晕，腰椎不和。胃弱恶心，勿以温燥。

茯神、阿胶、川斛、天冬、生地、女贞子、枸杞子、菊花炭。（《叶天士晚年方案真本·杂症》）

张，十六岁。先天禀薄，真水不旺，先气不充，少壮诸事懒倦，竟夜阴中龙雷闪烁，早间齿龈血痕。风伤内攻，巅晕流泪，是根本之恙，胃口亦弱，不宜太清内热。

熟地、黑壳建莲、茯神、芡实、山药、炙草、川斛、木瓜。（《叶天士晚年方案真本·杂症》）

张。肝风内沸，劫烁津液，头晕，喉舌干涸。

大生地、天冬、麦冬、萸肉、阿胶、生白芍。（《临证指南医案·卷一》）

张妪。痰火风眩晕，防仆跌。

明天麻、炒半夏、茯苓、橘红、羚羊角、钩藤、竹沥。（《临证指南医案·卷五》）

赵，五十七岁。头晕心嘈二十年，向老年岁，血耗阳化内热，近来减食。不必偏寒偏热，以甘柔缓热息风，无燥热戕胃之累。

桂圆、枸杞、天冬、生地、茯神、柏子仁。（《叶天士晚年方案真本·杂症》）

诊脉细涩，便血已二十余年，不时举发。近来头眩耳鸣，身若浮云，似难撑持，肉瞤肢麻。此络血下渗，营阴暗耗，厥阳无制，化风内煽。此属脏病，关系甚巨，议用填固脏阴，收摄浮阳，以息内风，是其治也。

熟地、五味、人参、茯神、龙骨、牡蛎、天冬、湘莲。（《未刻本叶氏医案·保元方案》）

郑，四三。脉濡无力，唇赤舌干，微眩，不饥不饱。此天暖气泄，而烦劳再伤阳气。夫卫外之阳，内应乎胃，胃既逆，则不纳不饥矣。

炒麦冬、木瓜、乌梅肉、川斛、大麦仁。（《临证指南医案·卷四》）

周。内风夹痰，眩晕，吐出清水。

半夏、茯苓、广皮、天麻、钩藤、菊花。（《临证指南医案·卷一》）

朱，十七。脉数，阴亏阳升，头晕，心中烦杂，鼻衄。

生地、元参、金银花、川斛、丹皮、石决明。(《临证指南医案·卷八》)

朱女。厥阴冲气上攻，眩晕，间疟。

安胃丸三钱，椒梅汤送。(《临证指南医案·卷六》)

壮年形体充壮，时见眩晕，目泪暗出。前议脉濡大，便久溏，用白术益土，桑叶泄木。入冬尻骨跟痛，耳鸣。皆下少摄纳，当固其下虚，不致内风自动。

九蒸首乌、补骨脂、炒黄甘菊、菟丝子、蝗鱼胶、炒蒺藜、枸杞子，胶汁捣丸。(《叶氏医案存真·卷一》)

左脉弦，不时神烦，头旋腰酸，食下少运。此少阴空虚，阳浮不潜使然，药饵弗宜偏于温热。

熟地、牛膝、左牡蛎、茯神、白芍、柏子仁。(《未刻本叶氏医案·方案》)

阙，十八。诵读吟咏，身虽静坐，而心神常动。凡五志之动皆阳，阳冒无制，清灵遂蒙。《易》旨以蒙乃外加之义。述病发之时，头中欲掐，脘欲抚摩，二便必不自利。此腑气之窒，由乎肝胆厥怫逆起见矣。议从手经上焦治。

羚羊角、连翘心、元参、石菖蒲根、郁金、麦冬、竹叶。(《临证指南医案·卷六》)

暑湿颇盛，头蒙脘闷，舌黄。

鲜丝瓜叶、厚朴、滑石、半夏、带皮茯苓、杏仁、黄卷、橘白。(《未刻本叶氏医案·保元方案》)

杨。脉左实大，头目如蒙，清窍不爽，此风温仍在上焦。拟升降法。

干荷叶、薄荷、象贝、连翘、钩藤、生石膏末。(《临证指南

医案·卷五》）

张，三六。耳目昏蒙甚于午前，此属少阳郁勃之升。呕恶痰血，多是络热。治以开泄，莫投滋腻。

桑叶、丹皮、黑栀、连翘、菊叶、蒌皮、川贝、橘红。（《临证指南医案·卷二》）

朱。情怀悒郁，五志热蒸。痰聚阻气，脘中窄隘不舒，胀及背部。上焦清阳欲结，治肺以展气化。务宜怡悦开怀，莫令郁痹绵延。

鲜枇杷叶、杏仁、瓜蒌皮、郁金、半夏、茯苓、姜汁、竹沥。

又：脉左大弦数，头目如蒙，背俞膜胀。都是郁勃热气上升，气有余便是火。治宜清上。

羚羊角、夏枯草、青菊叶、瓜蒌皮、杏仁、香附、连翘、山栀。

又：苦辛清解郁勃，头目已清，而膈嗳气，颇觉秽浊，此肝胆厥阳由胃系上冲所致，丹溪谓上升之气自肝而出，是其明征矣。

川连、姜汁、半夏、枳实、桔梗、橘红、瓜蒌皮。（《临证指南医案·卷六》）

头蒙，短气少寐，少阴空虚，阳浮不纳使然。

桂七味丸。（《未刻本叶氏医案·保元方案》）

行走多动阳，酒湿多变热，热气上升，犯冒清窍，头蒙聤胀，衄血成流，上腭腐疡，久必漏卮。世俗通套，每用犀角地黄，然酒性先入胆，次及胃。酒客性恶甜腻，从苦降定议，以苦能却湿也。

桑叶、苦丁茶、连翘心、荷叶边、丹皮、射干。（《叶氏医案存真·卷一》）

◆ 中风

包。老年隆冬暴中，乃阴阳失交本病。脉左大右濡，内风掀越，中阳已虚。第五日已更衣，神惫欲寐。宗王先生议，阳明厥阴主治法以候裁。

人参、茯苓、白蒺藜、炒半夏、炒杞子、甘菊。(《临证指南医案·卷一》)

陈。脉左数，右弦缓，有年形盛气衰。冬春之交，真气不相维续，内风日炽。左肢麻木不仁，舌歪言謇，此属中络。调理百日，戒酒肉，可望向愈。

羚羊角、陈胆星、丹皮、橘红、连翘心、石菖蒲、钩藤、川斛。

又：羚羊角、元参、连翘、花粉、川贝母、橘红、竹沥。

又：丹溪云，麻为气虚，木是湿痰败血。诊左脉濡涩，有年偏枯，是气血皆虚。方书每称左属血虚，右属气虚，未必尽然。

人参、半夏、广皮、茯苓、归身、白芍、炙草、桑枝。

又：经络为痰阻，大便不爽。昨日跌仆气乱，痰出甚艰。转方以宣经隧。

炒半夏、石菖蒲、广橘红、茯苓、胆星、枳实、竹沥、姜汁。(《临证指南医案·卷一》)

陈，四十七岁。肝血肾液内枯，阳扰风旋乘窍，大忌风药寒凉。

炒杞子，桂圆肉，炒菊花，炙黑甘草，黄芪（去心），牡蛎。(《临证指南医案·卷一》)

陈，五九。中络，舌喑不言，痛自足起渐上，麻木酸胀，已属痼疾。参苓益气，兼养血络，仅堪保久。

人参、茯苓、白术、枸杞、当归、白芍、天麻、桑叶。（《临证指南医案·卷一》）

陈。夏季阳气暴升，烦劳扰动，致内风上阻清窍，口㖞舌强，呵欠，机窍阻痹不灵，脉数，舌胎。忌投温散，乃司气所致，非表邪为病也。

犀角、羚羊角、郁金、菖蒲、胆星、钩藤、连翘、橘红、竹沥、姜汁。

又：清络得效，火风无疑，忌投刚燥。

犀角、羚羊、郁金、菖蒲、连翘、生地、元参、广皮、竹沥、姜汁。

又：脉数面赤，肝风尚动，宜和阳息风。

鲜生地、元参、羚羊角、连翘、菖蒲根、鲜银花、麦冬。（《临证指南医案·卷一》）

程。脉濡无热，厥后右肢偏痿，口㖞舌歪，声音不出。此阴风湿晦中于脾络，加以寒滞汤药蔽其清阳，致清气无由展舒。法宗古人星附六君子汤益气，仍能攻风祛痰。若曰风中廉泉，乃任脉为病，与太阴脾络有间矣。

人参、茯苓、新会皮、香附汁、南星姜汁（炒）、竹节白附子（姜汁炒）。（《临证指南医案·卷一》）

丁。大寒节，真气少藏，阳夹内风旋动，以致痱中。舌边赤，中有苔滞。忌投攻风劫痰。益肾凉肝，治本为法。

生地、元参、麦冬、川斛、远志、石菖蒲、蔗浆。（《临证指南医案·卷一》）

高，六十六岁。问不头痛身热，已非外邪，何用发散？述熬夜后口舌强，肢麻。老年人因劳气泄，用如东垣所议。

生黄芪、炙甘草、当归、桂枝、生姜、南枣。（《叶天士晚年

方案真本·杂症》）

葛，三八。年未四旬，肌肉充盈。中病二年，犹然舌强言謇，舌厚边紫，而纳食便溺仍好。乃心胞络间久积之热弥漫，以致机窍不灵。平昔酒肉助热动风为病，病成反聚于清空之络。医药之治痰治火，直走肠胃，是以久进多投无效。

至宝丹。（《临证指南医案·卷一》）

肩背肢末，皆阳气游行之所，牵制不和是络脉中病。首用东垣舒经，接用参、芪、术、附，两法不应，必客气袭入脉中。灸刺无功，议用酒醴通和血脉。

钻地风五两，千年健五两，大黑豆六两，三味投入无灰酒十斤，隔水煮。一日早晚暖服三四杯。（《叶氏医案存真·卷一》）

交冬宜藏，老年下虚，二气少续，忽然右痪，舌喑，面亮戴阳，呵欠，吸气短欲呛。此非外来客邪，皆根本先怯。平昔眩晕，肝脏虚风，显然水不生木。坎中真阳内寓，必温理其下。凡阳主乎通，阴主乎摄。扶过七日，少阳生气再振，望其偏废延永。倘攻风劫痰之治，非本气自病法则。

人参、熟附、远志、茯神、鲜菖蒲（捣汁冲）。（《叶氏医案存真·卷三》）

吕，五九。阳邪袭经络而为偏痱，血中必热，艾灸反助络热，病剧废食。清凉固是正治，然须柔剂，不致伤血，且有息风功能。

犀角、羚角、生地、元参、连翘、橘红、胆星、石菖蒲。（《临证指南医案·卷一》）

马，五十岁。形壮，脉小数。口喎，左肢麻木。男子虚风，内虚肝脏。养血可以息风，非外邪驱风攻痰。

枸杞、白蒺藜、玉竹、北沙参、当归身、经霜桑叶。（《叶天士晚年方案真本·杂症》）

脉象左部稍振，水亏木中风动，左牙痛，盖风从内旋，乃阳之化风，只以春深地气上升之候，多升少降，无非下元不司收纳，虚证何疑？况因目恙，频用韭子烟熏，查本草药性，辛辣升腾助阳，孙真人于遗浊用之，藉其升阳以涵阴，更无漏泄耳。今痱中八日，声音渐振者，乃精气略有宁静，里窍略有灵机，是顺境也。乃不明此理，仍用辛以泄气，加人参亦是清散上焦之药，以肝肾脏虚，在于至阴，若再投辛以伤其阴，必致虚症蜂起焉。望其向安，倘必以上有火热，古称实火宜清，虚火宜补，温养柔和，与温热刚燥迥异，幸勿疑讶。

生地、川斛、麦冬、茯神、阿胶、女贞子。（《叶氏医案存真·卷三》）

脉左大右濡，肝风震动，阳明脉空，舌强肢软。是属中络，议用缓肝息风。

连翘、丹参、元参、茯神、细生地、羚羊角。（《叶氏医案存真·卷三》）

脉左细数而劲，右数大而虚，此肾精肝血内亏，水不涵木，阳夹内风，暴起莫制，指臂拘挛，口目㖞斜在左。盖肝风阳气从左而升，冲气撞心，消渴晕厥，仲景列于“厥阴篇”中。凡肝属阴木，必犯胃之阳土，饮食热气入胃，引动肝阳，即病发矣。此……已六七年，阴损已极，必屏绝俗扰，怡悦情怀，然后滋养，堪……阴，必有小效，无骤期速功。

……熟地、陈阿胶、大淡菜、萸肉、五味、芡实、金樱子粉。……存真·卷一》）

……，乃身中阳气之动变，甘酸之属宜之。

……、牡蛎、炙草、萸肉炭。（《临证指南医案·卷一》）

……空虚，内风暗动，右肩胛及指麻木。

玉屏风散加当归、天麻、童桑。(《临证指南医案·卷一》)

某。阳明虚，内风动，右肢麻痹，痰多眩晕。

天麻、钩藤、半夏、茯苓、广皮(《临证指南医案·卷一》)

某妪。液燥下亏，阳夹内风上引，阴不上承。舌络强则言謇，气不注脉则肢痿，乏力步趋，凡此皆肝肾脏阴本虚。镇补之中，微逗通阳为法。以脏液虚，不受纯温药耳。

水制熟地四两，阿胶二两，女贞实二两，豆皮二两，淡肉苁蓉一两，茯神二两，旱莲草二两，川石斛三两。用精羯羊肉胶为丸，早上滚水服四五钱。

又：暂服煎方。生地、沙参、茺蔚子、黑穞豆皮、川斛、牛膝。

又：晚服丸方。

九蒸桑叶八两，三角胡麻四两，九制首乌三两，白茯神三两，人参二两，炙甘草一两，酸枣仁二两，炒苡仁二两。

上为末，桂圆肉三两煎汤法丸。每服三钱，百滚水下。(《临证指南医案·卷一》)

偏枯症，"风论"云：邪中五脏六腑之俞穴，各入门户为病，则四肢不举，然阳主左，而阴主右也。又云：汗出偏沮，使人偏枯。此外感之邪，或营卫皆虚，邪乘虚入，或虚风内动，皆有之。医者治之，当补正以逐邪，未可逐邪而不顾本元。然治之之法，以阳明为主。

生芪、白芍、当归、防风、续断、萆薢、蚕砂、橘红、虎骨、秦艽。(《叶氏医案存真·卷一》)

钱。偏枯在左，血虚不营筋骨，内风袭络，脉左缓大。

制首乌四两，枸杞子（去蒂）二两，归身（用独枝者去稍

二两，怀牛膝（蒸）二两，明天麻（面煨）二两，三角胡麻（

碎，水洗十次，烘）二两，黄甘菊（水煎汁）三两，川石斛（水煎汁）四两，黑豆皮（煎汁）四两。

用三汁膏加蜜，丸极细。早服四钱，滚水送。（《临证指南医案·卷一》）

沈，四十九岁。脉细而数，细为脏阴之亏，数为营液之耗。上年夏秋病伤，更因冬暖失藏，入春地气升，肝木风动，遂令右肢偏痿，舌本络强言謇，都因根蒂有亏之症。庸俗泄气降痰，发散攻风，再劫真阴，渐渐神愦如寐。倘加昏厥，将何疗治？议用仲景复脉法。

复脉汤去姜、桂。（《临证指南医案·卷一》）

沈。风中廉泉，舌肿喉痹，麻木厥昏。内风亦令阻窍，上则语言难出，下则二便皆不通调。考古人吕元膺每用芳香宣窍解毒，勿令壅塞致危也。

至宝丹四丸，匀四服。（《临证指南医案·卷一》）

唐，六六。男子右属气虚，麻木一年，入春口眼歪邪，乃虚风内动。老年力衰，当时令之发泄，忌投风药，宜以固卫益气。

人参、黄芪、白术、炙草、广皮、归身、天麻、煨姜、南枣。（《临证指南医案·卷一》）

汪，二十九岁。厥起五年，脉形细促，乃肾肝精血内怯。冬藏失降，脏阴不摄，致厥阳内风飞翔，冒昧精神，病在至阴，热气集于身半以上，皆是下元根蒂之浅。欲图其愈，必静居林壑，屏绝世务，一年寒暑，隧道阴阳交纽，不致离绝。

龟腹板心、活灵磁石、山萸肉、细川石斛、辰砂、川牛膝、人中白、黄柏。（叶天士《叶天士晚年方案真本·杂症》）

席，五七。脉来弦动而虚，望六年岁，阳明脉衰，厥阴内风暗旋不息，遂致胃脉不主束筋骨以利机关，肝阳直上巅顶，汗从阳气泄越。春月病发，劳力病甚，此气愈伤，阳愈动矣。法当甘温益气，攻病驱风皆劫气伤阳，是为戒律。

人参、黄芪、当归、炙草、冬桑叶、麦冬、地骨皮、花粉。（《临证指南医案·卷一》）

向来羸弱，花甲又遭拂意逆境，致心营脾卫暗伤，阳明络空。右肢酸不能举，心中洞然。当以甘缓益虚，勿以肢痹而用搜剔之品。

黄芪、当归、茯苓、炙草、枸杞、枣仁。（《未刻本叶氏医案·保元方案》）

形瘦身长，禀乎木火。肝风内动，夹火上巅，忽然眩厥跌仆。况阳举遗浊，阴分久虚，拟壮水之主，以治阳光法。

大生地、大熟地、天冬、麦冬、盐水炒川柏。（《叶氏医案存真·卷三》）

徐，四一。水亏风动，舌强肢麻，中络之象。当通补下焦，复以清上。

熟地、淡苁蓉、杞子、牛膝、五味、远志、羚羊角、茯苓、麦冬、菖蒲，蜜丸。（《临证指南医案·卷一》）

右痪，舌喑，足痱，头岑，面戴阳，呵欠，微呃，诊脉小濡而缓，此肾纳失司，肝风震突。但病起耳后暴肿，必兼温热客气。清上轻扬，肿势颇减，七日以来，当阴阳经气一小周天，不必以时邪引病为惑。昔河间《宣明方论》中谓：舌强难言，其咎在乎舌下。筋脉不主流动，以肾脉萦及舌本耳。其主地黄饮子，取意浊药清投，机关渐灵，并无碍乎上气痰热，仿此为法。

熟地、肉苁蓉（漂淡）、远志（炒黑）、川石斛、茯神、枸杞子、牛膝、石菖蒲。（《叶氏医案存真·卷三》）

张，四九。中风以后，肢麻言謇，足不能行。是肝肾精血残惫，虚风动络。下寒，二便艰阻。凡肾虚忌燥，以辛润温药。

苁蓉、枸杞、当归、柏子仁、牛膝、巴戟、川斛、小茴。（《临证指南医案·卷一》）

张。脉细小带弦，冬季藏纳少固，遂至痱中。百余日来，诸患稍和。惟语言欲出忽謇，多言似少相续，此皆肾脉不营舌络，以致机窍少宣，乃虚象也。

早用地黄饮子煎法以治下，晚用星附六君子以益虚宣窍。（《临证指南医案·卷一》）

张石顽（指清初三大家的张璐，编者注）治春榜赵明远，平时六脉微弱，己酉九月，患类中风，经岁不痊。邀石顽诊之，其左手三部弦大而坚，知为肾脏阴伤，壮火食气之候，且人迎斜内向寸，又为三阳经满溢，入阳维之脉，是不能无颠仆不仁之虞。右手三部浮缓，而气口以上微滑，乃痰沫壅塞于膈之象。以清阳之位，而为痰气占据，未免侵渍心主，是以神识不清，语言错误也。或者以其神识不清，语言错误，口角常有微涎，目睛恒不易转，以为邪滞经络，而用祛风导痰之药，殊不知此本肾气不能上通于心，心脏虚热生风之症，良非燥药所宜，或者以其小便清利倍常，以为肾虚，而用八味壮水之剂，殊不知此症虽虚，而虚阳伏于肝脏，所以阳事易举，饮食易饥，又非益火销阴药所宜。或者以其向患休息久痢，大便后常有淡红渍沫，而用补中益气，殊不知脾气陷于下焦者可用升举之法，此阴血久利之余疾，有何清气在下可升发乎？若用升柴，升动肝肾虚阳，鼓激膈上痰饮，能保其不为喘胀逆满之患乎？是升举药，不宜轻服也。今举河间地黄饮子助其肾，通其心，一举而两得之，但不能薄滋味，远房室，则药虽应病，终无益于治疗也。惟智者善为调摄为第一义。

熟地、巴戟天、苁蓉、山萸肉、茯苓、薄荷、淡熟川附、肉

桂、五味子、麦冬、川石斛、远志、鲜石菖蒲。(《叶氏医案存真·卷三》)

郑，五九。夏至阴生，忽然口喎颊斜，耳窍无闻。此非外来之邪，皆由男子望六，下元已空，下虚则上实，水亏风内起。凡肾以温为养，肝宜凉乃平，温养肾精必佐凉肝，水中有真阳内蓄，是为命根。盖肝胆相火内寄，性恶热燥，用七方中之复方。

熟地、磁石、龟板、丹皮、五味、天冬、枸杞、苁蓉、菊花炭、川斛。(《种福堂公选医案》)

稚年频频伤风咳嗽，汗出痰多，不嗜谷菜，乃卫外不固，肺易偏伤冷热。当春升气泄，忽然指握无力，走动足疲，语言或謇，常有呕恶。盖卫应乎胃，胃属阳明，其脉主司束筋骨，以流利九窍，而四肢原属脾胃，舌为心苗，脾窍通焉。此皆久伤气分，乘气泄而病，乃虚症也。治法以充脾胃脉络，疏窍诸药皆当屏绝，百日可期其效。

人参、蜜炙芪、归身、炙草、广皮、白芍、防风根、煨姜、枣子。(《叶氏医案存真·卷二》)

何妪。诊脉右关弦滑，痰多，舌干微强，语言似謇。盖因痰火上蒙，津液不得上承，高年颇虑风痱。宜清上宣通，勿进刚燥及腻滞之药。

半夏、金石斛、橘红、黑山栀、茯苓、郁金、生甘草、石菖蒲、竹沥、姜汁。(叶天士《临证指南医案·卷五》)

胡。久病耳聋，微呛，喉中不甚清爽。是阴不上承，阳夹内风，得以上侮清空诸窍。大凡肝肾宜润宜凉，龙相宁则水源生矣。

人参一钱，秋石（化水拌，烘干同煎）一分，鲜生地三钱，阿胶一钱，淡菜三钱，白芍一钱，茯神一钱半。

又：阴虚液耗，风动阳升。虽诸恙皆减，两旬外大便不通。

断勿欲速，惟静药补润为宜。

照前方去白芍，加柏子仁。

又：大便两次颇逸，全赖静药益阴之力。第纳食未旺，议与胃药。

人参、茯神、炒麦冬、炙甘草、生谷芽、南枣。

又：缓肝益胃。

人参、茯神、生谷芽、炙甘草、木瓜、南枣。（《临证指南医案·卷一》）

太太（指某妪，编者注）诸恙向安，今春三月，阳气正升，肝木主乎气候。肝为风脏，风亦属阳，卦变为巽，两阳相合，其势方张，内风夹阳动旋，脂液暗耗，而麻痹不已。独甚于四肢者，风淫末疾之谓也。经云：风淫于内，治以甘寒。夫痰壅无形之火，火灼有形之痰。甘寒生津，痰火风兼治矣。

天冬四两，麦冬八两，长白沙参八两，明天麻（煨）四两，白蒺藜（照前制）四两，甜梨汁一斤，芦根汁（流水者可用）八两，青蔗浆一斤，鲜竹沥八两，柿霜四两。

先将二冬、沙参、天麻、白蒺藜加泉水煎汁滤过，配入四汁，同熬成膏，后加柿霜收。每日下午食远服五钱，百滚水调服。（《临证指南医案·卷一》）

胡，五六。阳明脉络已空，厥阴阳气易逆。风胜为肿，热久为燥。面热，喉舌干涸，心中填塞。无非阳化内风，胃受冲侮，不饥不纳矣。有年久延，颇虑痱中。

羚羊角、连翘、丹皮、黑山栀、青菊叶、元参、花粉、天麻。（《临证指南医案·卷一》）

曹，三二。辛寒清上，头目已清，则知火风由脏阴而起，刚药必不见效。缓肝之急以息风，滋肾之液以驱热，治法大旨如此。

生地、阿胶、天冬、元参、川斛、小黑稆豆皮。(《临证指南医案·卷一》)

黄氏。肝胆风火上郁，头面清空之筋掣不和。治以清散。

羚羊角、犀角、山栀、连翘、瓜蒌皮、荷叶梗、薄荷梗、青菊叶。(《临证指南医案·卷六》)

沈，四十九岁。操持经营，神耗精损，遂令阴不上朝，内风动跃，为痱中之象。治痰攻劫温补，阴愈损伤，枯槁日甚，幸以育阴息风小安。今夏热益加发泄，真气更虚。日饵生津益气勿怠，大暑不加变动，再商调理。固本丸去熟地，加五味。

天冬、生地、人参、麦冬、五味。(《临证指南医案·卷一》)

陈妪，虚风麻痹，清窍阻塞。

天麻、钩藤、白蒺藜、甘菊、连翘、桑枝。(《临证指南医案·卷一》)

虚风渐息。

熟地、萸肉、枣仁、龙骨、人参、茯神、飞金、牡蛎。(《未刻本叶天士医案·方案》)

虚风内煽，收之、摄之、镇之。

熟地、萸肉、茯神、人参、龙骨、牡蛎、飞金、枣仁。(《未刻本叶天士医案·方案》)

◆ 肝风

丁，四三。因萦思扰动五志之阳，阳化内风，变幻不已。夫阳动莫制，皆脏阴少藏，自觉上实下虚。法当介以潜之，酸以收之，味浓以填之。偏寒偏热，乌能治情志中病？

熟地、萸肉、五味、磁石、茯神、青盐、鳖甲胶、龟板胶，即溶胶为丸。(《临证指南医案·卷一》)

某，五三。下元水亏，风木内震。肝肾虚，多惊恐，非实热痰火可攻劫者。

生地、清阿胶、天冬、杞子、菊花炭、女贞实。（《临证指南医案·卷一》）

某。高年水亏，肝阳升逆无制，两胁熇熇如热，则火升面赤，遇烦劳为甚。宜养肝阴和阳为法。

九蒸何首乌四两，九蒸冬桑叶三两，徽州黑芝麻三两，小黑穞豆皮三两，巨胜子（即胡麻）二两，浸淡天冬（去心）一两，真北沙参二两，柏子仁（去油）一两半，云茯神二两，女贞实二两。

上为末，青果汁法丸。早服三钱，开水送。（《临证指南医案·卷一》）

谢，五八。有年下虚。春木自地而升，阳浮上蒙清窍。经云：下虚上实，为厥癫疾。肝风内震，倘加恼怒，必致厥仆痱中。大忌攻痰祛风药。

熟地、天冬、萸肉、五味、牛膝、龟甲、磁石、茯神、远志、菖蒲。（《临证指南医案·卷七》）

严。填阴则阳和风息，虽已获效。春分后，诊左脉垂尺已减，右脉弦，恐夏热气泄，有减食神烦之虑。早上仍用前方，晚进戊己法，仿仲景肝病实脾之意。

人参、熟术、茯苓、炙草、广皮、白芍。（《种福堂公选医案》）

◆ 肝火亢盛

五旬外不得安闲，凡恼怒烦动，多主五志之阳上举，而肝胆相火为甚。几年前，制壮水之剂加磁石、龟甲之沉潜，乃乙癸同治之义。今年暴暖多风，风热上搏，清窍为蒙，湿热蒸为脓水，此为客邪乘本体之虚。治标宜轻扬以清上，静坐宅中，可以向安。

连翘、赤芍药、草决明、羚羊角、薄荷梗、黄芪、山栀皮、荷叶梗，饭后服。(《叶氏医案存真·卷三》)

肝火上炎 此肝火上冒耳，当养阴泄阳为主。

羚羊角、桑叶、细生地、石决明、丹皮、浙菊炭。(《未刻本叶氏医案·保元方案》)

木火偏炽，宜存阴泄阳，虚则补其母，实则泻其子，与存阴泄阳相协，以是定方。

生地、天冬、柏仁、枣仁、穞豆皮、条参、茯神、丹参、川连、真阿胶膏。(《未刻本叶氏医案·方案》)

◆ 肝厥

蒋，三五。肝厥，用咸味入阴，水生木体，是虚症治法。夏令大气主泄，因烦劳病发，势虽减于昔日，而脉症仍然。必静养经年，阴阳自交，病可全去。议介类潜阳，佐酸味以敛之。

熟地、柏子霜、萸肉、五味、锁阳、淡菜胶、海参胶、真阿胶、龟板胶、茯苓、湖莲、芡实、青盐。(《临证指南医案·卷一》)

某。肝厥犯胃入膈。

半夏、姜汁、杏仁、瓜蒌皮、金铃子、延胡、香豆豉、白蔻。(《临证指南医案·卷三》)

◆ 脱证

陈。遗尿，目瞑口开，面亮汗油。阳飞欲脱，无药力挽。拟参附汤法，加入童便，图元真接续耳。

又：子丑为阴阳交界之时，更逢霜降，正不相续，后现脱象。进两摄阴阳方。

参附汤加五味子。

又：阳回，汗止神苏。无如阴液欲涸，心热渴饮，姑救胃汁。

人参、麦冬、五味、茯神、建莲。

又：肾真未全收纳，便溺自遗。无如咽燥喉痛，阳虽初回，阴气欲尽。难进温热之补，大意收摄真阴为治。

人参、麦冬、五味、熟地炭、茯神、远志炭、菖蒲根。

又：胃虚，客气上逆为呃噫，痰带血腥，咽中微痛。用镇摄法。

人参、熟地、北味、茯神、青铅。

华岫云按：脱即死也，诸病之死，皆谓之脱。盖人病则阴阳偏胜，偏胜至极即死矣。人之生也，负阴抱阳。又曰：阴在内，阳之守也，阳在外，阴之使也。是故阴中有阳，阳中有阴，其阴阳枢纽，自有生以至老死，顷刻不离，离则死矣。故古圣先贤，创著医籍，百病千方，无非为补偏救弊，和协阴阳，使人得尽其天年而已。夫脱有阴脱阳脱之殊，《内经》论之最详。《难经》又言脱阳者见鬼，脱阴者目盲．此不过言其脱时之情状也。明理者须预为挽救则可，若至见鬼目盲而治之，已无及矣。今观先生之治法，回阳之中必佐阴药，摄阴之内必兼顾阳气，务使阳潜阴固，庶不致有偏胜之患。至于所脱之症不一，如中风、眩晕、呕吐、喘、衄，汗多亡阳之类，是阳脱也。泻、痢、崩漏，胎产，下多亡阴之类，是阴脱也。痞胀、干霍乱、痞胀、痉厥、脏腑窒塞之类，是内闭外脱也。阳脱于上，阴脱于下，即人死而魂升魄降之谓也。总之阴阳枢纽不脱，病虽重不死。然则阴阳枢纽何在？其在于命门欤。（《临证指南医案·卷三》）

某氏。脉如雀啄，色枯气促，身重如山，不思纳谷。乃气血大虚，虑其暴脱。

人参、生地、阿胶、麦冬、炙草、左牡蛎。

又：补摄足三阴。

人参、熟地炭、枣仁、茯神、五味、鲜莲子肉。（《临证指南医案·卷三》）

周。大寒土旺节候，中年劳倦，阳气不藏，内风动越，令人麻痹。肉瞤心悸，汗泄烦躁，乃里虚欲暴中之象。议用封固护阳为主，无暇论及痰饮他歧。

人参、黄芪、附子、熟术。（《临证指南医案·卷一》）

劳复，虚寒泄下，加以绝谷胃损，络血洞下，昏乱无神。脉诊三五参差，阴阳已属脱根，恐坏于子丑二时，真气不相维续。勉用大封固一法。

人参、熟附子、生芪、五味子、於术。（《叶氏医案存真·卷一》）

◆ 郁证

悲忧哭泣致病，不饥欲呕，病属郁症。治当条达肝胃，第胃为阳土，肝寄相火，虽结瘕气，燥热未宜。

制半夏、白茯苓、炒丹皮、炒神曲、吴茱萸、夏枯草、黑山栀、川连。（《叶氏医案存真·卷一》）

曹。辛温芳香，开气舒郁，呕出血饼，呕吐顿减。盖气阻血凝，堵塞脘中升降之路而痛，自服药以来微微欲饮，而大便结燥，知不专于辛温矣。

青葱、桃仁、归尾、麻仁、郁李仁、冬葵子。

又：瘀尽，嗳气间呕，此陈腐未扫，乃无形之聚，用辛芳凉滑治之。

鲜省头草五钱，滚水泡汤，和入竹沥五钱，分作三次服。（《种福堂公选医案》）

曹氏。离愁菀结，都系情志中自病。恰逢冬温，阳气不潜。初交春令，阳已勃然。变化内风，游行扰络。阳但上冒，阴不下吸，清窍为蒙，状如中厥，舌喑不言。刘河间谓将息失宜，火盛水衰，风自内起，其实阴虚阳亢为病也。既不按法论病设治，至惊蛰雷鸣，身即汗泄，春分气暖，而昼夜寤不肯寐，甚至焦烦，迥异于平时，何一非阳气独激使然耶？夫肝风内扰，阳明最当其冲犯，病中暴食，以内风消烁，求助于食。今胃脉不复，气愈不振，不司束筋骨以利机关，致鼻准光亮，肌肉浮肿。考古人虚风，首推候氏黑散，务以填实肠胃空隙，庶几内风可息。奈何医者不曰清火豁痰，即曰腻补，或杂风药。内因之恙，岂有形质可攻，偏寒偏热，皆非至理。

生牡蛎、生白芍、炒生地、菊花炭、炙甘草、南枣肉。

华岫云按：大凡攻病驱邪，药以偏胜，知《内经》“咸胜苦、苦胜辛”之类，藉其克制，以图功耳。今则情志内因致病，系乎阴阳脏腑不和，理偏就和，宜崇生气，如天地间四时阴阳迭运，万物自有生长之妙。案中曰阳冒不潜，法当和阳以就阴，牡蛎体沉味咸，佐以白芍之酸，水生木也。地黄微苦，菊微辛，从火炒变为苦味，木生火也。益以甘草、大枣之甘，充养阳明，火生土也。药虽平衍无奇，实参轩岐底蕴。世皆忽略不究，但执某药治何病者多类。

经云：“东方生风，风生木，木生酸，酸生肝”。故肝为风木之脏，因有相火内寄，体阴用阳，其性刚，主动主升，全赖肾水以涵之，血液以濡之，肺金清肃下降之令以平之，中宫敦阜之土气以培之，则刚劲之质，得为柔和之体，遂其条达畅茂之性，何病之有？倘精液有亏，肝阴不足，血燥生热，热则风阳上升，窍络阻塞，头目不清，眩晕跌仆，甚则瘛疭痉厥矣。先生治法，所谓缓肝之急以息风，滋肾之液以驱热，如虎潜、侯氏黑散、地黄饮子、滋肾丸、复脉等方加减，是介以潜之，酸以收之，厚味以镇之，或用清上实下之法。若思虑烦劳，身心过动，风阳内扰，则营热心悸，惊怖不寐，胁中动跃，治以酸枣仁汤、补心丹、枕中丹加减，清营中之热，佐以敛摄神志. 若因动怒郁勃，痰、火、风交炽，则有二陈、龙荟。风木过动，必犯中宫，则呕吐不食，法用泄肝安胃，或填补阳明。其他如辛甘化风，甘酸化阴，清金平木，种种治法，未能备叙。然肝风一症，患者甚多，因古人从未以此为病名，故医家每每忽略，余不辞杜撰之咎，特为拈出，另立一门，以便后学考核云。(《临证指南医案·卷一》)

戴氏。隐情曲意不伸，是为心疾。此草木攻病，难以见长。乃七情之郁损，以丹溪越鞠方法。

香附、川芎、小川连、茯苓、半夏、橘红、炒楂肉，神曲浆丸。(《临证指南医案·卷六》)

范，廿五岁。惊恐悲哀，伤于情怀，内因络病，当以血药宣润，不必苦辛气燥。

炒桃仁、黑芝麻、归须、柏子仁、苏子、冬桑叶。(《叶天士晚年方案真本·杂症》)

客邸怀抱不舒，肝胆郁遏，升降失度，气坠精开为遗泄，地、萸、龙、牡钝涩，气郁者更郁，理气和肝获效，未经调理全功。当今冬令，温舒收藏之气未坚，失血之后，胸中隐隐不畅，未可凝阴，只宜降气和血。

钓藤钩、降香、米仁、郁金、茯苓、杜苏子、丹皮、炒桃仁。(《叶氏医案存真·卷一》)

陆，二六。人参、桔梗、乌药、木香各三分磨汁。

又：夜服白金丸。

又：久郁，心脾气结。利窍佐以益气。

人参、石菖蒲、龙骨、枣仁、远志、茯神。（《临证指南医案·卷六》）

陆，二五。病起忧虑上损，两年调理，几经反复。今夏心胸右胁之间，常有不舒之象。此气血内郁少展，支脉中必有痰饮气阻。是宜通流畅脉络，夏季宜进商矣。

天竺黄、茯神、郁金、橘红、远志、石菖蒲、丹参、琥珀，竹沥法丸。（《临证指南医案·卷六》）

某。肝郁成热。

加味逍遥去白术，加郁金。（《临证指南医案·卷六》）

某。脘痛已止，味酸，乃肝郁也。

金石斛、黑山栀、丹皮、半夏曲、橘红、枇杷叶。（《临证指南医案·卷六》）

木郁泄之。

越鞠丸。（《未刻本叶氏医案·方案》）

沈，四三。脉虚涩，情怀失畅。肝脾气血多郁，半载不愈，难任峻剂。议以局方逍遥散，兼服补中益气，莫以中宫虚塞为泥。（《临证指南医案·卷六》）

时气兼劳倦悒郁，舌黄，气促身痛，当以内伤为重，禁风药。

杏仁、瓜蒌皮、黑栀、桔梗、枳实、滑石。（《眉寿堂方案选存·卷上》）

天气下降则清明，地气上蒸则晦塞，上焦不行，下脘不通，周身气机皆阻，肺药颇投者，肺主一身之气化也。气舒则胃醒食进，不必见病治病，印定医人眼目。

炒香枇杷叶一两，桔梗一钱，紫菀茸三钱，炒杏仁三钱，米仁三钱，白通草一钱。

上药煎清汤一杯。(《叶氏医案存真·卷一》)

问病，起于功名未遂，情志郁悖，人身之气左升右降，怒必木火暴升，肝胆横逆，肺反为木火乘侮，金无制木之权。呼吸病加，络血被气火扰动，亦令溢出上窍。更加勤读苦工，身静心动，君相何由以宁？春夏频发，地中气升，阳气应之。内起之病，关系脏真，情志安和，庶病可却。

丹皮、钩藤、金斛、白芍、米仁、苏子、藕汁、真降香。(《叶氏医案存真·卷二》)

吴，四十。劳倦嗔怒致伤，病在肝脾。久有脑泄，髓脂暗损。暂以解郁，继当宣补。

钩藤、生香附、丹皮、桑叶、神曲、白芍、茯苓、广皮。(《临证指南医案·卷六》)

吴，四一。操持过动，肝胆阳升，胃气日减，脉应左搏。从郁热治。

丹皮、黑山栀、薄荷梗、钩藤、广皮、白芍、茯苓、神曲。(《临证指南医案·卷六》)

吴氏。气火郁，胃痛。

川楝子、橘红、炒楂肉、郁金、黑山栀、香附。(《临证指南医案·卷八》)

吴氏。气血郁痹，久乃化热。女科八脉失调，渐有经阻瘕带诸疾。但先治其上，勿滋腻气机。

黑山栀皮、炒黄川贝、枇杷叶、瓜蒌皮、杏仁、郁金、橘红。(《临证指南医案·卷六》)

许。厥阴少阴，脏液干涸，阳升结痹于喉舌，皆心境失畅所致。药无效者，病由情怀中来，草木凉药，仅能治六气外来之偏耳。

熟地、女贞、天冬、霍山石斛、柏子仁、茯神。（《临证指南医案·卷六》）

叶氏。悒郁动肝致病，久则延及脾胃。中伤不纳，不知味。火风变动，气横为痛为胀。疏泄失职，便秘忽泻。情志之郁，药难霍然。数年久病，而兼形瘦液枯，若再香燥劫夺，必变格拒中满。与辛润少佐和阳。

柏子仁二钱，归须二钱，桃仁三钱，生白芍一钱，小川连三分，川楝子一钱。（《临证指南医案·卷六》）

于，五五。郁损心阳，阳坠入阴为淋浊。由情志内伤，即为阴虚致病。见症乱治，最为庸劣。心藏神，神耗如愦，诸窍失司。非偏寒偏热药治，必得开爽，冀有向安。服药以草木功能，恐不能令其欢悦。

妙香散。（《临证指南医案·卷五》）

中虚阳郁，胸膈不舒，饮食不快，拟逍遥散，疏肝和脾，使甲？胆清阳上达，生化气行，病可痊愈。

人参、柴胡、茯苓、归身、炙黑甘草、焦术、广皮、丹皮、炒白芍。（《叶氏医案存真·卷一》）

朱，三二。因抑郁悲泣，致肝阳内动。阳气变化火风，有形有声，贯膈冲咽，自觉冷者，非真寒也。《内经》以五志过极皆火，但非六气外来，芩、连之属，不能制伏。固当柔缓以濡之，合乎肝为刚脏，济之以柔，亦和法也。

生地、天冬、阿胶、茯神、川斛、牡蛎、小麦、人中白，熬膏。（《临证指南医案·卷六》）

汪。到吴诸恙向愈，佥从两和脾胃。近日家中病人纠缠，以有拂郁肝胆，木火因之沸起。气从左胁上撞，即丹溪上升之气，自肝而出，木必犯土，胃气为减。

人参、茯苓、炙草、生谷芽、木瓜、川斛。（《叶天士晚年方案真本·杂症》）

◆ 水肿

冒暑远行，热气由口鼻吸入，先犯上中，分走营卫，故为寒热。疟疾当淡泊饮食滋味，清疏胃气。投剂或以凉解芳香，或以甘寒生津，皆可治疗。奈何发散不效，复肆行滋补，致肺气壅闭、胃中凝滞、自上及下一身气机不通，变成肿胀？矫其非而欲与攻逐，无如病久形消，又虑正气垂寂。不得已用保和丸缓疏中焦，渐渐升降得宜，六府转达。府气先通，经脉之气无有不通者矣。

保和丸。（叶天士《叶天士医案》）

产后肿胀不愈，显然下焦先虚，肝肾气散，不主收纳，形寒痞闷，食少痰多，形消肉削，治从温纳，分利，攻消法。

济生肾气丸三钱，磨沉香汁三分，冲开水送。（《叶氏医案存真·卷二》）

陈，三八。诊脉右大而缓，左如小数促。冬季寒热身痛，汗出即解，自劳役饥饱嗔怒之后，病势日加。面浮足肿，呼吸皆喘，目泪鼻衄，卧着气冲欲起，食纳留中不运。时序交夏，脾胃主候，睹色脉情形，中满胀病日来矣。盖此症属劳倦致损，初病即在脾胃。东垣云：胃为卫之本，脾乃营之源。脏腑受病，营卫二气。昼夜循环失度，为寒为热，原非疟邪半表半里之症。斯时若有明眼，必投建中而愈。经言劳者温之，损者益之。建中甘温，令脾胃清阳自立，中原砥定，无事更迁。仲景亦谓男子脉大为劳。则知《内经》仲景、东垣垂训，真规矩准绳至法。且汗泄积劳，都是阳伤。医药辛走劫阳，苦寒败胃。病患自述饮蔗即中脘不舒，顷之，少腹急痛便稀，其胃阳为苦辛大伤明甚。又述咳频，冲气必自下上逆。夫冲脉隶于阳明，胃阳伤极，中乏坐镇之真气，冲脉动。则诸脉交动，浊阴散漫上布，此卧着欲起矣。愚非遥指其胀，正合《内经》浊气在上，则生䐜胀，太阴所至为腹胀相符也。昔有见痰休治痰，见血休治血，当以病因传变推求，故辨论若此。

厚朴、杏仁、人参、茯苓、蜜煨姜、南枣。

厚朴、杏仁，取其能降气，参、苓、姜、枣，取其创建胃中之清阳，而和营卫也。（《临证指南医案·卷三》）

陈，五十。积劳，脾阳伤，食下胀，足肿。

生白术、茯苓、熟附子、草果仁、厚朴、广皮。（《临证指南医案·卷三》）

陈。进神芎导水丸二日，所下皆黏腻黄浊形色。余前议腑气窒塞，水湿黏滞，浊攻犯肺为痰嗽，水渍脉隧为浮肿。大凡经脉六腑之病，总以宣通为是。《内经》云：六腑以通为补。今医不分脏腑经络，必曰参术是补，岂为明理？然肢节足跗之湿，出路无由，必针刺以决其流，此内外冀可皆安。

戊己丸三钱，用二日后，再进前药一服。（《临证指南医案·卷三》）

程。今年长夏久热，热胜阳气外泄，水谷运迟，湿自内起，渐渐浮肿，从下及上，至于喘咳不能卧息。都是浊水凝痰，阻遏肺气下降之司，但小溲不利，太阳气亦不通调。此虽阳虚症，若肾气汤中萸地之酸腻，力难下行矣。

茯苓、桂枝木、杏仁、生白芍、干姜、五味、生牡蛎、泽泻。（《临证指南医案·卷三》）

方。面肿气喘，呛不止，音渐哑。周身之气降，全在乎肺。

酒客久蓄之湿，湿中生热，气必熏蒸及上，肺热为肿为喘，声音闭塞矣。按《内经》云：湿淫于内，治以淡渗，佐以苦温。渗则湿从下走，酒客恶甘宜苦，温以通湿，湿是阴邪耳。

活水芦根、米仁、厚朴、滑石块、浙茯苓、杏仁。（《叶天士晚年方案真本·杂症》）

顾，四三。脉微而迟，色衰萎黄。蟹为介属，咸寒沉降，凡阳气不足者，食之损阳，其致病之由，自试二次矣。久利久泄，古云无不伤肾。今浮肿渐起自下，是水失火而败。若非暖下，徒见泄泻有红，为脾胃湿热，必致中满败坏。

生茅术、熟地炭、熟附子、淡干姜、茯苓、车前。（《临证指南医案·卷三》）

顾，五十岁。五六月间，天热潮雨，湿气着人，渐次浮肿，能食不化，腰胀，脾真已伤，湿结阻气，大便秘塞。脾病传肾为逆，阴囊肿大矣。

甘露饮去石膏。（《叶天士晚年方案真本·杂症》）

今年浮肿腹胀，泄泻，皆雨湿太过，脾阳郁遏，久则气窒，小溲不利。凡分消健中，调治其气，水湿自去，脾阳渐复。酒肉闭气，食物宜忌。

生白术、茯苓皮、生益智、椒目、厚朴、广皮、泽泻、猪苓。（《叶氏医案存真·卷一》）

两尺微细，腿肿，春夏气泄，湿蒸肿盛，乃地气上升耳，通阳一定至理。

白术、茯苓、薏苡仁、牡蛎、附子、萆薢、木防己、泽泻。（《未刻本叶氏医案·方案》）

陆家滨，三十。阴邪盛为肿，便溏溺短，议通腑阳。

生炒黑附子、炒黑远志、生於术、生厚朴、椒目、茯苓、猪

苓、青皮。(《叶氏医案存真·卷三》)

马，五一。初起胸痹呕吐，入夏跗臁少腹悉肿，食谷不运，溲短不利。此阳气式微，水谷之湿内蕴，致升降之机失司。当开太阳，姑走湿邪。

猪苓三钱，桂枝木八分，茯苓皮三钱，泽泻一钱，防己一钱半，厚朴一钱。四帖。(《临证指南医案·卷三》)

面肿气喘，咳呛不止，音渐哑。酒客久蓄之湿热，必上熏及肺，为肿为喘，声音闭塞。按《内经》湿淫于内，治以淡渗，佐以苦温。

芦根、薏苡仁、滑石、赤苓、杏仁、厚朴。(《叶天士医案》)

某，三八。舌白身痛，足跗浮肿，从太溪穴水流如注。此湿邪伏于足少阴，当用温蒸阳气为主。

鹿茸、淡附子、草果、菟丝子、茯苓。(《临证指南医案·卷五》)

某，三七。肿胀由足入腹，诊脉细软，不能运谷，当治少阴太阴。

生白术、厚朴、茯苓、淡附子、淡干姜、荜茇。(《临证指南医案·卷三》)

某，十六。地中湿气，自足先肿，湿属阴邪，阳不易复。畏寒，筋骨犹牵强无力。以金匮苓姜术桂汤。(《临证指南医案·卷五》)

某。暴肿气急，小溲涩少。此外邪壅肺，气分不通。治当从风水、皮水，宣其经隧，以能食能寝为佳。勿得诛伐无过之地。

前胡、蜜炙麻黄、牛蒡子、姜皮、紫菀、杏仁、茯苓皮、广皮。(《临证指南医案·卷三》)

某。产后血去过多，下焦冲、任空虚，跗肿腹膨，形寒面黄，脉濡。当用温养。

鹿角霜三钱，补骨脂一钱，紫石英三钱，茯苓三钱，桂心四分，炒黑小茴七分。(《临证指南医案·卷九》)

某。躬耕南亩，曝于烈日，渍于水土，暑湿内蒸为泻痢。邪去正伤，临晚跗肿腹满。乃脾阳已困，诸气不司运行，浊阴渐尔窃据。《内经》病机，诸湿肿满，皆属于脾。

生白术、草蔻、茯苓、厚朴、附子、泽泻。(《临证指南医案·卷三》)

某。阳微阴结，肿胀。

附子、苡仁、白术、木防己、泽泻、细辛。(《临证指南医案·卷三》)

某。胀满跗肿，小溲短涩不利，便泄不爽，当开太阳为主。

五苓散加椒目。(《临证指南医案·卷三》)

潘。胎前水溢浮肿，喘满不得卧，余用开太阳膀胱获效。既产，浮肿自然渐退。女科不明产后下虚，专以破气宽胀，百日来腹大且满，按之则痛。此皆气散弥漫，丸药又补涩守中，益助其钝。气血凝涩，经候不来，为难治之病。议肾气汤，煅药成炭，取其气之通，勿令味浊，兼调琥珀末以调其血涩。仿古法中之所有，非杜撰也。

桂七味加车前、牛膝（炒炭、水洗、煎），临服调入琥珀末。(《临证指南医案·卷九》)

湿积，温中不应，据述腿浮行动气逆，少阴之阳式微，阴湿亦为僭逆矣，即脾阳亦赖命门真火燠之。

真武汤。(《未刻本叶氏医案·方案》)

湿注跗踵，针之易泄。

米仁、茯苓、木防己、泽泻、桂枝、粉萆薢。(《未刻本叶氏

医案·方案》）

陶，廿九岁。暑着必阻游行之气，但热无寒，疮痍不尽其邪，骨节痛，肢末肿。从仲景湿温例，用苍术白虎汤。（《叶天士晚年方案真本·杂症》）

汪。肿自下起，胀及心胸，遍身肌肤赤瘰，溺无便滑。湿热蓄水，横渍经隧，气机闭塞，呻吟喘急。湿本阴邪，下焦先受。医用桂、附、芪、术，邪蕴化热，充斥三焦，以致日加凶危也。

川通草一钱半，海金沙五钱，黄柏皮一钱半，木猪苓三钱，生赤豆皮一钱半，真北细辛一分。

又：前法肿消三四，仍以分消。

川白通草、猪苓、海金沙、生赤豆皮、葶苈子、茯苓皮、晚蚕砂。

又：间日寒战发热，渴饮，此为疟。乃病上加病，饮水结聚以下，痛胀，不敢用涌吐之法。暂与开肺气壅遏一法。

大杏仁、蜜炒麻黄、石膏。

又：湿邪留饮，发红瘰，胸聚浊痰，消渴未已。用木防己汤。

木防己一钱，石膏三钱，杏仁三钱，苡仁二钱，飞滑石一钱半，寒水石一钱半，通草煎汤代水。（《临证指南医案·卷三》）

王。髀尻微肿，小腿下臁肿甚。乃腑阳不行，病甚于暮。宜辛香通其经腑之郁。

生於术、炮川乌、北细辛、茯苓、汉防己、川独活。

又：中满，用余粮丸获效，得暖下泄浊之力，腹胀已去，而髀尻足跗肌肉肿浮。夫脏寒生满病，暖水脏之阳，培火生土是法。究竟阳未全复，四末流行未布。前议幽香通其下焦经脉，果得肿减。议用加味活络丹。

炮川乌、干地龙、乳香、没药、北细辛、桂枝木，用油松节

三两，酒水各半，煎汁法丸。(《临证指南医案·卷三》)

吴，五二。平昔饮酒，夏令再受地湿之感，内外湿邪伤阳，阻遏气机流行，遂致一身尽肿。针刺出水，稍瘪复肿，皆由阳气已衰，水湿无以分逐。苟非气雄通阳，阴凝何以走泄？所服八味汤，仅温煦肾阳，与阳维不合。

川乌、附子、生白术、茯苓、木香、黑豆皮。(《种福堂公选医案》)

吴。平昔湿痰阻气为喘，兹因过食停滞，阴脏之阳不运，阳腑之气不通。二便不爽，跗肿腹满，诊脉沉弦。犹是水寒痰滞，阻遏气分，上下皆不通调，当从三焦分治。顷见案头一方，用菟丝子升少阴，吴茱萸泄厥阴，不知作何解释，不敢附和。仍用河间分消定议。

大杏仁、莱菔子、猪苓、泽泻、葶苈子、厚朴、桑白皮、广皮、细木通。

又：三焦分消，泄肝通腑，二便不爽如昔。诊脉浮小带促，闻声呼息不利，是气分在上结阻，以致中下不通。喘胀要旨，开鬼门以取汗，洁净腑以利水，无非宣通表里，务在治病源头。据脉症参详，急急开上为法，合《金匮》风水反登义矣。

麻黄、杏仁、石膏、甘草、苡仁。(《临证指南医案·卷三》)

夏月足跗肌浮，是地气着人之湿。伤在太阴、阳明，初病失血，继而呕涎拒食。此脾胃湿伤漫延乃尔！

五苓散去泽泻加益智、厚朴、滑石、陈皮。(《叶氏医案存真·卷三》)

形丰脉小，的是阳气外越。阴湿下着，腿浮酸痛，在法自宜温阳泄湿，无如阳气外越，温药素所不宜，谅未能下达耳。

白术、附子、云白茯苓、川萆薢、米仁、牛膝、金毛狗脊、

晚蚕砂。（《未刻本叶氏医案·方案》）

徐，廿四岁。初诊谓下焦跗肿浮肿，以收摄肝肾，病者用过颇安。但胸脘不舒展，改进开泄血中之气，服之又不安，且面少华色，痞闷又如饥。当以虚论，未有骤功。

人参、桂心、茯苓、炒当归、煨姜、炙甘草。（《叶天士晚年方案真本·杂症》）

徐，廿四岁。据述暴惊动怒，内伤由肝及胃，胃脉衰，肝风动，浮肿下起。若漫延中宫，渐次凶矣。两年余久恙，先议薛新甫法。

八味丸二两五钱，匀十服。（《叶天士晚年方案真本·杂症》）

朱。初因面肿，邪干阳位，气壅不通，二便皆少。桂、附不应，即与导滞。滞属有质，湿热无形，入肺为喘，乘脾为胀。六腑开合皆废，便不通爽，溺短混浊，时或点滴，视其舌绛，口渴。腑病背胀，脏病腹满，更兼倚倒左右，肿胀随着处为甚。其湿热布散三焦，明眼难以决胜矣。经云：从上之下者治其上。又云：从上之下，而甚于下者，必先治其上，而后治其下。此症逆乱纷更，全无头绪，皆不辨有形无形之误。姑以清肃上焦为先。

飞滑石一钱半，大杏仁（去皮尖）十粒，生苡仁三钱，白通草一钱，鲜枇杷叶（刷净毛，去筋，手内揉）三钱，茯苓皮三钱，淡豆豉一钱半，黑山栀壳一钱。急火煎五分服。

此手太阴肺经药也。肺气窒塞，当降不降，杏仁微苦则能降。滑石甘凉，渗湿解热。苡仁、通草，淡而渗气分。枇杷叶辛凉，能开肺气。茯苓用皮，谓诸皮皆凉。栀、豉宣其陈腐郁结。凡此气味俱薄，为上焦药，仿齐之才轻可去实之义。（《临证指南医案·卷三》）

湿从下受，肿由足起，延及腹满。食下胀痛，便溏不爽。脉来弦涩，其源起于三阴，而募原腑络痹不疏，宜从先治标之旨议法。

大针砂丸。（《未刻本叶氏医案·保元方案》）

某，三六。性躁，气有余便是火，肝胆中木火入络，成形为胀，便溺皆赤，喉痛声嘶痰血，肝病过膈犯肺。久延为单腹胀，难治。

小温中丸三钱。（《临证指南医案·卷三》）

洪。劳心营耗，风火交炽，饮啖酒肉，湿热内壅，络虚肺实，肉肿如痹。当此小满，阳气大泄，一阴未复，致内风夹阳上巅，耳目孔窍不清，舌胎黄厚，并不大渴，虽与客热不同，但口中酸浊吐痰。酒客不喜甘药，议进滋肾丸。（《种福堂公选医案》）

脉沉属水，初因食物之滞，继为下夺太速，脾阳顿伤，气窒湿聚，为肿胀矣。

大腹皮、茯苓皮、厚朴、猪苓、泽泻、老姜皮、新会皮、甜葶苈、杏仁。（《叶氏医案存真·卷三》）

某，二五。疟止，面浮渐及脘腹。

苡仁、桑白皮、茯苓、大腹皮、姜皮、广皮。（《临证指南医案·卷六》）

某，五七。不饥不运，少腹胃脘悉满，诊脉左弦。乃肝木犯胃，二腑不主流行，浊阴渐次弥漫。他日单胀之作，竟有难以杜患者。速速戒恼怒，安闲自在，诚治斯疾之良图。

小温中丸一钱五分，开水送下。（《临证指南医案·卷三》）

某。产后肿胀不愈，显系下虚，肝肾气不收摄。形寒痞闷，食少痰多，脉细肉消。治从阴分，非分和攻消者。

济生肾气丸，沉香汁冲开水送。接服金匮肾气丸。（《临证指南医案·卷九》）

邵，枫桥，七十七岁。高年四末肉肿骨大，乃气血已衰，不能涵注，内风暗起，谓风淫末疾。

桑寄生、枸杞子、虎掌骨、沙苑，照常熬膏，不用蜜收。（《叶天士晚年方案真本·杂症》）

夏。夏四月，脾胃主气，嗔怒怫郁，无不动肝，肝木侮土，而脾胃受伤。郁久气不转舒，聚而为热，乃壮火害气，宜乎减食䐜胀矣。当作木土之郁调治。桂、附助热，萸、地滋滞，郁热益深，是速增其病矣。

钩藤、丹皮、黑山栀、川连、青皮子、紫厚朴、莱菔子、广皮白、薄荷梗。

又：胀势已缓，脉来弦实，此湿热犹未尽去。必淡泊食物，清肃胃口，以清渗利水之剂，服五六日再议。

猪苓、泽泻、通草、海金沙、金银花、茯苓皮、黑穞豆皮。

又：诊脉浮中沉，来去不为流利。气阻湿郁，胶痰内着。议用控涎丹六分，缓攻。

又：服控涎丹，大便通而不爽，诊右脉弦实，目黄舌燥，中焦湿热不行。因久病神倦，不敢过攻。议用丹溪小温中丸，每服三钱，乃泄肝通胃，以缓治其胀。（《临证指南医案·卷三》）

阳微形浮。

茯苓、桂枝、附子、白术、泽泻、薏米。（《未刻本叶氏医案·方案》）

肿满病，形羸脉微，二气交衰，治之岂易？所赖者，第以年富强耳。

济生肾气丸。（《未刻本叶氏医案·保元方案》）

骤然惊骇，经府气乱，有失常度之流行，是以肿胀无定所，饮食如常，病不在里，何得纷纷杂治？调其气血，以俟营卫宣通。

桑枝、远志、归身、桂枝、钩钩、白蒺藜。(《叶氏医案存真·卷三》)

◆ 淋证

八旬又四，下元虚惫，膀胱不开，溺淋窒痛。肾藏之阳，通纳皆少，惟峻补元海，可冀小效。至于全好，恐难深许。

当归、鹿茸、茯苓、柏子仁、苁蓉、杞子、熟地、牛膝。(《叶氏医案存真·卷一》)

常熟，三十二，眷。寡居无欢悦之念，肝胆中气火郁勃，直上直下，莫能制伏，失其疏泄之用，小溲成淋。谓肝脉环绕阴窍，用龙胆泻肝法。

龙胆草、黄芩、栀子、当归、生地、柴胡、泽泻、木通、甘草、车前子。(《叶氏医案存真·卷三》)

此败精凝瘀为淋，法宜通泄。

虎杖散。(《未刻本叶氏医案·方案》)

范，二五。精走浊淋，脊骨生热，属阴虚。胃弱，勿用腻滞。

龟腹甲心、覆盆子、五味、归身、鹿角胶、秋石、芡实，金樱膏丸。(《临证指南医案·卷三》)

丰，葑门横街。易饥能食，阳亢为消，此溲溺忽然如淋，乃阴不足也。

天冬、麦冬、生地、熟地、知母、黄柏、人中白，阿胶为丸。(《叶天士晚年方案真本·杂症》)

戈，四五。脉左细劲，腰酸，溺有遗沥，近日减谷难化。此下焦脏阴虚馁，渐及中焦腑阳。收纳肝肾，勿损胃气。

熟地、杞子、柏子仁、当归身、紫衣胡桃、补骨脂、杜仲、茯苓、青盐，蜜丸。(《临证指南医案·卷三》)

顾，二四。败精宿于精关，宿腐因溺强出，新者又瘀在里，经年累月，精与血并皆枯槁，势必竭绝成劳不治。医药当以任督冲带调理，亦如女人之崩漏带下。医者但知八正、分清，以湿热治，亦有地黄汤益阴泻阳，总不能走入奇经。

鹿茸、龟甲、当归、杞子、茯苓、小茴、鲍鱼。（《临证指南医案·卷三》）

胡，三五。热入膀胱，小溲血淋，茎中犹痛，非止血所宜。议用钱氏导赤散，加知、柏以清龙雷。（《临证指南医案·卷三》）

黄。心热下遗于小肠，则为淋浊。用药以苦先入心，而小肠火腑，非苦不通也。既已得效，宗前议定法。

人参、黄柏、川连、生地、茯苓、茯神、丹参、桔梗、石菖蒲。（《临证指南医案·卷三》）

惊忧恼怒，肝失其用，遂成淋闭。

当归身、柏仁、车前、郁李仁、牛膝、黄柏。（《眉寿堂方案选存·卷下》）

精腐瘀血，阻闭溺窍为痛。似淋非淋，久则阳维脉伤，寒热起，五液枯耗为便难，乃虚症也。

鹿茸、淡苁蓉、柏子仁、枸杞子、沙蒺藜、茯神、当归。

接服：盐水炒骨脂、淡苁蓉、沙蒺藜、枸杞子、厚杜仲、茯神、鹿茸、龟板。

丸方：河车胶、沙蒺藜、龟板、水煮熟地、麋茸、茯神、苁蓉。（《叶氏医案存真·卷一》）

酒客淋浊，必系湿热之邪着于气分，故五苓、八正俱用通利。病数年不愈，必由情欲致伤，败精血阻于内窍。溺与精异路同门，茎中因精腐阻居多。必通败精，一定之理。

杜牛膝一两五钱捣汁，冲入麝香三分。（叶天士《叶天士医案》）

李。败精凝隧，通瘀痹宣窍已效。

生桃仁、杜牛膝、人中白、生黄柏、麝香二分调入。(《临证指南医案·卷三》)

淋症愈后半年，交五六月复发。虽系肝胆郁热，亦必是暑邪内蕴，六腑皆为之不利，胸腹如闷，溺色赤混如血。宜先清热宣腑阳，然后再调本病。

卷心竹叶、寒水石、车前子、牛膝根、橘红、黑山栀、川郁金、滑石。(《叶氏医案存真·卷三》)

淋属肝胆，而酒性湿热之气，肝胆先受，滓汁次及肠胃。湿甚热郁，溺窍气阻，茎管窄隘。久病积热愈深，不受温补，当忌酒肉厚味。分利虽投，不能却病。从经义苦味法湿，参以解毒。

料豆皮、牡丹皮、黑山栀、芦荟、龙胆草、真青黛、金银花、胡黄连。(《叶氏医案存真·卷一》)

凌。交节病变，总是虚症。目泛舌强，脊背不舒，溲淋便涩。皆肾液不营，肝风乃张。当宗河间浊药轻服，名曰饮子。

熟地五钱，咸苁蓉八钱，炒杞子三钱，麦冬二钱，云苓一钱半，川石斛三钱，生沙苑一钱，石菖蒲一钱，远志肉四分，饮子煎法。(《临证指南医案·卷一》)

马。淋闭属肝胆居多，桂、附劫阴，与刚脏不合。诊脉沉涩无力，非五苓、八正可投。议用朱南阳法，仍是厥阴本方耳。

老韭根白一两，两头尖一百粒，小茴香五分，川楝子肉一钱，归须二钱，穿山甲末一钱。(《临证指南医案·卷三》)

脉涩，腿痛，艰于步履，溺后如膏，小溲易癃。此属肾虚，延久恐成痿躄。

熟地、龟板、苁蓉、川斛、青盐、穞皮、茯神、虎骨。(《未刻本叶天士医·保元方案》)

脉涩淋浊，法宜导火。

导赤散。(《未刻本叶氏医案·方案》)

脉左数，上热下冷，淋带不止，此内热湿郁，久则元虚。

花波罗滑为末，浆丸。即珍珠粉丸三钱。

孕妇忌服。(《叶氏医案存真·卷一》)

毛，三四。壮盛体丰，当夏令湿热蒸迫水谷，气坠而有淋浊。服寒凉腹胀，得固涩无效，皆非腑病治法。子和桂苓饮。

又：前用甘露饮，淋浊已止。而头晕，左肢麻木，胃脘腹中饥则欲痛，咽喉中似有物黏着，咳咯咽饮不解，诊脉左劲右濡。据症是水弱木失滋涵，肝阳化风，过膈绕咽达巅，木乘胃土，阳明脉衰，不司束筋骨以利机关。脘腹中痛，得食则缓者，胃虚求助也。今壮年有此，已属痱中根萌。养肝肾之液以息虚风，补胃土以充络脉。务在守常，勿图速效，可望全好。

制首乌、苁蓉、天冬、杞子、柏子霜、茯神、菊花炭、青盐。

红枣肉丸，服四钱。晚服猪肚丸方。(《临证指南医案·卷三》)

某，二八。湿热下注，溺痛淋浊，先用分利法。

萆薢、淡竹叶、木通、赤苓、茵陈、海金沙。(《临证指南医案·卷三》)

某，二三。淋浊，小便不利，当清利火腑。

导赤散，生地用细者，加赤苓、瞿麦。(《临证指南医案·卷三》)

某，六五。六旬有五，下焦空虚，二便不爽，溺管痹痛。姑与肾气汤主治。

肾气汤，细绢滤清服。(《临证指南医案·卷三》)

某，三二。湿热下注淋浊，当分利。

萆薢、淡竹叶、瞿麦、赤苓、细木通、扁蓄。（《临证指南医案·卷三》）

某，三十。左脉弦数，溺短而痛。

导赤散加丹皮、赤苓。（《临证指南医案·卷四》）

某，三四。小溲短赤带血。

导赤散加琥珀末五分，赤茯苓。（《临证指南医案·卷三》）

某，四五。淋浊，溺短涩痛，先通阳气。

萆薢三钱，乌药一钱，益智五分，赤苓三钱，远志四分，琥珀末五分。（《临证指南医案·卷三》）

某。产后淋带，都是冲、任奇脉内怯，最有崩漏劳损淹缠之虑。但固补实下，须通奇经者宜之。

桑螵蛸、人参、茯苓、生杜仲、沙苑、芡实、湖莲。（《临证指南医案·卷九》）

某。膏淋浊腻，湿热居多，然亦有劳伤肾伤，下虚不摄者。今以酒客，腹中气坠，便积，苦辛寒分消治。

黄柏、茯苓、萆薢、海金沙、川楝子、青皮、防己、蚕砂。（《临证指南医案·卷三》）

某。淋浊经年，阳损腰痛，畏冷。

熟地、杞子、鹿角胶、巴戟、杜仲、柏子仁、湖莲、芡实。（《临证指南医案·卷三》）

某。每溺尿管窒痛，溺后混浊。败精阻窍，湿热内蒸。古方虎杖散宣窍通腐甚妙，若去麝香，必不灵效，较诸汤药，更上一筹矣。

酒煨大黄、炒龙胆草、炒焦黄柏、牵牛子、川楝子、黑山栀、小茴、沉香汁。（《临证指南医案·卷三》）

某。阴精上蒸者寿，阳火下陷者危。血淋久而成形，窒痛烦心，心火直升。老人阴精已惫，五液化成败浊，阻窍不通，欲溺必痛，得泄痛减，即痛则不通，痛随利缓之谓。故知柏六味及归脾、逍遥之属，愈治愈剧。其守补升补，滋滞涩药，决不中病。用琥珀痛减，乃通血利窍之意，然非久进之方。以不伤阴阳之通润立方。

生地、益母草、女贞子、阿胶、琥珀、豆皮。（《临证指南医案·卷三》）

某。阴虚，湿热在腑为浊。

六味去萸，加车前、牛膝、黄柏、萆薢。（《临证指南医案·卷三》）

某氏。疟热伤阴，小溲淋痛。

生地、鳖甲、丹皮、知母、茯苓、泽泻。（《临证指南医案·卷六》）

某氏。气闭成淋。

紫菀、枇杷叶、杏仁、降香末、瓜蒌皮、郁金、黑山栀。

又：食入痞闷，小便淋痛。

照前方去紫菀、黑栀，加苡仁。（《临证指南医案·卷三》）

男子血淋成块，尿出痛。医治一年妄效。夫淋属肝经，郁火湿热皆有是病。思少壮情欲勉强，必致败精凝窍，精腐变瘀，理固有诸。用虎杖散法，服五六日，痛减血少。晨溺尚有血丝，此窍中有未尽之败浊。宜通不宜涩。

人中白、琥珀、沉香、白牵牛、川柏，韭菜汁丸。（《叶天士医案》）

钱，信心巷，四十三岁。肾精内夺，骨痿肉消，溺溲不禁如淋，大便不爽，气注精关，液枯窍阻。有形既去，草木不能生精血。莫若取血气填进冲任之脉络，必多服久进，肾液默生，可保身命。

河车、人乳炼膏，煎参汤送。(《叶天士晚年方案真本·杂症》)

忍精而溺，尿管闭塞，此淋症也。古云：痛则不通，用《千金》方法。

杜牛膝、麝香（三分研细调入）。(《叶氏医案存真·卷三》)

邵，六八。望七男子，下元必虚，操持萦思，阳坠入阴，精腐即化紫黑之色。宿者出窍，新复瘀结，溺出不痛，非久积宿腐。据述常饮火酒，酒毒辛热，必先入肝，肾虚宜温补，肝宜清凉。阅方用归脾，且非严氏法，杂凑成方，焉能治此大症?

细生地、清阿胶、黑穞豆皮、赤芍、丹皮，童便一杯冲入。(《种福堂公选医案》)

湿热下注，溺痛，淋浊。

黑栀皮、连翘、飞滑石、木通、淡竹叶、赤苓、龙胆草、生草梢。(《未刻本叶氏医案·保元方案》)

湿郁，溺痛，形寒。

桂枝、茵陈、大豆黄卷、苓皮、萆薢、飞净滑石。(《未刻本叶氏医案·方案》)

汪。脉左坚入尺，湿热下坠，淋浊痛。

滋肾丸。(《临证指南医案·卷三》)

王，五八。悲忧惊恐，内伤情志，沐浴熏蒸，外泄阳气。络中不宁，血从漏出。盖冲脉动，而诸脉皆动，任脉遂失担任之司，下元真气，何以固纳？述小便欲出，有酸楚如淋之状，诊脉微小涩。最宜理阳通补，用青囊斑龙丸。

邵新甫按：淋有五淋之名，浊有精浊、便浊之别，数者当察气分与血分，精道及水道，确认何来。大凡秘结宜通，滑脱当补。痛则为淋，不痛为浊。若因心阳亢而下注者，利其火腑；湿热甚而不宣者，彻其泉源。气陷用升阳之法，血瘀进化结之方。此数端，人所易晓也。独不知厥阴内患，其症最急，少腹绕前阴如刺，小水点滴难通，环阴之脉络皆痹，气化机关已息。先生引朱南阳方法，兼参李濒湖意，用滑利通阳，辛咸泄急，佐以循经入络之品，岂非发前人之未发耶？若夫便浊之恙，只在气虚与湿热推求。实者宣通水道，虚者调养中州。若虚实两兼，又有益脏通腑之法。精浊者，盖因损伤肝肾而致，有精瘀、精滑之分。精瘀，当先理其离宫腐浊，继与补肾之治。精滑者，用固补敛摄，倘如不应，当从真气调之。景岳谓理其无形，以固有形也。然此症但知治肝治肾，而不知有治八脉之妙。先生引孙真人九法，升奇阳，固精络，使督任有权，漏卮自已。可见平日若不多读古书，而临症焉知此理？若不经先生讲明，予今日亦不知此方妙处。又尿血一症，虚者居多，若有火亦能作痛，当与血淋同治。倘清之不愈，则专究乎虚。上则主于心脾，下则从乎肝肾，久则亦主于八脉。大约与前症相同，要在认定阴阳耳。（《临证指南医案·卷三》）

王。淋属肝胆，浊属心肾。心火下陷，阴失上承，故溺浊不禁。

人参、川连、生地、茯神、柏子仁、远志。（《临证指南医案·卷三》）

尾闾尻骨先痛，继以溲溺淋闭，兼有血瘀。夫督脉部位，隶于太阳脉络。气坠频溺、点滴不爽，分利清热愈痛。古贤每以柔剂温药，升任督之气。按经旨以治病，谅无误矣。

鹿茸、当归头、淡苁蓉、巴戟天、枸杞、沙蒺藜。（《叶天士医案》）

胃痛过于辛热开泄，致尿血淋，今转为浊，茎尚痛。欲其两顾，苦无成法可遵，姑理下焦。

黑珀散。(《未刻本叶氏医案·方案》)

魏。脉数垂，淋浊愈后再发，肛胀便不爽，余滴更盛。

萆薢、猪苓、泽泻、白通草、海金沙、晚蚕砂、丹皮、黄柏。

又：滞浊下行痛缓，议养阴通腑。

阿胶、生地、猪苓、泽泻、山栀、丹皮。(《临证指南医案·卷三》)

吴，二四。精浊已久，行步无力，食冷，口吐酸水。阳气微弱，治在脾肾。

益智仁、家韭子、覆盆子、胡芦巴、远志、小茴、菟丝子，金樱膏丸。(《种福堂公选医案》)

吴，二四。久疮不愈，已有湿热。知识太早，阴未生成早泄，致阳光易升易降。牙宣龈血，为浊为遗。欲固其阴，先和其阳。

仿丹溪大补阴丸，合水陆二仙丹加牡蛎，金樱膏丸。(《临证指南医案·卷三》)

吴。疟已复疟，溺浊淋痛。稚年脾疟，食物不慎。色黄，腹膨有滞，脾胃愈衰。东垣云：中气不足，溲便乃变。初秋交冬，迭加反复，久则五疳劳瘵。当慎于食物，令脾胃气灵可效。宗《脾胃论》升降疏补法。

人参、茯苓、炙草、广皮、使君子、神曲、楂肉、麦芽、泽泻。(《临证指南医案·卷六》)

吴。阅病原产后阴虚液亏，加以平时嗔怒，阳气暴升，络血不宁，奇空冲任少贮，带淋暗泄等症。

阿胶、天冬、当归、白芍、淡黄芩、青蒿膏、女贞子、茯神、乌骨鸡（炙），蜜丸。(《临证指南医案·卷九》)

夏，六三。案牍神耗，过动天君，阳燧直升直降，水火不交，阴精变为腐浊。精浊与便浊异路，故宣利清解无功。数月久延，其病伤已在任督。凡八脉奇经，医每弃置不论。考孙真人九法，专究其事，欲涵阴精不漏，意在升固八脉之气，录法参末。

鹿茸、人参、生菟丝粉、补骨脂、韭子、舶茴香、覆盆子、茯苓、胡桃肉、柏子霜，蒸饼为丸。（《临证指南医案·卷三》）

萧，四一。脉沉淋浊。

分清饮加山栀、丹皮、茯苓、猪苓。（《临证指南医案·卷三》）

小溲茎中痛，是余热未清，从下行也，进导赤散法。

细生地、知母、黑山栀、甘草梢、丹皮、麦冬、金银花、小木通。（《眉寿堂方案选存·卷上》）

徐，五四。五旬又四，劳心阳动，阴液日损。壮年已有痔疡，肠中久有湿热，酒性辛温，亦助湿热，热下注为癃为淋，故初病投八正、五苓疏气之壅也。半年不痊，气病渐入于血络。考古方惟虎杖散最宜。

虎杖散。（《临证指南医案·卷三》）

徐。由淋痛渐变赤白浊，少年患此，多有欲心暗动，精离本宫，腐败凝阻溺窍而成，乃有形精血之伤。三年久病，形消肉减，其损伤已非一脏一腑。然补精充髓，必佐宣通为是。自能潜心安养，尚堪带病延年。

熟地、生麋角、苁蓉、炒远志、赤苓、牛膝。（《临证指南医案·卷三》）

许，十八。血淋，尿管溺出而痛，脉沉实，形色苍黑。治从腑热。

芦荟、山栀、郁李仁、红花、当归、酒大黄、龙胆草、丹皮。

又：血淋未已，用坚阴清热。

小生地、粉丹皮、黄柏、知母、淡竹叶、山栀。（《临证指南医案·卷三》）

薛，廿五岁。少年心阳下注，肾阴暗伤，尿血血淋，非膀胱协邪热也。夫阴伤忌辛，肾虚恶燥。医投东垣辛甘化燥变热，于病悖极。生脉中有五味，亦未读食酸令人癃闭之律，溺出茎痛，阴液枯寂。

茯神、柏子仁、黑芝麻、豆衣、天冬、川石斛。（《叶天士晚年方案真本·杂症》）

叶，二七。淋属肝胆，浊属心肾。据述病，溺出混浊如脓，病甚则多，或因遗泄后，浊痛皆平，或遗后痛浊转甚。想精关之间，必有有形败精凝阻其窍，故药中清湿热，通腑及固涩补阴，久饵不效。先议通瘀腐一法。考古方通淋通瘀用虎杖汤，今世无识此药，每以杜牛膝代之。

用鲜杜牛膝根，水洗净，捣烂绞汁大半茶杯，调入真麝香一分许，隔汤炖温，空心服。只可服三四服，淋通即止，倘日后病发再服。

又：淋病主治，而用八正、分清、导赤等方，因热与湿俱属无形，腑气为壅，取淡渗苦寒，湿去热解，腑通病解。若房劳强忍精血之伤，乃有形败浊阻于隧道，故每溺而痛。徒进清湿热利小便无用者，以溺与精同门异路耳，故虎杖散小效，以麝香入络通血，杜牛膝亦开通血中败浊也。

韭白汁九制大黄一两，生白牵牛子一两，归须五钱，桂枝木（生）三钱，炒桃仁二两，小茴三钱，韭白汁法丸。（《临证指南医案·卷三》）

阴虚淋闭未减，近日腹痛吐泻，喜得冷饮，必有暑湿内着太阴脾脏，与本病两途，先宜分消调中，俟痛泻平再议。

黄芩、益智仁、黑山楂、白芍、陈皮、白木瓜。（《眉寿堂方案选存·卷下》）

张，四十一岁。此膏淋也，是精腐离位壅隧。精溺异路，出于同门。日久精血化瘀，新者亦留腐败，考古法用虎杖散。（《叶天士晚年方案真本·杂症》）

张。丹溪谓五淋症湿热阻窍居多。三年前曾有是病，月前举发，竟有血块窒塞，尿管大痛，不能溺出。想房劳强忍，败精离位，变成污浊瘀腐。且少腹坚满，大便秘涩，脏气无权，腑气不用。考濒湖发明篇中，有外甥柳乔之病，与此适符，今仿其义，参入朱南阳法。

两头尖、川楝子、韭白、小茴、桂枝、归尾，冲入杜牛膝根汁。

又：痛胀皆减，滴沥成淋。前投通浊已效，只要凝块全无，便不反复。阴药呆钝，桂、附劫液，通阳柔剂为宜。

苁蓉、归尾、柏子仁、炒远志、杞子、茯苓、小茴。（《临证指南医案·卷三》）

周，二二。便浊茎痛。

滋肾丸三钱。（《临证指南医案·卷三》）

朱，六十。吸受暑热异气，入表中之里，为淋痛溺赤，形肥，素有湿痰，议通太阳。

桂枝木、猪苓、茯苓、萆薢、海金沙、寒水石。（《种福堂公选医案》）

朱，三六。血淋管痛，腑热为多。经月来，每溺或大便，其坠下更甚。想阴精既损，肾气不收故也。

咸苁蓉、柏子仁、杞子、大茴、牛膝、茯苓。（《临证指南医案·卷三》）

祝，五四。中年以后，瘦人阴亏有热，饮酒，湿热下坠，精浊痔血。皆热走入阴，则阴不固摄。前方宗丹溪补阴丸，取其介属潜阳，苦味坚阴。若用固涩，必致病加。

水制熟地、龟板胶、咸秋石、天冬、茯苓、黄柏、知母、猪脊筋，捣丸。(《临证指南医案·卷三》)

浊腻膏淋日下，最易损人津液，络脉遂槁。况八脉隧道纡远，泛然补剂，药力罔效。《难经》谓十二经属通渠，旋转循环无端，惟奇经如沟渠，满溢流人深河，不与十二经并行者也，树根草皮，此症亦难奏效，须用血肉填补固涩，庶可希其获效。

麋茸、河车、人参、蒸黑於术、茯苓、湘莲、缩砂、雀卵、藘茹、乌贼骨、雀卵、河车，膏为丸。(《叶氏医案存真·卷二》)

◆ 白浊

脉细神倦，气弱也。气弱则不能统摄，精浊不已，先宜调益心脾。

桑螵蛸、湘莲、龙骨、远志、柏子仁、茯神、龟板、人参。(《未刻本叶氏医案·方案》)

精浊日久，咽干脉细。

滋肾丸。(《未刻本叶氏医案·方案》)

精浊咽干，摄阴为主。

熟地、女贞子、湘莲、牡蛎、茯神、金樱子、芡实、苦参。(《未刻本叶氏医案·方案》)

少阴素亏，湿热下注，溺为浑浊，议用咸苦坚阴泄湿法。

左牡蛎、赤苓、黑豆皮、白苦参、远志、粉萆。(《未刻本叶氏医案·方案》)

阴虚热伏，半月不解，舌绛唇紫，呼吸不利。溺短赤，便秘涩，此皆辛散苦药劫尽津液，况兼精浊下淋，热气已入至阴之界，岂区区清解为治者。

生地、麦冬、炙草、甘蔗汁、阿胶、鸡子黄、麻仁。（《眉寿堂方案选存·卷上》）

◆ 癃闭

背痛，得按摩愈痛，吐涎沫，短气，腹满小腹坚，小便不通，大便自利，下身麻木，不得移动，不食不寐，烦则汗出。病机多端无绫。治成法，思冷浊窃踞，阳微不行，为痞塞之象，二气既乖，岂可忽略。引仲景少阴例，急进通阳为要，议用白通加人尿、猪胆汁汤。

去须葱白、生淡干姜、生炮附子。上药用水一盏，煎至四分滤清，加人尿一小杯，猪胆汁一枚，频频调和，勿其沉于药底。

再诊：浊阴蔽塞，舍通阳再无别法，服白通加入尿、猪胆汁汤．脉不微续，仍三五参差，尚非稳保。议用四逆通脉方。

人参、淡干姜、人尿、炮附子、猪胆汁。

三诊：症象稍减，但少腹浊阴尚踞，胃气不苏，犹虑反复。人参、生淡干姜、炮附子、茯苓、泽泻。

四诊：误用攻表伤阳，致阴邪浊气结闭于下，少腹坚痛，二便阻涩，浊上干逆则呕。非温热佐以咸苦寒，何以直达下焦？

炮附子、淡干姜、人尿、猪胆汁、葱白头（《叶天士医案》）

陈，六七。昨用五苓通膀胱见效，治从气分。继而乱治，溲溺不通，粪溏。急当通阳。

生干姜、爆黑川附子，调入猪胆汁。（《临证指南医案·卷四》）

初病伏暑，伤于气分，潮热渴饮，邪犯肺也。失治则遂传膻中，遂舌绛缩，小便忽闭，鼻煤裂血，环口疮蚀，耳聋神呆，此气分之邪热漫延于血分矣。夫肺主卫，心主营，营卫二气，昼夜流行于经隧之中，与邪相遇，或凉或热。今则入于络，津液被劫，必渐昏昧，所谓内闭外脱。

犀角尖、元参心、金银花、鲜生地、连翘、细叶菖蒲根。（《眉寿堂方案选存·卷上》）

高。多郁多怒，诸气皆痹，肠胃不司流通，攻触有形，乃肝胆厥逆之气。木必犯土，呕咳恶心，致纳食日减。勉进水谷，小肠屈曲不司变化，为二便不爽。所谓不足之中而兼有余，医勿夯视。

丹溪小温中丸，每服二钱五分。（《临证指南医案·卷四》）

顾，四二。腹满坚实，足跗胫痛肿，二便皆不通利，因湿热壅其腑气也。此非中虚，当以宣通为法。

黄芩、黄连、厚朴、枳实、青皮、卜子、丹皮、山栀皮。（《临证指南医案·卷四》）

金。湿热在经，医不对症，遂令一身气阻，邪势散漫，壅肿赤块。初因湿热为泄泻，今则窍闭，致二便不通。但理肺气，邪可宣通。

苇茎汤去瓜瓣，加滑石、通草、西瓜翠衣。（《临证指南医案·卷四》）

孔，六二。膏粱形体充盛，壮年不觉，酿积既久，湿热壅痹，致小肠火腑失其变化传导之司，二便闭阻日盛，右胁壅阻作疼。当以苦药通调，必臻小效。

芦荟、川楝子、郁李仁、炒桃仁、当归须、红花。

夜服小温中丸二钱。（《临证指南医案·卷四》）

口中干燥，小水全无，泉源已竭，阴液无以上承，利症噤口，都是湿热壅于胃口。下元衰惫，冲脉气震高突，此攻病保真，理难捉摸。

川连、草决明、石莲、黄芩、乌梅、白芍。（《叶氏医案存真·卷二》）

陆。暑热不得解散，瘇肿癃闭，宜通六腑。已现痉厥，非轻小症。

防己、茯苓皮、猪苓、通草、海金沙、苡仁。

又：经腑窒热不通，治在气分，三焦之病何疑。滑石、石膏、寒水石、猪苓、泽泻、蚕砂汤煎药。

又：定三焦分消。

葶苈、杏仁、厚朴、大腹皮、猪苓、泽泻、海金沙煎汤。（《临证指南医案·卷四》）

某。当年久痢，用三神丸得效，是脾肾两因，兼理气分之滞。体质阳虚，遇冷病加。今病起长夏，小水不通，必系夏热阻其宣化，久则气血凝着而为肠红。先与桂苓甘露饮，分消其湿。

於术、茯苓、猪苓、泽泻、滑石、桂心。（《临证指南医案·卷七》）

某。少腹胀痛，二便皆秘。

玉壶丹。（《临证指南医案·卷四》）

某。阴液涸，则小水不通；胃气逆，则厌食欲呕。此皆痢之款症也，治以中下二焦为主。议理阴煎。

熟地、白芍、附子、五味、炮姜、茯苓。（《临证指南医案·卷七》）

热病时疟，不分清理在气在血，以发散消导，劫伤胃汁，遂不饥不食。突遭惊骇，肝阳暴越，复令倏热倏凉，两足皆冷，腹胀不和。胁中有形触痛，由久病入络。阴阳不通，二便窒闭，先与更衣丸二钱，俟半日后，大便得通。次日用药，当以两和厥阴、阳明方法。

生牡蛎、柏子仁、生白芍、川楝肉、小黑豆皮、细根生地。(《眉寿堂方案选存·卷上》)

汪。秋暑秽浊，由吸而入，寒热如疟，上咳痰，下洞泄。三焦皆热，气不化则小便不通。拟芳香辟秽，分利渗热，必要小溲通为主。

藿香梗、厚朴、檀香汁、广皮、木瓜、猪苓、茯苓、泽泻、六一散。

又：昨进分消方，热势略减，小便略通。所有湿热秽浊，混处三焦，非臆说矣。其阴茎囊肿，是湿热甚而下坠入腑，与方书茎肿款症有间。议河间法。

飞滑石、石膏、寒水石、大杏仁、厚朴、猪苓、泽泻、丝瓜叶。

又：川连、淡黄芩、生白芍、枳实、六一散、广皮白、生谷芽。(《临证指南医案·卷四》)

王。远行劳动，肝肾气乏，不司约束，肛门痛坠。若是疡症，初起必然寒热。排毒药味苦辛寒燥，下焦阴阳再伤，二便皆涩，此为癃闭。背寒烦渴，少腹满胀。议通厥阴。

老韭根、穿山甲、两头尖、川楝子、归须、小茴、橘红、乳香。

又：驱浊泄肝，仅仅泄气，二便仍不得通。仿东垣治王善夫癃闭意。

滋肾丸三钱，三服。

又：气郁肠中，二便交阻，清理肠胃壅热。

川连、黄柏、川楝子、吴萸、黑山栀、青皮。

通草五钱，海金沙五钱，煎汤代水。

又：苦辛已效，当约其制。

川连、黑山栀、丹皮、川楝子、吴萸、海金沙、飞滑石。

华岫云按：小便闭者，若小肠火结，则用导赤。湿壅三焦，则用河间分消。膀胱气化失司，则用五苓。若湿郁热伏，致小肠痹郁，用小温中丸清热燥湿。若肾与膀胱阴分蓄热致燥，无阴则阳无以化，故用滋肾丸，通下焦至阴之热闭。以上诸法，前人虽皆论及，然经案中逐一分晰发明，不啻如耳提面命，使人得有所遵循矣。至若膏粱曲蘖，酿成湿火，渍筋烁骨，用大苦寒坚阴燥湿，仍用酒醴引导。又厥阴热闭为癃，少腹胀满，用秽浊气味之品，直泄厥阴之闭。此皆发前人未发之秘，学者尤当究心焉。大凡小便闭而大便通调者，或系膀胱热结，或水源不清，湿症居多。若大便闭而小便通调者，或二肠气滞，或津液不流，燥症居多。若二便俱闭，当先通大便，小溲自利。此其大略也。要之，此症当知肾司二便，肝主流泄，辨明阴结阳结，或用下病治上之法，升提肺气，再考三阴三阳开阖之理。至若胃腑邪热化燥便坚，太阳热邪传入膀胱之腑癃秘，又当于仲景伤寒门下法中承气、五苓等方酌而用之，斯无遗义矣。(《临证指南医案·卷四》)

许。暑湿热，皆气分先病，肺先受伤，气少司降，致二便癃闭。此滋血之燥无效，今虽小安，宜生津清养胃阴。

麦冬、知母、甜杏仁、白沙参、三角胡麻。(《临证指南医案·卷四》)

张，六六。脉左弦如刃，六旬又六，真阴衰，五液涸，小溲血水，点滴不爽，少腹右胁聚瘕。此属癃闭，非若少壮泻火通利可效。

柏子霜、小茴、鹿角霜、茯苓、当归、苁蓉。(《临证指南医案·卷四》)

周，钮家巷，六十七岁。老年精血内枯，开阖失司。癃闭分利，仍是泻法。成形者，散漫之气也。

鹿茸二两，麝香二钱，归身一两。

用生姜一两，羊肉四两，煎汤泛丸。（《叶天士晚年方案真本·杂症》）

朱，四九。郁勃久坐，中焦不运，寒热，小溲不通，腹膨胀满，脉小而涩。全是腑阳失司，与泄木通腑分消法。

四苓加椒目、厚朴、大腹皮、青皮。（《临证指南医案·卷三》）

◆ 遗尿

诊脉左虚大，右涩小弱。症见：目瞑短气，遗尿肢掉，神识渐迷，渴不欲饮，侵早稍安，晡时烦躁，此乃积劳元伤，热气内迫，劫烁脏液，致内风欲扰，有痉厥之虑。仲景谓：元气受伤致病，当与甘药。就暑热伤气，亦属发泄所致，东垣发明内伤暑病益气诸法，足为炳据。若动攻表里，是速其散越耳。

麦冬、生甘草、鲜莲子、知母、竹叶心。（《叶氏医案存真·卷二》）

◆ 小便不利

腹鸣，渐有胀满之势，小溲不利。

熟地、茯苓、桂心、山药、牡蛎、泽泻、牛膝、丹皮。（《未刻本叶氏医案·方案》）

顾，十五。禀质聪慧，当此已有知识，勤读夜坐，阳升则上热下冷，真阴不能生旺，长夏变幻腹疾，以溲浊痹热论之，乃虚人暑伏脾胃，议用东垣法。

人参、煨葛根、广皮、黄柏、生谷芽、泽泻、茯苓、川连。

（《种福堂公选医案》）

某，四一。诊脉弦，午后恶寒似热，不饥，溺涩短赤。暑热炎蒸，外袭肺卫，游行三焦，致气分窒痹而然。当用和法，宜薄滋味，庶杜疟患。

杏仁、香薷、木通、飞滑石、茯苓、厚朴、白蔻仁、淡竹叶。

又：照前方去香薷，加半夏。（《临证指南医案·卷五》）

某。舌白身热，溺不利。

杏仁一钱半，桔梗一钱，滑石三钱，通草一钱半，连翘一钱半，芦根一两。（《临证指南医案·卷四》）

脾呆胃钝，湿热内蒸，小溲浑浊，下溢白沃，当从中治。

焦术、川连、谷芽、荷叶蒂、神曲、广皮、木瓜、炙甘草。（《未刻本叶氏医案·方案》）

邪退阴亏，小溲不利。

六味去萸加穞豆皮。（《未刻本叶氏医案·方案》）

嗽减，溺频。

都气丸。（《未刻本叶氏医案·保元方案》）

◆ 关格

杜，六四。老人积劳久虚，因渴饮冷，再伤胃阳，洞泄复加呕吐，不受汤饮食物。上不得入，下不得出，此为关格难治。

人参、半夏、川连、淡干姜。（《临证指南医案·卷四》）

高年少腹气冲脘下，心肋时痛，舌底流涎，得甜味或静卧少瘥，知饥不食，大小便日窒，此皆阴液内枯，阳气结闭。喻西昌有滋液救焚之议，然衰老关格病，苟延岁月而已，医药仅堪图幸。

大麻仁、柏子仁、枸杞子、肉苁蓉、紫石英、炒牛膝。（《叶氏医案存真·卷一》）

关格者，经言脉数俱盛四倍，阴阳结邪相离，而不复相管，羸不及于天地之精气则危矣，极言关格之不可治。前贤拟方，亦皆未尽善。愚意离愁郁结，病属七情，果难措手。今此症由甘肥积热，酒性慓悍，致伤脏腑津液，治以清通清滋，或尚可希冀。

川连、生草、瓜蒌皮、元参、枳壳、胆星、苦丁茶、柏子仁、元明粉，等分蜜丸。(《叶氏医案存真·卷一》)

卢。阴阳逆乱，已成关格。议用附子泻心汤，为上热下寒主治。(《临证指南医案·卷四》)

毛。老年形消，不食不便，气冲涌涎，乃关格之症。议用进退黄连汤。

川连、淡干姜、半夏、姜汁、人参、茯苓、附子、生白芍。(《临证指南医案·卷四》)

某。脉寸口搏大，按之则涩，形瘦气逆，上不纳食，下不通便。老年积劳内伤，阳结不行，致脘闭阴枯，腑乏津营，必二便交阻，病名关格，为难治。

人参、枳实、川连、生干姜、半夏、茯苓。(《临证指南医案·卷四》)

阳气结闭，已成关格，病属不治，姑用进退黄连汤，上下合法。

黄连、白芍、桂枝、人参。(《叶氏医案存真·卷三》)

已成关格大症，又乏力用参，难延岁月矣。

白蜜、半夏、生姜汁。(《未刻本叶氏医案·保元方案》)

壮年而成关格，定属木火上亢，柔金被劫。失宣降之司耳。

枇杷叶、苏子、土蒌、紫菀须、橘红、杏仁。(《未刻本叶氏医案·保元方案》)

◆ 阳痿

勉强摇精，致阳缩囊纵，不但形弱佝偻，肛门脐窍皆为收引，咽喉牵绊，自此食物渐渐减少，由精血之伤有形，最难自复。少厥两阴脉，循喉咙，开窍于二阴，既遭损伤，其气不及充注于八脉，见症皆拘束之状。上年进柔剂阳药，服后头巅经脉皆胀，耳窍愈鸣，想是藏阴宜静，试以乘舆身怖，必加局促不安，宜乎升阳之动，药不灵矣。夫少阴内藏，原有温蒸诸法，厥阴相火内寄，恶寒喜凉。仿丹溪潜阳法，仍候高明定义。

元武板、知母、茯苓、秋石、生地、阿胶、远志炭、柏子仁。

又：交四之气热胜，元虚则气候不耐久坐，舌心腐碎，吸短气似不接续，中焦喜按，始得畅安，目胞欲垂难舒，四肢微冷失和。从前调理见长，每以温养足三阴，兼进血气充形之品，病减。今当长夏，脾胃主气，气泄中虚，最防客气之侵，是质重之补宜缓，而养胃生津、宁神敛液，仍不可少。俟秋深天气下降，仍用前法为稳，拟逐日调理方法。

人参、麦冬、知母、天冬、茯神、甘草、川斛、建莲。（《叶氏医案存真·卷二》）

气弱神倦，阳痿，气由精虚使然。

线胶、羊内肾、杞子、沙苑、菟丝子、茯苓。（《未刻本叶氏医案·保元方案》）

王，五七。述未育子，向衰茎缩。凡男子下焦先亏，客馆办事，曲运神思，心阳久吸肾阴。用斑龙、聚精、茸珠合方。

华岫云按：男子以八为数，年逾六旬，而阳事痿者，理所当然也。若过此犹能生育者，此先天禀厚，所谓阳常有余也。若夫少壮及中年患此，则有色欲伤及肝肾而致者，先生立法，非峻补真元不可。盖因阳气既伤，真阴必损，若纯乎刚热燥涩之补，必有偏胜之害，每兼血肉温润之品缓调之。亦有因恐惧而得者，盖恐则伤肾，恐则气下，治宜固肾，稍佐升阳。有因思虑烦劳而成者，则心脾肾兼治。有郁损生阳者，必从胆治。盖经云：凡十一脏皆取决于胆。又云：少阳为枢。若得胆气展舒，何郁之有？更有湿热为患者，宗筋必弛纵而不坚举，治用苦味坚阴，淡渗去湿，湿去热清，而病退矣。又有阳明虚则宗筋纵，盖胃为水谷之海，纳食不旺，精气必虚，况男子外肾，其名为势，若谷气不充，欲求其势之雄壮坚举，不亦难乎？治惟有通补阳明而已。（《临证指南医案·卷三》）

夏，三十。阴筋曰“宗筋”，肝主之。冷则筋缩，热则弛长。少壮茎萎，起于长夏，天气已热，地中湿蒸。《内经》病机一十九条例，谓因湿者，大筋软短，小筋弛长，软短为拘，弛长为痿。此虽统论痿症而言，非指茎痿立论，然理亦相通。今逾年不愈，大暑时令诊得脉象，非下焦阳衰，两目红赤。想经营烦冗之劳，阳气交集于上，与暑热内迫，加以水谷之湿，湿蕴化热，而烁筋致痿矣。法当苦以坚阴，燥以胜湿，介以潜阳，湿去热清，自有愈期。

生虎骨、熟地、苍术、黄柏、茯苓、龟板、石决明、天冬。（《种福堂公选医案》）

仲，二八。三旬以内而阳事不举，此先天禀弱，心气不主下交于肾，非如老年阳衰，例进温热之比。填充髓海，交合心肾宜之。

熟地、雄羊肾、杞子、补骨脂、黄芪、远志、茯苓、胡桃、青盐，鹿筋胶丸。（《临证指南医案·卷三》）

朱，五十二岁。此操持太过，肝血胆汁内耗，致阳气上冒入巅，外泄汗淋，阳不入阴，阳跻穴空不寐，茎痿不举，非寒皆肝液无有，有暴仆暴厥之危。

小麦、萸肉、南枣、白芍、炙草、白石英。（《叶天士晚年方案真本·杂症》）

◆ 阳强

娄，二八。思虑太过，心阳扰动，吸伤肾阴，时时茎举。此失血皆矫阳独升，夜不得寐。归家谈笑，怡情可安。

人中白、龟腹甲、知母、黄柏。（《临证指南医案·卷二》）

王，三九。疟邪流人肝络，茎举，寐中梦扰，热逼筋骨，液伤酸痛，正虚邪伏，滋养不效。

生鳖甲、生地、胡黄连、丹皮、黑山栀、青黛。（《种福堂公选医案》）

◆ 遗精

安。脉坚，咽阻心热，得嗳气略爽，腰膝软弱，精滑自遗。必因惊恐，伤及肝肾，下虚则厥阳冲逆而上。法宜镇逆和阳，继当填下。

生白芍、桂枝木、生牡蛎、龙骨、茯神、大枣、小黑穞豆皮。（《临证指南医案·卷一》）

安。脉小数，色苍，心痛引背，胁肋皆胀，早上牙宣龈血，夜寐常有遗泄。此形质本属木火，加以性情动躁，风火内燃，营阴受劫，故痛能进食。历来医药治痛，每用辛温香窜，破泄真气，不知热胜液伤，适令助其燥热，是经年未能痊期。议以柔剂，息其风，缓其急，与体质病情，必有合窍之机。

细生地、阿胶、牡蛎、玄参、丹参、白芍、小麦、南枣。

(《种福堂公选医案》)

毕，二六。有梦遗精，是心肾病。清心固肾，是为成法。得以水火交合，病当渐减。内伤病从内起，岂得与外来六气混治。

熟地、龙骨、远志、五味、茯神、芡实、建莲，金樱膏丸。(《临证指南医案·卷三》)

便浊、精浊两者迥殊。据述素有梦遗，浊发遗止，则知精浊矣。分清饮、八正散治浊套药，与此无涉，当固补下焦，不必分利。

熟地、远志、沙蒺藜、线鱼胶、山萸肉、覆盆子、菟丝饼、生龙骨、茯苓块。(《叶氏医案存真·卷一》)

陈。厥后，吸短多遗。议摄下焦。

熟地四钱，桑螵蛸二钱，覆盆子一钱，五味一钱，湖莲三钱，芡实二钱，茯神三钱，山药二钱。(《临证指南医案·卷三》)

程。左脉刚坚，火升，神气欲昏，片刻平复，宛若无病。此皆劳心，五志之阳动，龙相无制，常有遗泄之状。先用滋肾丸三钱，淡盐汤送。

又：早服补阴丸，晚服三才加炒黄柏、砂仁。

又：交霜降，络中陡然热蒸，肢节皆麻，火风震动，多因脾肾液枯。议用二至、百补丸意。

斑龙二至百补丸加黄柏。(《临证指南医案·卷三》)

初以心动精泄，久则关键滑溜，食减至半，业已损及中焦。萸、地滋腻滞胃，下焦之阴，未得其益，中宫之阳，先受其累。至于黄柏味苦，苦更伤阴。当以妙香散加金箔治之为稳。

人参、龙骨、远志、茯神、金箔、益智、茯苓、朱砂、甘草(《叶氏医案存真·卷一》)

丁。阴精走泄，阳不内依，欲寐即醒，心动震悸。所谓气因精夺，当养精以固气。从前暖药不错，但不分刚柔为偏阳，是以见血，莫见血投凉。

龟板（去墙削光）一两，桑螵蛸壳三钱，人参一钱，当归一钱，青花龙骨（飞）三钱，抱木茯神三钱。（《临证指南医案·卷三》）

凡热甚而厥，其邪必在阴分，古称热深厥深。病中遗泄，阴伤邪陷，发表攻里，断难施用，和正托邪，是为稳法。

草果、黄芩、知母、人参、炒半夏，五更时服。（《叶氏医案存真·卷一》）

费。色苍脉数，烦心则遗。阳火下降，阴虚不摄。有湿热下注，此固涩无功。

萆薢、黄柏、川连、远志、茯苓、泽泻、桔梗、苡仁。（《临证指南医案·卷三》）

伏邪留于少阴、厥阴之间，为三日疟。百日不愈，邪伤真阴。梦遗盗汗，津液日枯，肠燥便难。养阴药虽为有益，但深沉疟邪，何以得追拔扫除？议以仲景鳖甲丸三十粒，早上开水送下，午后进养阴通阳药。

复脉汤，去人参、生姜，加牡蛎、鹿角霜。（《眉寿堂方案选存·卷上》）

肝肾精血交亏，阳气不肯潜伏，阳升面赤戴阳，阳坠，精关不固。时令冬失潜藏．阳升阳动病加。静处山林，勿预家务。迎夏至一阴来复，必有好音，倘若衔药，心境操持，与身病无益。

水制熟地、锁阳、元武板、线鱼胶、远志炭。（《叶天士医案》）

戈。遗精数年，不但肾关不固，阳明脉络亦已空乏。欲得病愈，宜戒欲宁心一年，寒暑更迁，阴阳渐交。用桑螵蛸散治之。

(《临证指南医案·卷三》)

顾，十九。滑精，用阴药顿然食减，药先伤胃。据述梦寐惊狂，精走无以护神，当固无形矣。

人参、生龙骨、桑螵蛸、益智仁、茯神、茯苓、远志、木香。(《临证指南医案·卷三》)

杭州，廿一。据述遗精频致哮喘，病发必甚。此肾虚失纳，真气散越之疾，少年形瘦，难用温药，治当导入任脉阴海以固之。

人参、龟腹甲、坎气、五味子、紫衣胡桃、黄柏、芡实、金樱子膏。(《叶氏医案存真·卷三》)

胡，廿二岁。肾虚遗精，上年秋冬用填阴固摄而效。自交春夏遗发，吞酸不饥，痰多呕吐。显然胃逆热郁，且以清理。

川连、桔梗、广藿梗、薏苡仁、橘白、白蔻仁。(《叶天士晚年方案真本·杂症》)

胡。遗精四年，精关久滑不固。阴久伤，阳气不入阳跻穴，夜寤不寐。前以镇摄小效，独心中怔悸不已。以桑螵蛸散从心肾治。(《临证指南医案·卷三》)

华，二九。神伤于上，精败于下，心肾不交。久伤精气不复谓之损，《内经》治五脏之损，治各不同。越人有上损从阳，下损从阴之议。然必纳谷资生，脾胃后天得振，始望精气生于谷食。自上秋至今日甚，乃里真无藏，当春令泄越，生气不至，渐欲离散。从来精血有形，药饵焉能骤然充长。攻病方法，都主客邪，以偏治偏。阅古东垣、丹溪辈，于损不肯复者，首宜大进参、术，多至数斤，谓有形精血难生，无形元气须急固耳。况上下交损，当治其中，若得中苏加谷，继参入摄纳填精敛神之属。方今春木大泄，万花尽放，人身应之，此一月中，急挽勿懈矣。

参术膏，米饮调送。接进寇氏桑螵蛸散去当归。

此宁神固精，收摄散亡，乃涩以治脱之法。

又：半月来，服桑螵蛸散以固下，参术膏以益中，遗滑得止，其下关颇有收摄之机。独是昼夜将寝，心中诸事纷纷来扰，神伤散越，最难敛聚。且思虑积劳，心脾营血暗损，血不内涵，神乃孤独。议用严氏济生归脾方，使他脏真气咸归于脾。今夏前土旺司令，把握后天，于理最合。

归脾汤。

又：立夏四日，诊左脉百至余，颇有敛聚之意，右关及尺，芤动若革。按脐下过寸，动气似若穿梭，此关元内空，冲脉失养，而震跃不息。此女子胞胎，男子聚精之会也。大凡内损精血形气，其胃旺纳食者，务在滋填。今食减不纳，假寐片晌，必烦惊惕，醒而汗。自述五心热炽，四肢骨节热痿如堕。明是阴精内枯，致阳不交阴，转枯转涸，自下及中至上。前投桑螵蛸散，固涩精窍，遗滑经月不来。奈寝食不加，后天生气不醒，浓厚填补，于理难进。即参术甘温益气，又恐益其枯燥，宜参生脉以滋三焦。晨进人乳一杯，使气血阴阳引之导之，迎夏至一阴来复。早用人乳一盏，隔汤炖热服。午后略饥，用生脉四君子汤。

又：一月来虽经反复，参脉症形色，生阳颇有根蒂。近食蚕豆滞气，腹中微膨，食后口味酸浊。是久卧重者，脾阳运动之机尚少。而火升心烦，动气汗出，遗精虽减于昔，未得平复，总是内损已深。若调治合宜，只要精气复得一分，便减一分病象。长夏脾胃主令，培土助纳为要，而精气散越，仍兼摄固之法。刻下味酸微膨，补脾少佐疏胃，宜晚进。其早上另制补摄丸剂，益脏真以招纳散失之气。

晚服方：

人参、茯苓、白术、炙草、广皮、麦冬、五味、神曲、麦芽、炒黄柏。

早上丸方：

人参、桑螵蛸、白龙骨、淡苁蓉、五味、芡实、茯神、枣仁、金箔，金樱膏丸，淡盐汤送三四钱。

又：形色有渐复之象，较之夏至，病去三四。但诊右脉弦大，尚少冲和，左脉细促未静。谷进运迟，有吞酸䐜胀，寐中仍欲遗精。此中焦之阳，宜动则运，下焦之阴，固则能守，乃一定成法。

午后服异功散加炒谷芽。

晨服：遗症固涩下焦，乃通套治法。想精关已滑，涩剂不能取效，必用滑药引导，同气相求，古法有诸。

牛骨髓、羊骨髓、猪脊髓、麋角胶、白龙骨、生牡蛎、熟地、萸肉、茯神、五味、山药、芡实、湖莲、远志、砂仁，胶髓代蜜丸。晨服四钱，秋石二分化水下。(《临证指南医案·卷三》)

黄，三一。真阴损伤，而五志中阳上燔喉痛，下坠为遗，精髓日耗，骨痿无力，必延枯槁而后已。药饵何足久恃。

早服补心丹，晚服桑螵蛸散。(《临证指南医案·卷三》)

金，四六。湿热内蒸，痰火日夥，根本渐怯。阳泄为汗，阴泄遗浊。酒客喜于爽口食物，医药中滋腻补方，决不适用也。

猪肚丸方。(《临证指南医案·卷五痰》)

金。动气兼有遗精，已是下焦阴阳虚损，况久病欲进温养，必须通摄，桂茯气雄而刚，非下损药也。

淡苁蓉、补骨脂、胡桃肉、生菟丝子、覆盆子、家韭子、舶茴香、茯苓。(《种福堂公选医案》)

精关不固，耳鸣少寐。

灵磁石、沙苑、青盐、湖莲、金樱子、五味、熟地、茯神、线鱼胶、芡实、远志、覆盆。(《未刻本叶氏医案·保元方案》)

李，二五。脉小色白，失血遗精屡发，犹喜纳谷胃安。封藏固补，使其藏聚。若再苦寒泻火，胃伤废食。坐以待困矣。

熟地、萸肉、五味、覆盆子、河车膏、生菟丝粉、山药、湖莲、茯苓、芡实。金樱膏丸。(《临证指南医案·卷三》)

李，十九。肌柔色白，形气不足，当知识年岁，龙雷突起无制，干呛咳逆，情萌不遂，有梦遗精。见热理嗽清热，胃减堕入虚劳。能知命静养，冀其渐次充复。

三才汤加莲肉、芡实、茯神、柏子仁。(《种福堂公选医案》)

廉，三二。诊脉论体，从遗精漏疡，继而环跳穴痛，遂不堪行走。脏阴伤及腑阳，阳气日加窒塞，经脉不司舒展。食入壅脘欲吐，大便旬日不通，痞阻日甚，而为痿症。《内经》论治痿独取阳明，无非流通胃气，盖胃脉主乎束筋骨，利机关窍也。议用加味温胆汤。

又：大便旬日不通，用更衣丸。取意小肠火腑非苦不通，非下不夺也。(《临证指南医案·卷七》)

林，十八。诊脉细涩，寐则遗精，心热口渴，不时寒热。此肾阴内损，心阳暗炽。

补心丹三钱，四服。(《临证指南医案·卷三》)

林，线香桥，二十七岁。阴火扰动精走，用滋肾丸，每服三钱。(《叶天士晚年方案真本·杂症》)

刘。先患目疾，流泪，嘈杂不欲食。内郁勃，阳气过动，阴虚不主摄纳，春半连次遗泄，腰脊酸楚，皆肝肾病矣。

熟地、龙骨、萸肉、茯神、丹皮、湖莲、芡实、远志。(《临证指南医案·卷三》)

陆，二一。肌肉松柔，脉小如数，常有梦遗，阴精不固。上年冬令过温，温则腠理反疏，阳动不藏，诸气皆升，络血随气上溢。见症如头面热，目下肉瞤，心悸怔忡，四末汗出，两足跗肿，常冷不温，走动数武，即吸短欲喘。何一非少阴肾气失纳，阳浮不肯潜伏之征。况多梦纷扰，由精伤及神气。法当味浓填精，质重镇神，佐酸以收之，甘以缓之。勿因血以投凉，莫见下寒，辄进燥热。恪守禁忌以安之，经年冀有成功。所虑冲年志虑未纯，贻忧反复。

水制熟地、人参（秋石拌）、白龙骨、炒杞子、五味、炒山药、茯神、牛膝炭。

邹滋九按：遗精一症，前贤各有明辨，其义各载本门，兹不复赘。大抵此症变幻虽多，不越乎有梦、无梦、湿热三者之范围而已。古人以有梦为心病，无梦为肾病，湿热为小肠膀胱病。夫精之藏制虽在肾，而精之主宰则在心。其精血下注，湿热混淆而遗滑者，责在小肠膀胱。故先生于遗精一症，亦不外乎宁心益肾，填精固摄，清热利湿诸法。如肾精亏乏，相火易动，阴虚阳冒而为遗精者，用厚味填精，介类潜阳，养阴固涩诸法。如无梦遗精，肾关不固，精窍滑脱而成者，用桑缥蛸散填阴固摄，及滑涩互施方法。如有梦而遗，烦劳过度，及脾胃受伤，心肾不交，上下交损而成者，用归脾汤、妙香散、参术膏、补心丹等方，心脾肾兼治之法。如阴虚不摄，湿热下注而遗滑者，用黄柏、萆薢、黄连、苓、泽等，苦泄厥阴郁热，兼通腑气为主。如下虚上实，火风震动，脾肾液枯而为遗滑者，用二至、百补丸，及通摄下焦之法。如龙相交炽，阴精走泄而成者，用三才封髓丹、滋肾丸、大补阴丸，峻补真阴，承制相火，以泻阴中伏热为主。又有房劳过度，精竭阳虚，寐则阳陷而精道不禁，随触随泄，不梦而遗者，当用固精丸，升固八脉之气。又有膏粱酒肉，饮醇厚味之人，久之，脾胃酿成湿热，留伏阴中而为梦泄者，当用刘松石猪肚丸，清脾

胃蕴蓄之湿热。立法虽为大备，然临症之生心化裁，存乎其人耳。（《临证指南医案·卷三》）

吕，二四。成婚太早，精血未满久泄，必关键不摄。初则精腐变浊，久则元精滑溢。精浊之病，巢氏分晰彰着。经言肾虚气漫为胀，咸为肾味，上溢口舌，皆下失摄纳之权。

生菟丝子粉、蛇床子、覆盆子、陕沙苑子、家韭子、五味子，鳇鱼胶丸。（《临证指南医案·卷三》）

吕，三七。有梦乃遗，是心有所触而致。经营操持，皆扰神动心，说商贾客于外，非关酒色矣。

妙香散。（《临证指南医案·卷三》）

马，二二。阴虚体质，常有梦泄之疾。养阴佐以涩剂，仍参入通药可效。

六味去丹、泽，加湖莲、芡实、五味、远志、秋石，金樱膏丸。（《临证指南医案·卷三》）

马。阴精走泄于下，阳气郁冒于上，太冲脉衰，厥气上冲，陡然痫厥。阴阳既失交偶，内随阳掀旋。阳从汗泄矣。宜远房帏，独居静室。医治之法，从阴引阳，从阳引阴，大封大固，以蛰藏为要。百日可效，经年可以复元。

淡苁蓉、五味、远志、茯神、芡实、建莲、生羊腰子。（《临证指南医案·卷一》）

脉长而弦，不时梦泄。相火内炽，脏阴失守。入春大气发泄，最虑失血。

熟地黄、茯苓、白芍、丹皮、旱莲子、女贞、金樱、芡实、天门冬、海参、牡蛎、川斛。（《未刻本叶氏医案·保元方案》）

脉涩不利，梦泄食少内热。此少阴阴亏，谷气水湿下注，乃阴亏湿热之候也。

猪肚丸。(《未刻本叶氏医案·方案》)

脉数，梦泄，咳嗽。

熟地、茯神、麦冬、女贞子、川斛、湘莲、北参、旱莲草。(《未刻本叶氏医案·方案》)

脉数多遗，脊酸腰坠，此督任失固，非通不能入脉，非涩无以填精，色苍形瘦，不宜温补。

熟地、牡蛎、远志、五花龙骨、五味、茯苓、芡实、山药、羊肾、脊髓。(《叶氏医案存真·卷三》)

脉细，右濡左数。少年形瘦肌槁，遗泄，是知识太早，致精血难充，脐左动气，食减易饥，阴伤于下，渐延中宫。沉阴恐妨胃，刚补虑劫阴。男子精伤补阴，参入柔剂温药，取坎中寓阳之意。

鹿角霜、龟腹板、白茯苓、枸杞子、柏子仁、炙甘草、沙蒺藜、炒黑远志。(《叶氏医案存真·卷一》)

脉细软涩，气冲失血，寐欲遗精，今纳谷不运，神思日倦，缘操持太过，上下失交，当治中焦，心脾之营自旺，诸症可冀渐复。偏热偏寒，都是斫丧真元。

人参、归身、於术、广皮、枣仁、茯神、白芍、炙草。(《叶氏医案存真·卷二》)

毛，二六。长夏暑温热郁，都令脾胃受伤。色黄神倦，气分自馁。因有遗泄一症，在盛年阴虚为多。及询纳食，未为强旺，遗发必劳烦而来，脉象非数搏。议以养脾立法。

归脾去黄芪、桂圆，加益智、龙骨。(《临证指南医案·卷三》)

梦泄，咳嗽，此少阴不纳也。

熟地、川斛、天门冬、茯神、麦芽、北沙参。(《未刻本叶氏医案·保元方案》)

梦泄，脉虚尺微。

茯苓、远志、线鱼胶、沙苑、湘莲、熟地炭。(《未刻本叶氏医案·方案》)

梦泄，溺数。

猪肚丸。(《未刻本叶氏医案·方案》)

梦泄，咽干，责在少阴空虚。

熟地、天门冬、川斛、茯神、女贞子、龟板。(《未刻本叶氏医案·保元方案》)

梦泄盗汗，左脉弦数，脏真内亏，阳浮不潜。

熟地、左牡蛎、真龙骨、白茯神、人参、湘莲子、桑螵蛸、北五味。(《未刻本叶氏医案·方案》)

某，二一。脉左弦右濡，梦遗，咳逆气急。

熟地、麦冬、萸肉、五味、牡蛎、茯神、女贞子、山药、湖莲、川斛膏、芡实，金樱膏，加蜜丸。每服四五钱，淡盐汤下。(《临证指南医案·卷三》)

某，四十。梦遗精浊，烦劳即发，三载不痊。肾脏精气已亏，相火易动无制，故精不能固，由烦动而泄。当填补下焦，俾精充阳潜，可以图愈。

熟地八两，麦冬二两，茯神二两，五味二两，线胶四两，川斛膏四两，沙苑二两，远志一两，芡实三两，湖莲三两，金樱膏丸。(《临证指南医案·卷三》)

某。冬令烦倦嗽加，是属不藏，阳少潜伏，两足心常冷。平时先梦而遗，由神驰致精散，必镇心以安神。犹喜胃强纳谷，若能保养，可望渐愈。

桑螵蛸、金樱子、覆盆子、芡实、远志、茯神、茯苓、龙骨、湖莲，煎膏，炼蜜收，饥时服七八钱。(《临证指南医案·卷三》)

某。劳损漏疡，大便时溏，阴火上升，下则遗滑。

熟地、龟板、芡实、山药、女贞、建莲、炙草、穞豆皮。(《临证指南医案·卷三》)

某。脉虚色白，陡然大瘦，平昔形神皆劳，冬至初阳动，精摇下泄。加以夜坐不静养，暴寒再折其阳，身不发热，时时惊惕烦躁。从仲景亡阳肉瞤例，用救逆汤法。必得神气凝静，不致昏痉瘛疭之变。

救逆汤去芍。(《临证指南医案·卷三》)

某。脉左部数，有锋芒。初夏见红，久遗滑，入夜痰升肋痛。肝阳上冒，肾弱不摄。固摄助纳，必佐凉肝。

熟地、湖莲、芡实、生白龙骨、茯神、川石斛。(《临证指南医案·卷三》)

某。梦遗病，乃是阴气走泄，而湿热二气乘虚下陷，坠自腰中至囊，环跳膝盖诸处可见。久遗八脉皆伤，议用通药，兼理阴气。

猪苓汤。

又：熟地、五味、芡实、茯苓、湖莲、山药。(《临证指南医案·卷三》)

某。少年频频遗精，不寐心嘈。乃属肾中有火，精得热而妄行，日后恐有肾消之累。

焦黄柏、生地、天冬、茯苓、牡蛎、炒山药。(《临证指南医案·卷三》)

某。向有宿痞，夏至节一阴来复，连次梦遗，遂腹形坚大，二便或通或闭。是时右膝痈肿溃疡，未必非湿热留阻经络所致。诊脉左小弱，右缓大，面色青减，鼻准明亮，纳食必腹胀愈加，四肢恶冷，热自里升，甚则衄血牙宣。全是身中气血交结，固非积聚停水之胀。考古人于胀症，以分清气血为主，止痛务在宣通。要知攻下皆为通腑，温补乃护阳以宣通。今者单单腹胀，当以脾胃为病薮，太阴不运，阳明愈钝。议以缓攻一法。

川桂枝一钱，熟大黄一钱，生白芍一钱半，厚朴一钱，枳实一钱，淡生干姜一钱。三帖。

又：诊脉细小，右微促，畏寒甚，右胁中气触入小腹，着卧即有形坠着。议用局方禹余粮丸，暖水脏以通阳气。早晚各服一钱，流水送，八服。

又：脉入尺，弦胜于数。元海阳虚，是病之本，肝失疏泄，以致腹胀，是病之标。当朝用玉壶丹，午用疏肝实脾利水，分消太阳太阴之邪。

紫厚朴（炒）一钱半，缩砂仁（炒、研）一钱，生於术二钱，猪苓一钱，茯苓块三钱，泽泻一钱。

又：脉弦数，手足畏冷，心中兀兀，中气已虚。且服小针砂丸，每服八十粒，开水送，二服。以后药压之。

生於术、云茯苓、广皮，煎汤一小杯。后服。

又：脉如涩，凡阳气动则遗，右胁汩汩有声，坠入少腹。可知肿胀非阳道不利，是阴道实，水谷之湿热不化也。议用牡蛎泽泻散。

左牡蛎四钱泄湿，泽泻一钱半，花粉一钱半，川桂枝木五分通阳，茯苓三钱化气，紫厚朴一钱。

午服。

又：脉数实，恶水，午后手足畏冷。阳明中虚，水气聚而为饮也。以苓桂术甘汤劫饮，牡蛎泽泻散止遗逐水。

照前方去花粉，加生於术三钱。

又：手足畏冷，不喜饮水，右胁汩汩有声，下坠少腹，脉虽数而右大左弦。信是阳明中虚，当用人参、熟附、生姜，温经补虚之法。但因欲回府调理数日，方中未便加减，且用前方，调治太阳太阴。

生於术三钱，左牡蛎（生）四钱，泽泻（炒）一钱，云苓三钱，生益智四分，桂枝木四分，炒厚朴一钱。

午后食远服。

朝服小温中丸煎汤压之。（《临证指南医案·卷三》）

某。遗泄损阴，疟热再伤阴。声嘶火升，乃水源不充。易怒神躁，水不涵木之象，用何人饮，佐清阴火。

制首乌、人参、天冬、麦冬、知母、茯苓。（《临证指南医案·卷六》）

某。遗由精窍，淋在溺窍，异出同门，最宜分别。久遗不摄，是精关不摄为虚。但点滴茎中痛痒，久腹坚满，此属淋闭，乃隧道不通，未可便认为虚。况夏令足趾湿腐，其下焦先蕴湿热，热阻气不流行，将膀胱撑满，故令胀坚。议理足太阳经。

五苓散。（《临证指南医案·卷三》）

某。左脉弦数，遗泄，久嗽痰黄。当用填补。

炒熟地、芡实、扁豆、女贞、茯神、糯稻根须。（《临证指南医案·卷二》）

能食形色夺，肛疡痛，遗精，酸苦泄热不应，当通阳摄阴。

苁蓉、熟地、黄柏、远志、茯苓、锁阳、龟甲、白芍，羊肉胶丸。（《眉寿堂方案选存·卷下》）

年十九，形貌伟然。火升失血，向有梦泄，显是少阴肾真空虚，阳浮失守，冲激阳络使然。肾主封蛰，宜固之、摄之，而药饵草木，即血肉有情亦难充滋有形之阴，究竟全赖自知利害，葆真为第一要义。

熟地、阿胶、天冬、女贞子、元武板、湘莲、珠菜、牡蛎、海参胶、旱莲草、茯神、山药、霍斛、穞豆皮。（《未刻本叶氏医案·方案》）

潘，廿六岁。少年失血遗精，阴虚为多。夫精血有形，既去难复。即是内损阴虚，日久渐干阳位，肝肾病必延胃府。所列病原，大暑令节，乃天运地气之交替，人身气馁失司维续，必有不适之状。褚澄云：难状之疾，谓难以鸣诉病之苦况也。

妙香散。（《叶天士晚年方案真本·杂症》）

彭，十七。阴虚有遗，痰嗽有血，诵读久坐阳升。

桑叶、生扁豆、北沙参、麦冬、霍山石斛、生甘草、苡仁、茯苓。（《临证指南医案·卷二》）

脾胃阳微，不运寒痰，噫气，肾虚阴走，遗精无梦。

人参、山药（炒）、熟地（炒）、建莲、生牡蛎、龙骨、枸子、糜角胶。（《叶氏医案存真·卷三》）

七年沉疴，心惕热迷，咬牙嚼舌，阴火失守，阳乃鸱张。前方理厥阴、阳明，以和阳主治；继方以咸味纯阴，填水源以生木。病究竟未能却。自述每每遗泄，其病随发。春夏两时发病甚频，况五更寅卯，少阳气振，阳冒病来，更兼操持不已。《内经》胆藏汁三合，肾藏液三合。精遗则肾液少，操劳则胆汁亏，欲望春阳不动，安可得耶？

熟地、肉苁蓉、五味子、龙骨、茯苓。（叶天士《叶天士医案》）

钱，二十。脉右弦左垂，阴虚湿热，遗精疮蚀。

黄柏、知母、熟地、萆薢、茯苓、远志，蜜丸。（《临证指南医案·卷三》）

钱，十八。冲年阴精走泄，阳无依倚。血随气升，色紫成块，此血出于肝络，法当镇补。

人参、炒黑枣仁、炒白芍、炙草、青花龙骨、金箔。(《种福堂公选医案》)

钱，五八。用力努挣，精从溺管沥出，已经两耳失聪。肾窍失司，显然虚象。凡肾液虚耗，肝风鸱张，身肢麻木，内风暗袭，多有痱中之累。滋液息风，温柔药涵养肝肾。经言肝为刚脏，而肾脏恶燥，若攻风劫痰，舍本求末矣。

熟地、枸杞、苁蓉、石菖蒲、当归、沙苑、巴戟、远志。(《临证指南医案·卷一》)

钱。阳外泄为汗，阴下注则遗。二气造偏，阴虚热胜。脑为髓海，腹是至阴，皆阳乘于阴。然阳气有余，益见阴弱，无以交恋其阳，因病致偏，偏久致损。坐功运气，阴阳未协，损不肯复，颇为可虑。今深秋入冬，天令收肃，身气泄越，入暮灼热，总是阴精损伤而为消烁耳。

川石斛、炒知母、女贞子、茯神、糯稻根、小黑穞豆皮。

又：暮夜热炽，阴虚何疑。但从前表散，致卫阳疏泄。穿山甲钻筋流利后，致经络气血劫撒，内损不复，卫阳藩篱交空，斯时亦可撑半壁矣。失此机宜，秋收冬藏主令，其在封固蛰藏耳。张季明谓元无所归则热灼亦是。

丸方：人参、河车、熟地、五味、莲肉、山药、茯苓。

食后超时服六神汤。(《临证指南医案·卷一》)

任脉、督脉分行乎身之前后。自觉热蒸，不梦自遗，皆奇经虚也。辛温药颇效。六味加五味子不应，方药仅仅达下，未能约束奇经。议用聚精固摄之法。

桑螵蛸、龟板、芡实、沙蒺藜、线鱼胶、胡连、龙骨、金樱子、覆盆子。(《叶天士医案》)

沈，廿五。缘稚少阳体，升补督脉已非（指患者年十三时，自食鹿角胶吐血用用龟板胶治愈。编者注），述有遗泄，虑血再发。肌肉消瘦，阴虚偏热，既虑夙恙，当戒奔驰用力。静处身心自宁，无发病之累。

六味去丹、泽，加水陆二仙、覆盆、湖莲、龟腹板心。（《叶天士晚年方案真本·杂症》）

时刻精遗，少腹胀满，皆肾不收纳，咽喉微干，火升及面，由阴不上承，虚阳浮越。上年用纯阴静药即泻，下损及中。今当固下。

熟地、山药、茯苓、北五味、人参、芡实、湘莲，人乳粉同河车、金樱二膏为丸。（《叶天士医案》）

瘦人阴虚，热邪易入于阴，病后遗精，皆阴弱不固摄也。泄泻在夏秋间，是暑湿内浸，其间有瓜果生冷，不能速行，是中寒下利，什中仅一。况此病因，遗泄患疟，病人自认为虚。医者迎合，以致邪无出路，辗转内攻加剧。夫患房劳而患客邪，不过比平常较胜，未必是阴病。近代名贤，讹传阴症，伤人比比。总之遗泄阴亏与利后阴伤，均非刚剂所宜，当拟柔剂扶精气。

人参、山药、川斛、芡实、茯苓、生地炭。（《叶天士医案》）

万，二七。诊脉数，左略大，右腰牵绊，足痿，五更盗汗即醒，有梦情欲则遗，自病半年，脊椎六七节骨形凸出。自述书斋坐卧受湿，若六淫致病，新邪自解。验色脉推病，是先天禀赋原怯，未经充旺，肝血肾精受戕，致奇经八脉中乏运用之力，乃筋骨间病，内应精血之损伤也。

人参一钱，鹿茸二钱，杞子（炒黑）三钱，当归一钱，舶茴香（炒黑）一钱，紫衣胡桃肉二枚，生雄羊内肾二枚。

夫精血皆有形，以草木无情之物为补益，声气必不相应。桂附刚愎，气质雄烈，精血主脏，脏体属阴，刚则愈劫脂矣。至于丹溪虎潜法，潜阳坚阴，用知、柏苦寒沉着，未通奇脉。余以柔剂阳药，通奇脉不滞，且血肉有情，栽培身内之精血。但王道无近功，多用自有益。（《临证指南医案·卷一》）

汪。久遗溲尿，淋沥三年。下焦常冷，脊膂腰髀疼楚如坠。此肾脏虚寒，但填精固涩，多进不应，是督任二脉失司，黏腻涩药，未能走入奇经，仿孙真人九法中采用。

鹿茸、补骨脂、家韭子、蛇床子、生菟丝子、覆盆子、金樱子、琐阳、生杜仲、炙草、茯苓、黄精羊内肾、青盐，共为丸。（《种福堂公选医案》）

汪正中。填固包举，遗精已缓，新正劳烦气泄，病后神耗精夺，当此升泄气候，以安神固摄法。

桑螵蛸、金樱子粉、茯神、人参、生龙骨、当归身、金箔、龟板。（《叶氏医案存真·卷三》）

王，杭州，廿一岁。据述遗精频至，哮喘病发必甚，此肾虚失纳不固，真气散越冲急。少年形瘦，难用温法，当导引入任脉阴海以固之。

龟腹板、人参、芡实、金樱膏、坎气、紫胡桃、五味、黄柏。（《叶天士晚年方案真本·杂症》）

未病先遗，阴气走泄。医投柴、葛、荆、防，再泄其阳，大汗淋漓，寒热愈甚。长夏暑热必兼湿气，足胫常冷。邪在中上二焦，恐阴弱内陷耳！是投剂解其暑湿热邪，务在轻小为稳。

丝瓜叶、杏仁、黄芩、花粉、连翘、郁金、豆蔻、橘白。（《眉寿堂方案选存·卷上》）

翁，四十四岁。夏月露宿，冷湿下入阴络，少腹坚凝有形，两傍筋绊牵引，自述梦遗。然有形固结，非补助之症，当与结疝同治，乃络中病。

南木香、穿山甲、金铃子、橘核、延胡、蓬术、麝香，葱白汁丸。（《叶天士晚年方案真本·杂症》）

吴，二八。遗浊已久，上冬喉中哽噎，医投寒解，入夏不痊。缘肾阴为遗消烁，龙雷不肯潜伏，于冬令收藏之候，反升清空之所。《内经》以少阴之脉循喉咙，夹舌本。阴质既亏，五液无以上承，徒有浮阳蒸灼，柔嫩肺日伤，为痹为宣，不外阴虚阳亢楷模。但养育阴气，贵乎宁静。夫思烦嗔怒，诵读吟咏，皆是动阳助热。不求诸己工夫，日啖草木药汁，生气暗伤，岂曰善策？然未尝无药也，益水源之弱，制火炎之炽。早用六味减丹、泽，加阿胶、秋石、龟胶、牡蛎、湖莲肉之属以入下，介以潜阳，滋填涩固，却是至静阴药。卧时量进补心丹，宁神解热，俾上下得交，经年可冀有成。（《临证指南医案·卷一》）

吴，二二。病形在肾肝，但得泻，头中痛微缓，少腹阴囊亦胀。想阴分固虚，而湿热留着，致腑经之气无以承流宣化，理固有诸。先泄厥阴郁热，兼通腑气再议。

龙胆草、胡黄连、萆薢、丹皮、茯苓、泽泻。

又：阅病原是脏阴阴精之亏，致阳浮头痛，兼有遗精，月数发。下虚上实，纯以补涩，决不应病。性不耐丸剂，与通摄两用。

龟板、秋石、熟地、女贞、远志、芡实、湖莲、茯苓，熬膏。（《临证指南医案·卷三》）

下利皆令伤阴，值冲年，情念正萌，遂患梦遗，劳烦饥馁更甚，以精血有形，必从水谷入胃，资其生长也。诊脉数，面亮，茎举则精出，溺后亦淋沥，是阴虚精窍不固，因阳气下坠所致，议固下阴以和阳。

熟地、旱莲草、生龙骨、怀山药、杜芡实、萸肉、云茯苓、

莲蕊须、金樱子膏，炼蜜为丸。(《叶氏医案存真·卷一》)

项。脉左弱右弦，色黄食少，腹胀便溏，常有梦遗泄。此非阴柔涩腻可服，用煦阳以涵阴。

生菟丝子、覆盆子、蛇床子、五味子、韭子、益智仁（煨）、补骨脂、龙骨，建莲粉丸。(《临证指南医案·卷三》)

小溲浑浊，梦泄腰痛。

熟地、北五味、线鱼胶、覆盆子、巴戟天、青盐、菟丝子、白茯神、沙苑、杜仲、萆薢、远志肉。(《未刻本叶氏医案·方案》)

心中空洞，下焦寒冷，兼有遗精，便溏，议用三阴补方。

人参、山药（炒）、茯神、五味、杞子（炒）、建莲、线鱼胶、熟地。(《叶氏医案存真·卷三》)

徐，三十。脉小数涩，上热火升，喜食辛酸爽口。上年因精滑阳痿，用二至百补通填未效。此乃焦劳思虑郁伤，当从少阳以条畅气血。

柴胡、薄荷、丹皮、郁金、山栀、神曲、广皮、茯苓、生姜。(《临证指南医案·卷三》)

徐，十八岁。有梦乃遗，是心动神驰精散，用交心肾法。

水煮熟地、萸肉、远志肉、生龙骨、茯神、石菖蒲、芡实、湘莲子肉。(《叶天士晚年方案真本·杂症》)

许，十九。脉虚芤，应乎失血遗精。先天既薄，更易泄少藏，正褚氏所云难状之疾。冲年须潜心静处，冀水火自交，可以精固。莫但图药饵，须坚守瞬刻强制之功。

鲜河车膏、九蒸熟地、五味、萸肉、山药、湖莲、砂仁、芡实，金樱膏丸。(《临证指南医案·卷三》)

许。十八。阴气走泄遗精，务宜滋填塞固。今纳谷少而不

甘，胃气既弱，滋腻先妨胃口。议用桑螵蛸散，蜜丸，服三四钱。（《临证指南医案·卷三》）

杨，十八。冲年遗精，知识太早，难成易亏，真阴不得充长，及壮盛未有生育，而久遗滑漏。褚氏谓难壮之疾者，盖病伤可复，精损难复也。诊脉上动尺芤，心动神驰，神驰精散。草木性偏，焉得见长？务宜断欲百日，以妙香散、桑螵蛸散方，理心脾以交肾，固肾气以宁心。早晚并进，百日以验之。（《临证指南医案·卷三》）

杨。脉垂入尺，有梦遗精。议填阴摄固其下。

熟地、萸肉、五味、山药、茯神、覆盆子、远志、线胶、湖莲、芡实，金樱膏丸，盐汤下。（《临证指南医案·卷三》）

姚，二四。始于念萌不遂其欲，阳下坠而精泄。先梦者，心阳注肾。久则精血日损，不充养筋骨为痛。下损及中，食不运化。此非萸、地腻膈，以及涩精可效。

妙香散。（《临证指南医案·卷三》）

遗精，气逆嗽痰，宜摄少阴。

熟地、湘莲、金樱子、茯神、芡实、北五味。（《未刻本叶氏医案·保元方案》）

遗精腰痛，下体怯冷。

沙苑、肉苁蓉、茯苓、线鱼胶、鹿霜、羊内肾、杜仲、补骨脂、菟饼、覆盆子、巴戟、胡桃霜。（《未刻本叶氏医案·保元方案》）

遗泄，内热咳嗽，脏阴不固，法宜摄纳。

熟地、芡实、女贞子、山药、龟板、牡蛎、金樱子、麦冬、湘莲、茯神、海参胶、川斛。（《未刻本叶氏医案·保元方案》）

遗泄频来。

熟地、芡实、金樱子、龙骨、牡蛎、桑螵蛸、五味、茯神、山药、湘莲、女贞、远志，炼蜜捣丸。(《未刻本叶氏医案·保元方案》)

遗泄阴亏，疟热再伤阴分，声嘶，火升易怒，神躁。水不润木之征，何人饮佐降阴火。

制首乌、知母、天冬、人参、茯苓、麦冬。(《叶氏医案存真·卷一》)

遗泄有梦属心，无梦属肾。据述气火下溜，即如溺出之状，茎管中痛，热气上冲咽喉，巅顶焮胀，语言皆怯。此任脉不摄，冲脉气逆。治法：引之导之，摄以固之，现在便溏食少，勿投沉阴腻滞之药。

炒砂仁、熟地、炒黑远志肉、炒莲须、元武板、白龙骨、锁阳、茯苓、杜芡实，以金樱子熬膏为丸。(《叶氏医案存真·卷一》)

阴不固摄，梦泄肠红。

熟地、炙甘草、北五味子、芡实、茯神、怀山药、黑壳建莲、白芍。(《未刻本叶氏医案·方案》)

阴疟三年不愈，下虚遗泄。

蜀漆、牡蛎、炙黄芪、桂枝、龙骨、炙甘草。(《眉寿堂方案选存·卷上·疟疾》)

有梦遗精，治在心肾，乃二气不交所致。冬令牙宣，亦主藏纳浅鲜，用镇固宁神方。

熟地、枣仁、茯神、金箔、人中白、女贞子、湘莲子、旱莲草、远志、龙骨，蜜丸。(《叶氏医案存真·卷一》)

幼年久有遗精，目疾，不耐劳烦。先后天未曾充旺，秋季疟邪再伤真阴，冬月夜热，嗽痰失血，不饥不食，盗汗伤阳，阳浮不藏，渐干胃口，皆久虚劳怯之象。此恙屏绝酒色怒烦，须安闲坐卧百日，必胃口渐旺，病可渐除，古称精生于谷食也。

北沙参、女贞实、茯苓、炒麦冬、米仁、川斛、芡实（《叶氏医案存真·卷一》）

俞，三七。壮年形质伟然，脉来芤虚。述心悸怔，多畏惧，夜寐不甚宁静。此阳不易交于阴，过用劳心使然。用妙香散。（《临证指南医案·卷三》）

张，二四。形壮脉小。自述心力劳瘁，食减遗精。仿景岳精因气而夺，当养气以充精，理其无形，以固有形。

妙香散。（《临证指南医案·卷三》）

张。阴精走泄，阳失依附，上冒为热。坎水中阳不藏，古人必以浓味填之，介类潜之，乃从阴以引阳，与今人见热投凉不同。

熟地、龟甲、淡菜、青盐、茯神、柏子仁、女贞子、山药、旱莲草。（《临证指南医案·卷三》）

章。脉数虚，气冲心热，呛咳失血，屡因嗔怒，肝阳升则血涌，坠则精遗。春末土旺，入夏正当发泄主令，暮热晨汗，阴阳枢纽失固。议进摄真，其清寒肺药须忌。

鱼鳔胶、生龙骨、桑螵蛸、芡实、茯苓、五味、秋石（调入）。（《临证指南医案·卷三》）

郑。脉数，垂入尺泽穴中，此阴精未充早泄，阳失潜藏，汗出吸短。龙相内灼，升腾面目，肺受熏蒸，嚏涕交作。兼之胃弱少谷，精浊下注，溺管疼痛，肝阳吸其肾阴，善怒多郁，显然肾虚如绘。议有情之属以填精，仿古滑涩互施法。

牛骨髓四两，羊骨髓四两，猪脊髓四两，麋角胶四两，熟地八两，人参四两，萸肉四两，五味三两，芡实四两，湖莲四两，山药四两，茯神四两，金樱膏三两，胶髓丸。（《临证指南医案·卷一》）

郑。自来阴虚有遗泄，疟邪更伤其阴。寐多盗汗，身动气促，总是根本积弱，不主敛摄。此养阴一定成法。

熟地、生白芍、五味、炒山药、茯神、芡实、湖莲肉。（《临证指南医案·卷六》）

支，二二。痰多鼻塞，能食，有梦遗精。医投疏泄肺气消痰，六十剂不效。问读书夜坐，阳气必升，充塞上窍，上盛下衰，寐则阳直降而精下注为遗。用补心丹。（《临证指南医案·卷三》）

周，三七。精遗越日，阴火忽冲，神乱，肉瞤筋惕。此阴不恋阳，以补虚镇摄收敛。幸年壮胃口不败，可以痊愈。

熟地、萸肉、五味、龙骨、湖莲、茯神、远志。（《种福堂公选医案》）

◆ 滑精

李，二十六岁。壮年形瘦肌减，自述无因滑泄，长夏内阴不生旺而失血。显然阴虚，窍隧不固。大忌劳力奔走。虽在经营，当诸事慎养。身心调理之恙，不取药之寒热攻病也。

桑螵蛸散。（《叶天士晚年方案真本·杂症》）

李，横街，十九岁。精滑无梦，咳涎常呕，乃肾不摄纳，肺药无用。

人参条、紫胡桃肉、人乳粉、坎气（漂洁）、茯苓、五味子。（《叶天士晚年方案真本·杂症》）

肾虚，精滑不固。

熟地、女贞子、金樱子、荷莲须、芡实、北五味、川石斛、白茯神。（《未刻本叶氏医案·方案》）

宋，二三。无梦频频遗精，乃精窍已滑。古人谓有梦治心，无梦治肾。肾阴久损，阳升无制，喉中贮痰不清，皆五液所化。

胃纳少而运迟，固下必佐健中。

人参、桑螵蛸、生龙骨、锁阳、芡实、熟地、茯神、远志，金樱膏丸。（《临证指南医案·卷三》）

徐，廿六岁。少年读书久坐，心阳亢坠，皆令肾伤。医药乱治，胃伤虚里，胀闷吐水，而滑精未已，乃无形交损。

人参、抱木茯神、远志、茯苓、益智仁、砂仁壳、青花龙骨、炙草。（《叶天士晚年方案真本·杂症》）

治目疾，无非辛散寒苦，遂致精滑淋浊，夫阳虚则生外寒，阴虚则生内热。精气皆亏，神志孤独，梦魂纷扰，惊惕恐惧而无以自主。法当固摄肾关，养心宁神，镇怯理虚，渐次夜视反听，十分调护，方可治疗。

桑螵蛸散。（《叶天士医案》）

◆ 早泄

李，廿五岁。精泄痿躄，内枯损及奇经，六年沉疴，药难取效。

淡苁蓉、锁阳、羊肉胶、舶茴香、菟丝子、青盐。（《叶天士晚年方案真本·杂症》）

陆，十六。知识太早，真阴未充，龙火易动，阴精自泄。痰吐带血，津液被烁，幸胃纳安谷。保养少动宜静，固阴和阳可痊。

熟地水制、萸肉、山药、茯苓、芡实、远志、五味、牡蛎、白莲须，蜜丸。（《临证指南医案·卷二》）

◆ 血证

陈女。常有衄血，今夏忽起神识如呆，诊脉直上鱼际。大忌惊恐恼怒，天癸得通可愈。

犀角、丹参、元参、生地、连翘、知母。（《临证指南医案·卷八》）

程。从前衄血，都以养阴益气而愈，知非实热，皆劳役阳冒，以致阴血之动也。今壮年肌肉不充，身动气促如喘，口中腻涎浊沫。竟是肾精带伤，收纳失职之象。急急保养，远戒酒色，犹可向安。

熟地、人参、萸肉、湖莲、芡实、补骨脂，山药粉丸。（《临证指南医案·卷八》）

两尺空大，鼻衄时发，脏阴亏矣。阳失其守，议仿虎潜意。

熟地、北五味、虎胫骨、黄柏、茯神、龟板、肉苁蓉、川石斛、牛膝、青盐。（《未刻本叶氏医案·方案》）

林，二六。阳升，鼻衄不止。

细生地、乌犀角、炒知母、牛膝、黑山栀、川斛、丹皮、炒黑侧柏叶。（《临证指南医案·卷八》）

陆。鼻左窍有血，左肩胛臂痛。皆君相多动，营热气偏。脉得右虚左数。先以清肝通络。

丹皮、山栀、羚羊角、夏枯草、蚕砂、钩藤、连翘、青菊叶。（《临证指南医案·卷六》）

脉长鼻衄，阳升使然。

大补阴汤加人中白。（《未刻本叶氏医案·方案》）

某，三四。此热蒸于水谷之湿，龈血鼽衄，纳谷如昔，治在阳明。

熟地、知母、石膏、元参、牛膝。（《临证指南医案·卷八》）

某。努力伤，阳逆鼻衄。

犀角（镑）二钱，细生地三钱，炒丹皮一钱，元参一钱，炒牛膝一钱半，黑山栀一钱，炒黑侧柏叶五钱，临服冲鲜荷叶汁一

小杯。(《临证指南医案·卷八》)

某。食烧酒辛热，及青梅酸泄，遂衄血咳嗽，心腹极热。五味偏胜，腑阳脏阴为伤。此病以养胃阴和法。

生白扁豆、北沙参、麦冬、白粳米。

邵新甫按：血行清道，从鼻而出，古名曰衄，与浊道之吐咯者不同。清道即指至高之分，由山根以上睛明之次而来也。其穴乃手足太阳、足阳明、阴阳跻五脉之会，及冲脉交会其间。可见诸经皆能为衄，不独肺胃而然。诸书虽已详明，惟景岳辨之尤切。但衄之为患，总由乎火。外为六淫之变化，内因五志之掀腾，气血日为错乱，阴阳为之相乘。天人交感之处，虚实故分矣。若风寒壅盛于经，阳气郁而迫营者，宜参麻黄桂枝症之大意。若温风暑热怫郁，而动血外溢者，用辛凉清润等剂，认定经络之高下。若火邪极甚，而载血上泛者，有苦寒咸寒之法，审其原委之浅深。此外因主治法也。至于烦冗曲运，耗及木火之营，肝脏厥阳化火风上灼者，甘咸柔婉，理所必需。多劳过欲，病及天一之真，阳浮引阴血以冒上窍者，滋潜厚味，法从峻补。血脱则挽回元气，格阳则导火归源，因酒用和阳消毒之剂，因努力用培中益下之方。此内因主治法也。学者惟审内外两因，庶乎施治无误矣。(《临证指南医案·卷八》)

某。温邪衄血。

连翘、元参、淡黄芩、黑山栀皮、杏仁、郁金。(《临证指南医案·卷八》)

潘，二二。形色充伟，脉长关搏。述冬季衄血痰血，交夏不病。盖夏月藏阴，冬月藏阳，阳不潜伏，升则血溢，降则遗精，乃禀阳体而性情喜动之累耳。

生地、熟地、天冬、麦冬、龟腹甲心、秋石、龙骨、远志。

(《临证指南医案·卷二》)

上现衄血，心痛殃及小腹，昼静夜躁，常以寒栗，宛如热入血室。前云邪在血中阴分，已属显然。滋清血药，正在以搜剔伏邪耳。

鲜生地、犀角尖、元参、丹皮、金银花、生芍。(《眉寿堂方案选存·卷上》)

沈，五十三岁。操家君相多动，酒热先入肝胆，血溢在左鼻窍，左升热气，从肝胆而出。戒酒及怒气，肝血宁必止。医用犀角地黄，无足道也。

炒丹皮、黑山栀、降香末、真青黛、小穞豆皮、炒柿饼炭、侧柏叶。(《叶天士晚年方案真本·杂症》)

暑热多日，深入中，所以衄，热泄身凉，顷诊脉弦左搏。连日呕逆，胃气受戕，而发散消食，都是劫耗胃汁之物，几日伤触，焉有霍起之理？意者变疟，或旬日不晓饥饿，竟有诸矣。

杏仁、竹茹、花粉、犀角、橘红、半曲、郁金汁、丹皮。

又：犀角、生芍、条芩、生地、丹参、侧柏。(《眉寿堂方案选存·卷上》)

嗽减鼻衄，左脉弦。

细生地、生牡蛎、天冬、川石斛、白茯神、藕汁。(《未刻本叶氏医案·保元方案》)

唐，二十。阳浮汗泄，衄血。皆下焦真阴不充，适值乘龙之喜，与病相悖。议填实下元之阴，制伏浮阳。

熟地、萸肉、五味、女贞子、旱莲草、茯神、秋石、黑壳建莲，蜜丸。(《种福堂公选医案》)

王女。阴虚，齿衄肠血。未出阁，郁热为多。与养肝阴方。

生地、天冬、阿胶、女贞子、旱莲草、白芍、茯神、乌骨鸡。

（《临证指南医案·卷六》）

谢。疟热伤阴，心腹中热，浮阳升降，鼻衄汗出，遗精便难。此因疟加病，久卧气机呆钝，食入难消，然调脾胃之药，皆气胜助燥，施于液亏体质，于理有悖。

焦谷芽、生地炭、炒知母、制首乌、鳖甲、白芍。

服二剂后，接服后方。

谷露、人参、麦冬、鲜生地、北五味。（《种福堂公选医案》）

阴液损伤，阳气上冒，衄血咳痰。理宜和阳存阴，冀津液稍复，望其转机。至于疏滞解表，和表诸法，自然另有高见，非敢参末议也。

秋石拌人参、阿胶、鲜生地、麦冬。（《叶氏医案存真·卷二》）

赵，二十。脉左数，衄血火升。

生地、阿胶、天冬、麦冬、淡菜、生白芍、茯神、炒山药。（《临证指南医案·卷八》）

稚年吐衄，热伤为多。今脉小肌松，食少胃虚，阳升已露一斑。进甘凉益胃方。

炒麦冬、生扁豆、北沙参、茯神、木瓜、炙草。（《叶氏医案存真·卷二》）

左脉数，按之无序。阴亏阳动之象，日久恐有失血之累，但鼻血，咳呛，项核，先宜清理上焦。

桑叶、南沙参、夏枯草、川贝、白花粉、生甘草。（《未刻本叶氏医案·方案》）

脉左数，下重。热入血中，恐胎难保。暮夜烦躁无寐，亦是阴伤。太仆所云：寒之不寒为无水，当益其阴。今日衄血又来，应减气辛耗散。仿苦寒佐以咸寒为治。

黄芩、川连、人中白、白芍、知母、元参。(《眉寿堂方案选存·卷上》)

蔡，三七。水寒外加，惊恐内迫，阴疟三年。继患嗽血，迄今七年，未有愈期。询及血来紫块，仍能知味安谷。参其疟伤惊伤，必是肝络凝瘀，得怒劳必发。勿与酒色伤损。乱投滋阴腻浊之药，恐胃气日减，致病渐剧。

桃仁三钱，鳖甲三钱，川桂枝七分，归须一钱，大黄五分，茺蔚子二钱。(《临证指南医案·卷二》)

陈。脉如数，痰嗽失血，百日来反复不已，每咳呕而汗出。此属气伤失统，络血上泛。凡寒凉止血理嗽，不但败胃妨食，决无一效。从仲景元气受损当进甘药。冀胃土日旺，柔金自宁。

黄芪、生白芍、五味、炙草、南枣、饴糖。(《临证指南医案·卷二》)

陈。日来寒暄不匀，烦劳阳升，咳呛，震动络血上沸。诊脉左数，五心热，知饥纳谷。议育阴和阳方法。

生地、清阿胶、天冬、麦冬、茯神、川斛、炒牛膝、青铅、童便。(《临证指南医案·卷二》)

肺热，咳嗽痰血，宜禁火逼。

玉竹、竹茹、白扁豆皮、柿霜、川贝、霍山石斛。(《未刻本叶氏医案·方案》)

肺热嗽血。

芦根、鲜冬瓜子、米仁、熟桃仁。(《未刻本叶氏医案·保元方案》)

冯，四五。脉弦劲，按之空豁，久嗽，先有泻血，大便不实，近又嗽血。是积劳久损，阴阳两亏。今食不欲餐，先宜甘温益气。但贫窘患此，参苓未能常继，斯为难调。

人参、黄芪、茯苓、炙草、苡仁、白及。(《临证指南医案·卷二》)

冯。诊脉左手平和，尺中微动，右手三部，关前动数，尺脉带数。夜卧不寐，咳呛有血，昼日咳呛无血，但行走微微喘促。夫阴阳互为枢纽，隆冬天气藏纳，缘烦心劳神，五志皆动，阳不潜伏，当欲寐之时，气机下潜，触其阳气之升，冲脉升动，络中之血，未得宁静，随咳呛溢于上窍。至于步趋言谈，亦助其动搏气火，此咳呛喘息失血，同是一原之恙。当静以制动，投药益水生金，以制君相之火，然食味宜远辛辣热燥。凡上实者必下虚，薄味清肃上焦，正谓安下，令其藏纳也。愚见约方，参末俟裁。

生扁豆（勿碎）一两，麦冬二钱，川斛一钱半，上阿胶二钱，小根生地二钱，真北沙参一钱半。

又：诊脉同前，述心中怯冷，交四更咽中干，咳呛连声，必血已盈口。论心营肺卫皆在上焦，更拟敛心液、滋肺津一法。

炒枣仁（勿研）五钱，鲜生地三钱，天冬一钱，炒麦冬一钱，茯神一钱半，黑牛膝一钱半，茜草一钱，参三七（磨冲）一钱。

又：熟地四钱，生地二钱，天冬一钱，麦冬一钱，北沙参三钱，茯神一钱。

卧时服天王补心丹。(《临证指南医案·卷二》)

顾，四十。寸口脉搏指而劲，痰血能食。初因风温咳嗽，震动络血。以清心营肺卫之热。

小生地、黑山栀、地骨皮、天花粉、丹参、连翘、竹叶心。(《临证指南医案·卷二》)

积劳阳动，气蒸上咳，已三四年，仍然经营办事。夏四月，地中阳升，途失血，咽痛，音低。男子五旬以外，下元先亏，此显然五液不充，为久延不愈之沉疴，见血见嗽，与寒降清肺，是夯极者。

生地黄、清阿胶、鸡子黄、云茯苓、麦冬、桔梗。(《叶氏医案存真·卷二》)

金氏。脉细，左小促，干咳有血，寒热身痛，经水先期，渐渐色淡且少。此脏阴伤及腑阳，奇脉无气，内损成劳，药难骤效。

生地、阿胶、牡蛎、炙草、麦冬、南枣。(《临证指南医案·卷二》)

久疟伤阴，阳偏络松，嗽逆痰血，法宜益阴。

熟地、茯神、真阿胶、川斛、淡菜、穞豆皮。(《未刻本叶氏医案·方案》)

脉动搏且长，相火偏炽，阴分失固，咳呛痰血，最易成损。全在自知病因，勿妄欲念，恐心动精摇耳。

补阴汤加二至、丹皮、川斛。(《未刻本叶氏医案·方案》)

某，二八。努力咳血，胸背悉痛，当用仲淳法。

苏子、降香汁、炒丹皮、苡仁、冬瓜仁、炒桃仁、牛膝、川贝母。(《临证指南医案·卷二》)

某。《内经》分上下失血为阴络阳络，是腑络取胃，脏络论脾。今饮食甚少，柔腻姑缓。上下交病，治在中焦。其午火升烦嗽，亦因血去阴伤。以胃药从中镇补，使生气自充也。

人参、茯苓、白术、炙草、扁豆、白芍、山药。

又：因触胁气闪，络血复上，过戌亥时自缓。早上诊脉，细促无神，左目珠痛，假寐喉息有音，足胫冰冷。皆血冒不已，孤阳上升。从肝肾引阳下纳法。

人参、熟地炭、炒杞子、茯神、淡菜、炒牛膝，四服。

又：每下午戌亥，少阴厥阴龙相上越，络中之血随气火上升。考五行之中，无形有声，莫如风火。此皆情志之变动，必须阳潜阴固，方免反覆也。

人参、河车胶、大熟地、五味、炒杞子、茯苓、炒牛膝。(《临证指南医案·卷二》)

戴，十六岁。男子情窦动萌，龙雷内灼，阴不得充，遂有失血咳逆内热，皆阴虚而来。自能潜心笃志，养之可愈，数发必凶。

六味去丹皮、泽泻，加龟板、莲肉、芡实、人乳粉、金樱膏。(《叶天士晚年方案真本·杂症》)

荻，廿四岁。左搏尺动，肝肾阴伤，血后干呛，夜汗。阴火闪动，阳不内交，虚怯阴损，壮水固本为要，医但治嗽清肺，必致胃乏减食。

人参、茯神、芡实、山药、熟地、五味、萸肉、湖莲、生龙骨，鲜河车胶丸。(《叶天士晚年方案真本·杂症》)

顾，葑门。失血既止，入冬不但血来，呛嗽火升，外寒内热，夫冬为蛰藏汇神之令，少壮不自保惜收藏，反致泄越，乃肾肝藏阴内怯，阳气闪烁自烁，草木填阴，临时堵塞其隙，精血无以宁养。务潜以绝欲，百日不发为是，屡发必凶。

熟地炒炭、茯神、萸肉、五味、湖莲、芡实、女贞、川斛。(《叶天士晚年方案真本·杂症》)

管，三十二岁。积劳气逆，肝胆热升，咯血胶痰。既有是恙，务宜戒酒勿劳。药用和肝胃之阳，阳和气顺，胸胁痛自已。

桃仁、丹皮、钩藤、山楂、栀皮、金斛、茯苓、麻仁。(《叶天士晚年方案真本·杂症》)

胡朴庵。脉动于右，气热易升，阴不上承，能食不能充津液，入春嗽血不止，养少阴之阴，勿苦降碍胃。

鸡子黄、阿胶、生地（炒）、柏叶（炒黑）、麦冬、茜草，转方加天冬、抱木茯神。(《叶氏医案存真·卷三》)

江，二二。少壮情志未坚，阴火易动，遗精淋沥有诸。肾水既失其固，春木地气上升，遂痰中带血。入夏暨秋，胃纳不减，后天生旺颇好，不致劳怯之忧。但酒色无病宜节，有病宜绝，经年之内屏绝，必得却病。

熟地（水制）、萸肉、山药、茯神、湖莲、远志、五味、黄柏、芡实，金樱膏丸。(《临证指南医案·卷二》)

刘，二十。脉左数入尺，是真阴下亏。先有血症，毕姻后血复来，下午火升呛咳，阴中阳浮。保扶胃口以填阴。

阿胶、淡菜、生扁豆、麦冬、炙草、茯神。(《临证指南医案·卷二》)

脉数，努力劳伤失血，血去阴伤，气浮咳逆，渐延阴损。

生地、茯神、北沙参、川斛、麦冬、穞豆皮。(《未刻本叶氏医案·保元方案》)

脉数，失血咳嗽。

熟地、北五味、茯神、芡实、湘莲、甜北参、山药、牡蛎、天冬、人乳粉、阿胶、麦冬。(《未刻本叶氏医案·方案》)

某，十八。劳伤夹暑，肺气受戕，咳血口干。先清暑热。

鲜荷叶、白扁豆、大沙参、茯神、苡仁。(《临证指南医案·卷五》)

某，四九。脉右涩，初气冲失血，咳逆，能食无味，血来潮涌。乃阳明胃络空虚，血随阳升而然。法当填中为要着，莫见血治咳而用肺药，斯症可图，正在此欤。

大淡菜一两，生扁豆五钱，麦冬三钱，川斛三钱，茯神三钱，牛膝炭一钱半。(《临证指南医案·卷二》)

某，五十。脉数咳血，曾咯腥痰，若作肺痈。体质木火，因烦劳阳升逼肺，肺热不能生水，阴愈亏而阳愈炽，故血由阳而出也。当金水同治为主。

熟地四两，生地二两，天冬二两，麦冬二两，茯神二两，龟板三两，海参胶二两，淡菜胶二两，川斛膏四两，女贞一两半，北沙参二两，旱莲草一两半，胶膏丸。（《临证指南医案·卷二》）

某，五五。向衰之年，夏四月时令，阳气发泄，遇烦劳身中气泄，络血外溢，脏液少涵，遂痰嗽不已。俗医见嗽，愈投清肺滋阴，必不效验。此非少年情欲阴火之比，必当屏烦戒劳。早进都气丸，晚进归脾，平补脏真。再用嗽药，必然胃减。（《临证指南医案·卷二》）

某妪。操持怫郁，五志中阳动极，失血呛咳有年。皆缘性情内起之病，草木难以奏安。今形色与脉日现衰惫，系乎生气克削。虑春半以后，地气升，阳气泄，久病伤损，里真少聚。冬春天冷主藏，总以摄补足三阴脏，扶持带病延年，就是人工克尽矣。

人参、炒白芍、熟地炭、五味、炙草、建莲。（《临证指南医案·卷二》）

钱。一阳初萌，血症即发。下焦真气久已失固，亡血后，饮食渐减，咳嗽则脘中引痛，冲气上逆。乃下损及中，最难痊愈。拟进摄纳方法。

人参、熟地、五味、茯神、川斛、紫衣胡桃，调入鲜河车胶。（《临证指南医案·卷二》）

失血，咳呛，梦泄，皆属下焦不藏。

熟地、北沙参、天冬、旱莲草、茯神、川石斛、山药、女贞子。（《未刻本叶氏医案·方案》）

施，二二。呛血数发，是阳气过动，诊脉已非实热。夏至一阴来复，预宜静养，迎其生气，秋分后再议。

生脉六味去丹、泽，加阿胶、秋石，蜜丸。（《临证指南医

案·卷二》）

苏，三九。脉左坚，冬令失血，能食而咳，脊痛腰酸，乃肾脏不固少纳。肾脉虚馁，五液不承，寐则口干喉燥。宜固阴益气。

固本丸加阿胶、芡实、莲肉丸。（《临证指南医案·卷二》）

王，十七。少年阴火直升直降，上则失血咳逆，下坠肛疡延漏，皆虚劳见端。食减至半，胃关最要。非可见热投凉，以血嗽泥治。

熟地炭、建莲、霍石斛、茯神、炒山药、芡实。（《临证指南医案·卷二》）

唯亭，十八。读书身静，心劳兼以夜坐，浮阳易升。年少虽未完姻，然情欲一萌，多致不自保惜。阴中龙雷，夹木中相火沸动，失血咳嗽，是脏阴不为宁谧。暂缓书卷，早眠晏起，百日中勿加杂念扰乱，可以全愈。若以草木希愈，非要领也。

知柏八味丸加五味子。（《叶氏医案存真·卷三》）

吴。脉涩，能食，咳血。

降香、桃仁、郁金、苏子、炒山楂、苡仁、韭白汁（冲入）。（《临证指南医案·卷二》）

右寸浮数，余脉虚涩，失血，寒热已止，但喉中作痒咳嗽，大便又不坚固。此脾肺俱亏，正在润肺碍脾，补脾碍肺之时，清心静气，病可渐却，至嘱。

川贝、丹皮、玉竹、生地、茯苓、甘草、牛膝、橘红、北沙参。（《叶氏医案存真·卷二》）

张，葑门，三十九岁。过劳熬液，阳升咳血，痰多夜热，非因外感。尺脉中动左数，肝肾内虚，失收肃之象。

北沙参，玉竹，麦冬（炒），扁豆，甘草（炙），蔗汁。（《叶天士晚年方案真本·杂症》）

朱。形瘦虚数之脉，血屡次发，痰嗽不止，此非肺咳，乃血去阴伤，阴火如电烁而致咳。如日进清肺降气消痰，则内损不起矣。

都气法去丹泽，加脊髓、芡实、莲肉。（《叶天士晚年方案真本·杂症》）

董，十七。色苍能食，脘有积气。两年秋冬，曾有呛血。此非虚损，由乎体禀木火，嗔怒拂逆，肝胆相火扰动阳络故也。

金斛、山栀、郁金、丹参、川贝、苏子、钩藤、茯苓。

又：接用清气热，安血络方。

生地、麦冬、玄参、知母、花粉、百部、桔梗、川贝，蜜丸。（《临证指南医案·卷二》）

陆，西津桥，廿二岁。节令嗽血复发，明是虚损。数发必重，全在知命调养。近日胸脘不爽，身痛气弱，腻滞阴药姑缓，议养胃阴。

生扁豆、北沙参、生甘草、米拌炒麦冬、白糯米。（《叶天士晚年方案真本·杂症》）

络伤嗽血，脉弦，切勿动怒。

丹皮、生地、穞豆皮、黑栀、茜草、鲜荷藕。（《未刻本叶氏医案·保元方案》）

尼，十七。少年形色衰夺，侧眠咳血，天柱骨垂，经水已闭。皆不治见症。

归芪建中汤去姜。（《临证指南医案·卷九》）

怒伤肝，恐伤肾，二志交并，真脏内损。烦劳则阳气扰动，值春木之令，络血随气上溢，失血过多，阴气下空，阳无所附，上触清府，致木反乘金，咳呛气促，肺俞恶寒，脉弦数，乃下损之疾。

山萸肉、五味子、咸秋石、青盐、熟地。(《叶氏医案存真·卷一》)

施。脉小数，舌绛，喉中痒，咳呛血。因暑热旬日，热入营络，震动而溢。凡肺病为手太阴经逆传，必及膻中，仍以手厥阴治。

竹叶心、生地、银花、连翘心、玄参、赤豆皮。(《临证指南医案·卷二》)

宿饮咳逆，哮喘，陡然形寒吐血，此亦阳伤浊干耳。

桂枝、半夏、干姜、茯苓、炙草、五味。(《未刻本叶氏医案·保元方案》)

汪。右脉大，咽喉痒呛，头中微胀。此冬温内侵，阳气不伏，络热，血得外溢。当调其复邪。

桑叶、山栀皮、连翘、白沙参、象贝、牛蒡子。(《临证指南医案·卷二》)

吴，廿三岁。夏病入秋嗽血，外寒内热，乃虚症。阴阳交伤，色萎黄。脉大濡，可与人参建中汤。(《叶天士晚年方案真本·杂症》)

吴氏。郁损，咳血频发，当交节气逆呕吐，肢冷厥逆。所现俱是虚劳末路，岂是佳景？勉拟方。

生白芍、乌梅、炙草、炒麦冬、茯神、橘红。(《临证指南医案·卷二》)

徐，三六。劳伤夹暑，咳血不饥。

鲜荷叶汁（冲）、大沙参、生苡仁、六一散、绿豆皮、杏仁、橘红、白蔻仁。(《临证指南医案·卷五》)

许，四八。劳倦伤阳，形寒，失血，咳逆。中年不比少壮火亢之嗽血。

黄芪建中汤。(《临证指南医案·卷二》)

杨，廿六岁。脉虚数，久嗽呛血，劳则寒热。

虎潜丸四钱。(《叶天士晚年方案真本·杂症》)

阴亏阳浮，则为嗽血，如见咳嗽，投以清润肺药，恐中戕病剧。

熟地、北五味、海参、天冬、阿胶、北沙参、湘莲、茯神、河车、霍山斛、山药、芡实。(《未刻本叶氏医案·方案》)

阴伤阳浮，咳血，头胀。

竹卷心、川贝母、南沙参、鲜莲肉、天花粉、白茯神。(《未刻本叶氏医案·方案》)

饮冷伤阳，下体怯冷，气逆嗽血，法宜温纳。

桂七味丸。(《未刻本叶氏医案·保元方案》)

袁，三六。下虚，当春升之令，形软无力，嗽血复来。以甘温厚味，养其阴中之阳。

枸杞、沙苑、归身炭、牛膝、巴戟、精羊肉。(《临证指南医案·卷二》)

张，四十五岁。中年肉瘦色黄，言语动作呛嗽，几番大血，自知劳瘵。凡劳烦身心，必心脾营伤，医每嗽血，辄投地、冬滋阴凉药。中年操持之劳，与少年纵欲阴伤迥异。盖心主血，脾统血，操持思虑，乃情志之动，非寒凉可胜，当用严氏归脾汤，去木香、黄芪。(《叶天士晚年方案真本·杂症》)

张，无锡，廿二岁。嗽血，秋季再发，夜热汗出，全是阴虚。大忌肺药理嗽，绝欲百日，助其收藏，胃口颇好。肾肝阴药，必佐摄纳。

熟地、炒山药、芡实、五味、湖莲、茯神。(《叶天士晚年方案真本·杂症》)

左脉弦，嗽血气逆，酒客动怒致此，当理肝胃。

金斛、茯苓、白牛膝、米仁、牡蛎、白扁豆。（《未刻本叶氏医案·方案》）

单。因闪挫胁痛，久则呛血，络血气热内迫，新血瘀逆。

鲜生地、藕节、生桃仁、新绛。（《种福堂公选医案》）

石，三四。先有骨痛鼓栗，每至旬日，必吐血碗许，自冬入夏皆然。近仅可仰卧，着右则咳逆不已。据说因怒劳致病，都是阳气过动，而消渴舌翳，仍纳谷如昔。姑以两和厥阴阳明之阳，非徒泛泛见血见嗽为治。

石膏、熟地、麦冬、知母、牛膝。又 石膏、生地、知母、丹皮、大黄、桃仁、牛膝。（《临证指南医案·卷二》）

呕伤胃络血来，莫作失血治。

鲜莲子肉、茯神、木瓜、鲜扁豆叶、霍斛、半曲。（《未刻本叶氏医案·保元方案》）

李云生。咳甚呕血，吐食。肝病犯胃，阳气升逆所致。

代赭石、新绛、茯苓、丹皮、旋覆、黑山栀。（《叶氏医案存真·卷二》）

某。形盛脉弦，目眦黄，咳痰黏浊，呕血，此胃有湿热胶痰。因怒劳动肝，故左胁中痛，血逆而上，非虚损也。当薄味静调，戒嗔怒，百日可却。

苏子、降香、广皮白、生姜、桃仁、郁金、金斛。

六服后，接服海粉丸半斤。（《临证指南医案·卷二》）

李氏。脉细小如无，素多郁怒，经来即病。冬月胃痛，随有咯血不止，寒战面赤，惊惕头摇。显是肝阳变风，络血沸起。四肢逆冷，真气衰微。《内经》有肝病暴变之文，势岂轻渺。议用景岳镇阴煎法，制其阳逆，仍是就下之义。

熟地炭、牛膝炭、肉桂、茯神、生白芍、童便。

又：经来血止，肝病何疑。

炒楂肉、当归、炒延胡、泽兰、桃仁、茯苓。（《临证指南医案·卷二》）

脉数左甚，冲气上咳吐血，嘈杂如抓，常有眩晕喘促，此产后失调，肾肝内损。若不断乳静养，春末夏初，必致受累。

熟地炭、炒山药、炒枸杞、五味子、建莲肉、白茯神。（《眉寿堂方案选存·卷下》）

不特火气内伏，煎熬精血，至来春水不养木，少阳相火炽甚也。阴虚者火必升，呛嗽吐血，当时有必致者耳。（《叶天士晚年方案真本·杂症》）

蔡，三九。新沐热蒸气泄，络血上溢出口。平昔痰多，又不渴饮，而大便颇艰。此胃气不得下行为顺之旨，兼以劳烦嗔怒。治在肝胃。

金石斛、紫降香、炒桃仁、橘红、苡仁、茯苓。（《临证指南医案·卷二》）

程，二七。吐血数发，肢震，面热汗出，寐中惊惕。盖阳明脉络已虚，厥阴风阳上炽，饮食不为肌肤，皆消烁之征也。

生黄芪、北沙参、生牡蛎、麦冬、小麦、南枣。（《临证指南医案·卷二》）

程，四一。脉左弦，右小濡。据病原起于忧郁，郁勃久而化热，蒸迫络脉，血为上溢。凝结成块者，离络留而为瘀也。血后纳食如昔，是腑络所贮颇富，况腑以通为用。血逆气亦上并，漉漉有声，皆气火旋动，非有形质之物。凡血病，五脏六腑皆有，是症当清阳明之络为要。至于病发，当治其因，又不必拘执其常也。

枇杷叶、苡仁、茯苓、苏子、桑叶、丹皮、炒桃仁、降香末。(《临证指南医案·卷二》)

当夏四月，阳气大升，体中阴弱失守，每有吐衄神烦。已交夏至，阴欲来复，进甘药缓补，所谓下损不得犯胃也。

熟地、莲肉、炙草、山药、茯神、芡实、阿胶、柏子仁。(《叶氏医案存真·卷二》)

方，四二。忧思怫郁，五志气火内燔，加以烟辛泄肺，酒热戕胃，精华营液，为热蒸化败浊。经云：阳络伤则血外溢。盖胃络受伤，阳明气血颇富，犹勉强延磨岁月。至于阳明脉络日衰，斯背先发冷，右胁酸疼而咳吐不已。胃土愈惫，肝木益横，厥阳愈逆，秽浊气味，无有非自下泛上。大凡左升属肝，右降属肺，由中焦胃土既困，致有升无降，壅阻交迫，何以着左卧眠，遏其升逆之威。且烦蒸热灼，并无口渴饮水之状，病情全在血络。清热滋阴之治，力量不能入络。兹定清养胃阴为主，另进通络之义，肝胆厥阳少和，冀其涎少胁通。积久沉疴，调之非易。

桑叶、丹皮、苡仁、苏子、钩藤、郁金、降香、桃仁。

又：桑叶、枇杷叶、苡仁、大沙参、苏子、茯苓、郁金、降香。

又：早服琼玉膏。(《临证指南医案·卷二》)

高。脉数，汗出身热，吐血五日，胸脘不舒，舌色白。此阴虚本质，暑热内侵营络，渐有时疟之状。小溲茎中微痛，宣通腑经为宜。

鲜生地、连翘、郁金汁、滑石、竹叶、甘草梢。

又：气阻不饥。黑栀皮、香豉、蒌皮、郁金、杏仁、橘红。(《临证指南医案·卷二》)

高，二一。脉小涩，欲凉饮，热阻气升血冒。仍议治上。

嫩竹叶、飞滑石、山栀皮、郁金汁、杏仁汁、新荷叶汁。（《临证指南医案·卷二》）

胡，四三。冬季失藏吐血，四月纯阳升泄，病不致发，已属万幸。其痰嗽未宜穷治，用药大旨，迎夏至一阴来复，兼以扶培胃气为要。人参、熟地、麦冬、五味、茯苓、山药。（《临证指南医案·卷二》）

华，三八。劳怒用力，伤气动肝，当春夏天地气机皆动，病最易发。食减过半，热升冲咽，血去后，风阳皆炽。镇养胃阴，勿用清寒理嗽。

生扁豆、沙参、天冬、麦冬、川斛、茯神。

又：冲气攻腹绕喉，乃肝胆厥阳肆横。久久虚损，而呕痰减食，皆犯胃之象。若不静养，经年必甚。

甜北沙参、生白扁豆、生黄芪皮、茯神、炙草，白糯米半升，泡清汤煎药。（《临证指南医案·卷二》）

黄。产后陡然惊恐，阴亏厥阳上逆，血涌吐痰，胸背胁俞大痛。乃八脉空乏之征，蓐劳重症延绵，最难全好。议镇固一法。

熟地炭、炒杞子、五味、紫石英、茯神、牛膝炭。

又：脉少敛，痛止血缓。仍用镇纳。

熟地、炒杞子、五味、女贞子、芡实、茯神。

又：眩晕，腹鸣，脘痛。

熟地、炒杞子、五味、茯神、阿胶、萸肉、菊花炭、北沙参。

又：乌骨鸡、阿胶、熟地、杞子、五味、桂圆、茯神、建莲，熬膏，人参汤送。（《临证指南医案·卷九》）

江。积瘀在络，动络血逆。今年六月初，时令暴热，热气吸入，首先犯肺，气热血涌，强降其血。血药皆属呆滞，而清空热气仍蒙闭于头髓空灵之所，诸窍痹塞，鼻窒瘜肉，出纳之气都从口出。显然肺气郁蒸，致脑髓热蒸，脂液自下，古称烁物消物莫如火。但清寒直泄中下，清空之病仍然。议以气分轻扬，无取外散，专事内通。医工遇此法则，每每忽而失察。

连翘、牛蒡子、通草、桑叶、鲜荷叶汁、青菊花叶，临服，入生石膏末，煎一沸。（《临证指南医案·卷二》）

酒毒内燔，吐血甚多，六七日后，瘀血又从大便出。酒性先入肝胆，次及胃络，照一脏一腑对治，勿骤用腻滞阴药。

金石斛、丹参、穞豆皮、银花、地骨皮、丹皮、黑山栀、云茯苓。（《叶氏医案存真·卷二》）

李，木渎，廿一岁。男子血涌，出口已多，面色气散，冬乏藏纳，是无根失守，凶危至速，况脉小无神，医以寒降清火，希冀止血何谓。

人参、牛膝、白芍、熟地、枸杞。（《叶天士晚年方案真本·杂症》）

李。暴怒，肝阳大升，胃络血涌甚多，已失气下行为顺之旨。仲淳吐血三要云：降气不必降火。目今不饥不纳，寒腻之药所致。

炒苏子、降香汁、山栀、炒山楂、郁金、茯苓、川斛、丹参。（《临证指南医案·卷二》）

陆。交春分前五日，肝木升旺之候，涎血大吐，胸脘不爽。此久郁气火灼热，神志失守，遂多惊恐，络中之血随火升气逆而上。当先降其气，不宜寒苦碍阻。

苏子、降香、丹参、楂肉、桃仁、郁金、茯苓、黑栀皮。（《临证指南医案·卷二》）

陆。食酸助木，胃土受侮。脘中阳逆，络血上溢。《内经》辛酸太过，都从甘缓立法。谷少气衰，沉苦勿进。

生扁豆、北沙参、炒麦冬、茯苓、川斛、甘蔗浆。

又：甘凉养胃中之阴，痰少血止。两寸脉大，心烦脊热，汗出，营热气泄之征。议用竹叶地黄汤。

鲜生地、竹叶心、炒麦冬、建莲肉、川斛、茯神。（《临证指南医案·卷二》）

脉弦数，禀赋阴弱，阳动不潜，络逆吐血，宜摄阴和阳。

犀角、知母、元参、生地、川斛、藕汁。（《未刻本叶氏医案·保元方案》）

某，二二。脉右大左虚，夏四月，阳气正升，烦劳过动其阳，络中血溢上窍，血去必阴伤生热。宜养胃阴，大忌苦寒清火。

北沙参、生扁豆、麦冬、生甘草、茯神、川斛。（《临证指南医案·卷二》）

某，二九。脉搏，血涌，饥易纳食。风阳过动而为消烁，若不自保摄，饵药无益。

生地、天冬、丹参、茯苓、生扁豆、川斛。（《临证指南医案·卷二》）

某。冬令过温，人身之气不得潜藏，阴弱之质，血随气逆。诊得阳明脉动，吐出瘀黑。络中离位之血尚有，未可以止涩为事。

生地、丹参、丹皮、降香、桃仁、牛膝、韭汁、童便冲。（《临证指南医案·卷二》）

某。风温上受，吐血。

桑叶、薄荷、杏仁、连翘、石膏、生甘草。（《临证指南医案·卷二》）

某。肝逆失血。

苏子、郁金、降香汁、炒丹皮、钩藤、赤芍、丹参、茯苓，白糯米汤煎。（《临证指南医案·卷二》）

任，山西，三十岁。夏季吐血，深秋入冬频发，右脉弦实，左濡，是形神并劳，络血不得宁静。经营耗费，气血不化少壮矣。

黄芪建中汤。(《叶天士晚年方案真本·杂症》)

沈，廿五。年十三时，自食鹿角胶吐血，继用龟板胶而愈。(《叶天士晚年方案真本·杂症》)

孙，三五。脉小弦，血去食减。服地黄柔腻，反觉呆滞，且不喜肥甘。议两和肝胃。

苏子、茯苓、金石斛、降香、钩藤、黑山栀。(《临证指南医案·卷二》)

陶，四一。两年前吐血咳嗽，夏四月起。大凡春尽入夏，气机升泄，而阳气弛张极矣。阳既多动，阴乏内守之职司，络血由是外溢。今正交土旺发泄，欲病气候，急养阳明胃阴。夏至后，兼进生脉之属。勿步趋于炎熇烈日之中，可望其渐次日安。

金匮麦门冬汤去半夏。(《临证指南医案·卷二》)

吐血，脉空大，最不为宜，恐其暴涌气脱耳，当静养为要。

熟地、参三七汁、青铅、鲜莲子、茯神、川金石斛、牛膝、鲜藕汁。(《未刻本叶氏医案·保元方案》)

吐血，脉歇，二气惫矣，谨慎调理。

熟地黄、茯苓、川石斛、参三七、藕汁、花蕊石。(《未刻本叶氏医案·保元方案》)

万。脉数左坚，当夏四月，阳气方张，陡然嗔怒，肝阳勃升，络血上涌。虽得血止，而咳逆欲呕，眠卧不得欹左。此肝阳左升太过，木失水涵，阴亏则生热，是皆本体阴阳迭偏，非客邪实火可清可降之比。最宜恬澹无为，安静幽闲，经年不反，可望转偏就和。但图药治，胃减损怯矣。经云：胃咳之状，咳逆而呕。木犯胃土贯膈，即至冲咽入肺，肺衰木反刑金。从《内经》甘缓以制其急。

米炒麦冬、糯稻根须、女贞子、茯神、生甘草、南枣肉。

又：乙癸同治益胃养阴。

人参（秋石汤洗、烘干）为末，生地、熟地、天冬、麦冬，以人参末收实。(《临证指南医案·卷二》)

王，二十。吐血后，不饥，胸背痛。

苏子、桔梗、郁金、蒌皮、山栀皮、降香。(《临证指南医案·卷二》)

王，三三。烦劳曲运神思，形与神交伤，阳气旋动，络血何以宁静？甘以缓热，补可益虚，必佐宁神镇怯，以摄之固之。

人参、柏子霜、炒枸杞、焦归身、桂圆肉、炙甘草、龙骨、茯神、金箔。(《种福堂公选医案》)

王。暑邪寒热，舌白不渴，吐血，此名暑瘵重症。

西瓜翠衣、竹叶心、青荷叶汁、杏仁、飞滑石、苡仁。(《临证指南医案·卷五》)

吴氏。气塞失血，咳嗽心热，至暮寒热，不思纳谷。此悒郁内损，二阳病发心脾。若不情怀开爽，服药无益。

阿胶、麦冬、茯神、白芍、北沙参、女贞子。(《临证指南医案·卷二》)

徐。内损肝肾，久嗽失血，近日畏寒，吐血盈碗，冬不藏纳，阴伤及阳，法当贞元煎温养。

人参、熟地、桂心、茯苓、五味、白芍、童便半杯。(《叶天士晚年方案真本·杂症》)

徐，四九。馆课之劳，心脾营伤。食酸助木，中土更亏。春阳主升，血乃大吐。况茹素既久，当培土。营阴损极，热自内炽，非实火也。

归脾汤去参。(《临证指南医案·卷二》)

由夏季目黄神倦，渐至中焦胀满，延至霜降，上吐瘀血，下便污浊。按脉弱细不调，视色神采不振，兼以呼吸带喘。素有寒疾气逆，其宿饮之蓄已非一日。当夏三月，脾胃主令，天气热，地气升，人身气泄，加以饥饱劳疫，而遂减食胀满，是皆病于中，绵延上下矣。夫六府以通为用，不但府不用事其间，经脉络中，气血皆令不行，气壅血瘀，胀势愈加。古人以胀病专以宣通为法而有阴阳之殊，后之攻劫宣通，如神佑、舟车、禹功等方。值此久病淹淹，何敢轻试。议以专通三焦之阳气，驱其锢蔽之浊阴，温补兼进。若不阳气渐苏，难以拟投。引用仲景白通汤。

去须葱白四枚，干姜（切片盐水泡三十余次，去辣味）三钱，猪胆汁十匙，淡附子（去皮脐，再用包火煨）一钱。

再诊：脉神如昨，胸满胀更急，不思纳食，鼻尖冷甚，热汗出，自吐瘀，便垢至今，神衰吸短。古人谓上下交证，当理其中，但阳微浊僭，格拒不通，理中守剂，不能理烦治剧。此护阳通阳，仍参苦寒，俾浊阴泄得一分，其阳复得一分。安谷之理在焉，不及缕述。

前方去葱白，加人参三钱。(《叶天士医案》)

白通汤：葱白、干姜、附子。

于。驰骑习武，百脉震动，动则络逆为痛，血沸出口。纳食起居，无异平日，非虚损也。凡气为血帅，气顺血自循经，不必因血用沉降重药。

枇杷叶、炒苏子、生薏仁、金石斛、炒桃仁、降香末。(《种福堂公选医案》)

张氏。失血，口碎舌泡。乃情怀郁勃，内因营卫不和，寒热再炽，病郁延久为劳，所喜经水尚至。议手厥阴血分主治。

犀角、金银花、鲜生地、玄参、连翘心、郁金。

邵新甫按：失血一症，名目不一，兹就上行而吐者言之，三因之来路宜详也。若夫外因起见，阳邪为多，盖犯是症者，阴分先虚，易受天之风热燥火也。至于阴邪为患，不过廿中之一二耳。其治法总以手三阴为要领，究其病在心营肺卫如何。若夫内因起见，不出乎嗔怒郁勃之激伤肝脏，劳形苦志而耗损心脾，及恣情纵欲以贼肾脏之真阴真阳也。又当以足三阴为要领，再审其乘侮制化如何。若夫不内不外因者，为饮食之偏好，努力及坠堕之伤，治分脏腑经络之异。要知外因而起者，必有感候为先；里因而起者，必有内症可据。此三因根蒂用药，切勿混乱。大凡理肺卫者，用甘凉肃降，如沙参、麦冬、桑叶、花粉、玉竹、川斛等类。治心营者，以轻清滋养，如生地、玄参、丹参、连翘、竹叶、骨皮等类。以此两法为宗，随其时令而加减。若风淫津涸，加以甘寒，如芦根、蔗汁、薄荷、羚羊之品。若温淫火壮，参入苦寒，如山栀、黄芩、杏仁、石膏之品。若暑逼气分，佐滑石、鲜荷之开解。在营，与银花、犀角之清芳。秋令选纯甘以清燥，冬时益清补以助脏。凡此为外因之大略，所云阴邪为患者，难以并言也，旧有麻黄、人参、芍药汤，先生（指叶桂，编者注）有桂枝加减法。至于内因伤损，其法更繁。若嗔怒而动及肝阳，血随气逆者，用缪氏气为血帅法，如苏子、郁金、桑叶、丹皮、降香、川贝之类也。若郁勃日久而伤及肝阴，木火内燃阳络者，用柔肝育阴法，如阿胶、鸡黄、生地、麦冬、白芍、甘草之类也。如劳烦不息，而偏损心脾，气不摄血者，用甘温培固法，如保元汤、归脾汤之类也。若纵欲而竭其肾真，或阳亢阴腾，或阴伤阳越者，有从阴从阳法，如青铅六味、肉桂七味，并加童便之类也。若精竭海空，气泛血涌者，先生用急固真元，大补精血法，如人参、枸杞、五味、熟地、河车、紫石英之类也。凡此为内因之大略。至于不内不外，亦非一种。如案中所谓烟辛泄肺，酒热戕胃之类，皆能助火动血，有治上治中之法，如苇茎汤、甘露饮、茅根、藕汁等剂，在人认定而用之可也。坠堕之伤，由血瘀而泛，大抵先宜导下，后宜通补。若努力为患，属劳伤之根，阳动则络松血溢，法与虚损有间，滋阴补气，最忌凝涩，如当归建中汤、旋覆花汤、虎潜丸、金刚四斤丸，取其有循经入络之能也。凡此为不内外因之大略。但血之主司者，如心肝脾三脏，血之所生化者，莫如阳明胃腑，可见胃为血症之要道，若胃有不和，当先治胃也。《仁斋直指》云：一切血症，经久不愈，每每以胃药收功。想大黄黄连泻心汤、犀角地黄场、理中汤、异功散，虽补泻寒温不同，确不离此旨，所以先生发明治胃方法独多。有薄味调养胃阴者，如金匮麦冬汤，及沙参、扁豆、茯神、石斛之类。有甘温建立中阳者，如人参建中汤及四君子加减之类。有滋阴而不碍胃，甘守津还者，如复脉汤加减之类。其余如补土生金法，镇肝益胃法，补脾疏胃法，宁神理胃法，肾胃相关法，无分症之前后，一遇胃不加餐，不饥难运诸候，每从此义见长，源源生化不息，何患乎病之不易医也。(《临证指南医案·卷二》)

赵，二八。屡遭客热伤阴，逢夏气泄吐血。下午火升咳嗽，液亏阴火自灼。胃口尚健，安闲绝欲可安。

熟地、萸肉、龟甲、淡菜胶、五味、山药、茯苓、建莲，蜜丸。(《临证指南医案·卷二》)

患溺血症，已三月矣。前用升补法不应，右脉虚涩无神，左关独弦，茎中作痛，下多血块，形色憔悴，又多嗳气。据脉论症，乃肝脾积热也。肝热则阴火不宁，而阴血自动，以血为肝脏所藏，而三焦之火，又寄养于肝也，故溺血茎中作痛。脾热则湿气内壅，而生气不伸，以脾为湿土之化，而三焦之气又运行于脾也，故时时嗳气，形色憔悴。法当益肝之阴，则火自平，利脾之湿，则气自和。

生地、白芍、萆薢、丹皮、甘草、车前。

继用逍遥散，加车前、萆薢。（《叶氏医案存真·卷三》）

精泄后尿血，阴伤气失宣化耳。

琥珀屑、细生地黄、粗木通、甘草梢、大黑豆皮、淡竹叶。（《未刻本叶氏医案·保元方案》）

久劳郁悖，夏季尿血，延及白露，溺出痛涩，血凝成块，阻着尿管。夫淋症，方书列于肝胆部，为有湿热阻其宣化气机，故治法苦辛泄肝，淡渗通窍，施于壮实颇效。今望八老翁，下焦必惫，况加精血自败，化为瘀浊，真气日衰，机窍日闭。诊候之际，病人自述，梦寐若有交接，未尝遗泄。心阳自动，相火随之，然清心安肾等法，未能速效，暂以清营通瘀，宣窍之剂。

天冬、生蒲黄、龙胆草、龟板、生地、阿胶、丹皮、焦黄柏。（《叶氏医案存真·卷一》）

刘，三九。脉缓涩，溺后有血，或间成块，晨倾溺器。必有胶浊黏腻之物，四肢寒凛，纳食如昔，病伤奇脉。生鹿茸、当归、杞子、柏子仁、沙苑子、小茴。（《临证指南医案·卷三》）

尿血脉微，年已花甲，此肾阴下夺，阳失其化，是以血从小肠而下，肾脏失封固之本也。

紫巴戟、粉萆薢、黑豆皮、生菟丝子、淡苁蓉、鸡内金、大麋茸、明琥珀屑。（《未刻本叶氏医案·保元方案》）

年已望七，尿血鸭痛。此非阴亏阳亢，乃无阴，阳无以化耳。

熟地、天冬、川石斛、阿胶、龟板、穞豆皮。（《未刻本叶氏医案·方案》）

朱，十五。疟久后，阴伤溺血。

炒焦六味加龟甲、黄柏。（《临证指南医案·卷六》）

便后纯血，食减力疲，脉左坚，是中年阴亏。

熟地、炒白芍、当归、柿饼炭、炙草。（《叶氏医案存真·卷一》）

蔡，三八。脉濡小，食少气衰，春季便血，大便时结时溏。思春夏阳升，阴弱少摄。东垣益气之属升阳，恐阴液更损。议以甘酸固涩，阖阳明为法。

人参、炒粳米、禹粮石、赤石脂、木瓜、炒乌梅。（《临证指南医案·卷七》）

肠红日久，年已六旬，不独营伤，气亦耗矣。是以食下少运，神倦形萎，日就其衰耳。大凡益营护阳，古法当以甘温主议。养营法最合，当遵之。

养荣膏。（《未刻本叶氏医案·方案》）

肠红尾痛，责在下虚。

鹿角霜、熟地、沙苑、生杜仲、巴戟、苁蓉。（《未刻本叶氏医案·方案》）

肠血腹胀便溏，当脐微痛，脾胃阳气已弱。能食，气不运，湿郁肠胃，血注不已。考古人如罗谦甫、王损庵辈，用劫胃水法可效。

真茅术、紫厚朴、升麻炭、炙甘草、附子炭、炮姜炭、炒当归、炒白芍、煨葛根、新会皮，以黄土法丸。（《叶氏医案存真·卷一》）

陈，三七。脉左虚涩，右缓大，尾闾痛连脊骨，便后有血，自觉惶惶欲晕，兼之纳谷最少。明是中下交损，八脉全亏。早进青囊斑龙丸，峻补玉堂、关元。暮服归脾膏，涵养营阴。守之经年，形体自固。

鹿茸（生，切薄，另研），鹿角霜（另研），鹿角胶（盐汤化），柏子仁（去油，烘干），熟地（九蒸），韭子（盐水浸炒），菟丝子（另磨），赤白茯苓（蒸），补骨脂（胡桃肉捣烂蒸一日，揩净炒香）。上溶膏炼蜜为丸。每服五钱，淡盐汤送。

鹿茸壮督脉之阳，鹿霜通督脉之气，鹿胶补肾脉之血。骨脂独入命门，以收散越阳气。柏子凉心以益肾，熟地味厚以填肾。韭子、菟丝，就少阴以升气固精。重用茯苓淡渗，本草以阳明本药，能引诸药入于至阴之界耳。不用萸、味之酸，以酸能柔阴，且不能入脉耳。（《临证指南医案·卷七》）

陈，三十。肾阴虚，络中热，肝风动。肠红三载不已，左胁及腹不爽，少阳亦逆。多以补中调摄，故未见奏功。姑用疏补，为益脏通腑。

熟地炭、炒当归、炒楂肉、炒地榆、炒丹皮、冬桑叶。

又：益阴泄阳，四剂血止。但腰酸，脘中痹，咽燥喜凉饮，肛热若火烙。阳不和平，仍是阴精失涵。用虎潜法。

熟地炭、白芍、当归、地榆炭、龟胶、知母、黄柏，猪脊髓丸。（《临证指南医案·卷七》）

陈氏。脉小泻血，有二十年。经云：阴络伤，血内溢。自病起十六载，不得孕育。述心中痛坠，血下不论粪前粪后。问脊椎腰尻酸楚，而经水仍至，跗膝常冷，而骨髓热灼。由阴液损伤，伤及阳不固密。阅频年服药，归、芪杂入凉肝，焉是遵古治病？议从奇经升固一法。

鹿茸、鹿角霜、枸杞子、归身、紫石英、沙苑、生杜仲、炒大茴、补骨脂、禹余粮石，蒸饼浆丸。（《临证指南医案·卷七》）

程，二三。脉数，能食，肠红。阴自下泄，肠腑热炽所致。非温补之症。

细生地、丹参、黄柏、黑穞豆皮、地榆炭、柿饼灰、槐花、金石斛。(《临证指南医案·卷七》)

程，十七。脉沉，粪后下血，少年淳朴得此，乃食物不和，肠络空隙所渗。与升降法。

茅术、厚朴、广皮、炮姜、炙草、升麻、柴胡、地榆。

又：脉缓濡弱，阳气不足，过饮湿胜，大便溏滑，似乎不禁，便后血色红紫，兼有成块而下，论理是少阴肾脏失司固摄，而阳明胃脉但开无合矣。从来治腑以通为补，与治脏补法迥异。先拟暖胃通阳一法。

生茅术、人参、茯苓、新会皮、厚朴、炮附子、炮姜炭、地榆炭。(《临证指南医案·卷七》)

程。年前痰饮哮喘，不得安卧，以辛温通阳劫饮而愈。知脾阳内弱，运动失职，水谷气蒸，饮邪由湿而成。湿属阴，久郁化热，热入络，血必自下，但体质仍属阳虚。凡肠红成方，每多苦寒。若脏连之类，于体未合，毋欲速也。

生於术、茯苓、泽泻、地榆炭、桑叶、丹皮。(《临证指南医案·卷七》)

东山，三十四。精损于下，阴中龙雷之火燃烁莫制。失血后肛疡脓漏，即阴火下坠所致。行走喘促，涎沫上涌，是肾不摄纳，真气五液变沫涌逆，无治痰治嗽之理。扶胃门，摄肾真，乃为对病之药。

人参、茯苓、坎气、五味子、紫石英、芡实、胡莲、山药。(《叶氏医案存真·卷三》)

独粪后血未已，是为远血，宗仲景《金匮》例，用黄土汤。

黄土、生地、奎白芍、人参、清阿胶、川黄柏、归身、泡淡附子。(《叶氏医案存真·卷一》)

方。脉小左数，便实下血，乃肝络热腾，血不自宁。医投参、芪、归、桂、甘辛温暖，昧于相火寄藏肝胆。火焰风翔，上蒙清空。鼻塞头晕，呛咳不已。一误再误，遗患中厥。夫下虚则上实，阴伤阳浮冒，乃一定至理。

连翘心、竹叶心、鲜生地、元参、丹皮、川斛。

又：下血阴伤走泄，虚阳上升头目清窍，参、芪、术、桂、辛甘助上，致鼻塞耳聋。用清上五六日，右脉已小，左仍细数，乃阴亏本象，下愈虚则上愈实。议以滋水制火之方。

生地、元参、天冬、川斛、茯神、炒牛膝。

又：脉左数，耳聋胁痛，木失水涵养，以致上泛。用补阴丸。

补阴丸五钱。

又虎潜丸，羊肉胶丸。(《临证指南医案・卷七》)

费。疟邪迫伤津液，胃减不饥，肠燥便红，左胁微坚，有似疟母结聚。当宣络热，以肃余邪。

生地、知母、丹皮、麻仁、生鳖甲。(《临证指南医案・卷六》)

肝痹气结，营亏，肠红，食减，身痛。

当归、白芍、茯苓、柴胡、焦术、陈皮、炙草。(《未刻本叶氏医案・方案》)

顾，盘门。向饥时垢血通爽，饱时便出不爽，此太阳失运矣。首方理湿热，继用固肠滑，皆不效，议辛甘运阳。

理中汤去参，加桂圆肉。(《叶天士晚年方案真本・杂症》)

寒热如疟，便血不已，左胁有块，攻逆不已而作痛。脉弦数兼涩，弦则为风，数则为热，涩则气结。此肝脾之气，悒郁不宣，胸中阳和，抑而成火，故神明不精。肝之应为风，肝气动则风从之，故表见寒热也。人身左半，肝肾主之。肝风自逆，故左胁攻楚有块也。肝为藏血之地，肝伤则血不守。且以风淫热胜，益为亡血之由也。

生首乌、黄连、柴胡、黄芪、知母、枳实、厚朴。(《叶氏医案存真·卷三》)

何，南濠。甘温益气见效，粪后肠血，乃营虚。

下药饴糖浆丸，人参、白术、归身、炮姜、黄芪、黄精、炙草、白芍。(《叶天士晚年方案真本·杂症》)

胡，十八。上下失血，先泻血，后便泻，逾月，阴伤液耗。胃纳颇安，且无操家之劳。安养闲坐百日，所谓静则阴充。

熟地、萸肉、茯神、山药、五味、龙骨。(《临证指南医案·卷七》)

计，四一。酒客内有湿热，疡脓初愈，精神未复。小暑泛潮，外湿与内湿并合，致伤脾胃之络，便血继以吐血，久延肉消神倦，然脉络之湿蒸热蕴仍在。此病邪为本，虚为标，非补涩药所宜。

茵陈、茯苓皮、厚朴、广皮、海金沙、鸡肫皮、大腹皮、楂肉、砂仁壳。(《种福堂公选医案》)

计，五三。瘀血必结在络，络反肠胃而后乃下，此一定之理。平昔劳形奔弛，寒暄饥饱致伤。苟能安逸身心，瘀不复聚。不然，年余再瘀，不治。

旋覆花、新绛、青葱、桃仁、当归须、柏子仁。(《临证指南医案·卷七》)

金，三十五岁。便泻下血多年，延及跗肿腹膨，食少色夺，无治痰嗽凉药之理。

九蒸熟白术、淡熟附子。(《叶天士晚年方案真本·杂症》)

李，茜泾，二十一岁。务农劳力，周身脉络皆动。暑天负重，两次失血，况已先有泻血，血聚在络，络系脏腑外郛。盖静养血宁，必一年可以坚固。

熟地、归身、杞子、沙苑、茯苓、山药、杜仲、巴戟、川斛。（《叶天士晚年方案真本·杂症》）

李，三十。上年夏季，络伤下血，是操持损营。治在心脾。归脾饴糖丸。（《临证指南医案·卷七》）

刘，六一。郁怒，肠红复来，木火乘腑络，腹中微痛。议与和阴。

冬桑叶、丹皮、生白芍、黑山栀、广皮、干荷叶边、生谷芽。（《临证指南医案·卷七》）

吕。脉动如数，按之不鼓，便血自去秋大发，今春频发不已。凡夜寐梦泄，便血随至。平时身动吸促如喘，气冲咳呛，心悸耳鸣，足肢痿弱，不耐步趋。种种见症，显然肝肾真阴五液大伤，八脉无以摄固。阴既亏损，阳无有不伤，此滋补原得安受。尝读仲景少阴病治例，有填塞阳明一法，意谓脂液大去，关闸皆撤，而内风虚阳得以掀旋内扰。屡投补阳，暗风随至。圣人每以填塞其空，似与《内经》腑通为补之义相左。然关门不固，焉有平期？既验之后，再以血肉有情，另佐东垣升阳之法，安养调摄，自有成验，先用方：

禹粮石、赤石脂、人参、五味、萸肉、木瓜，蒸饼为丸。

李先知曰：下焦有病人难会，须用余粮、赤石脂。以土属外刚内柔，味酸质厚，能填阳明空漏。人参益气生津，合木瓜以入胃。萸味酸收，敛液固阴，以息肝风。盖阳明阳土，宜济以柔，不用刚燥，虑其劫液耳。前方用二十日后接服。

腽肭脐、鹿茸、家韭子、补骨脂、生菟丝子粉、赤白茯苓。

暮夜兼进东垣升阳法。

人参、黄芪、熟术、广皮、炙草、炒归身、防风、羌活、独

活。(《种福堂公选医案》)

马，六七。上秋下血，今年涌血。饮橘饼汤甘辛，心中如针刺。营枯液耗，不受辛药。但以甘药柔剂，与心脾有益。

人参、黄精、茯神、柏子仁、炙草、南枣。(《临证指南医案·卷二》)

脉涩，便血，心悸，头胀，此营虚阳浮不潜为病。

生地、牡蛎、白芍、阿胶、茯神、条芩。(《未刻本叶氏医案·方案》)

某，二三。便血如注，面黄，脉小，已经三载。当益胃法。

人参一钱，焦术三钱，茯苓三钱，炙草五分，木瓜一钱，炮姜五分。(《临证指南医案·卷七》)

某，三七。内热，肠红发痔。当清阴分之热。

生地、炒丹皮、酒炒黄芩、炒黑槐花、柿饼灰、元参、银花、黑山栀。(《临证指南医案·卷七》)

某，十八。便后下血，此远血也。

焦术一钱半，炒白芍一钱半，炮姜一钱，炙草五分，木瓜一钱，炒荷叶边二钱。(《临证指南医案·卷七》)

某。便红，脉数。

生地三钱，银花三钱，黄芩一钱，白芍一钱半，槐花一钱。(《临证指南医案·卷七》)

某。肠红黏滞，四年不痊，阴气致伤。肛坠刺痛，大便不爽，药难骤功。当以润剂通腑。

生地、豆皮、楂肉、麻仁、冬葵子、归须。(《临证指南医案·卷七》)

某。脉右数，形色苍黑，体质多热，复受长夏湿热内蒸，水谷气壅，血从便下。法以苦寒，佐以辛温。薄味经月，可冀病愈。

茅术、川连、黄芩、厚朴、地榆、槐米。（《临证指南医案·卷七》）

某。沫血鲜红，凝块紫黑。阴络伤损，治在下焦。况少腹疝瘕，肝肾见症。前此精浊日久，亦令阴伤于下。

人参、茯神、熟地炭、炒黑杞子、五味、炒地榆、生杜仲。

又：左脉小数坚，肛坠胀。

人参、茯神、湖莲肉、芡实、熟地炭、五味。（《临证指南医案·卷七》）

某。能食肠血，脉细色痿，肛痔下坠。议酸苦息风坚阴。

萸肉炭、五味炭、黄柏炭、地榆炭、禹粮石、赤石脂。（《临证指南医案·卷七》）

潘。下血，纯用苦寒，幸得补阳，救正阴阳造偏。浮肿咳喘，此藏聚失司。当春升发泄之候，宜通补摄纳治其肝肾。若芪术呆补，恐助浊凝，有胀满之变。

人参、五味、茯苓、车前、熟地炭、炒杞子、炒归身、巴戟肉。（《种福堂公选医案》）

钱，十八。阴虚内热，肠红不止。

炒黑樗根皮一两，炒生地三钱，炒银花一钱半，炒黑地榆二钱，归身一钱半，生白芍一钱半，炒丹皮一钱，茯苓一钱半。（《临证指南医案·卷七》）

沈，五五。酒湿污血，皆脾肾柔腻主病。当与刚药。

黑地黄丸。

凡脾肾为柔脏，可受刚药。心肝为刚脏，可受柔药，不可不知。谦甫治此症，立法以平胃散作主，加桂、附、干姜、归、芍，重加炒地榆以收下湿，用之神效，即此意也。（《临证指南医案·卷七》）

宋，四七。脉濡涩，减食不运，脘中常痛，粪后血下如线。按：经云阴络伤则血下溢。阅后方，补阴不应，反滋胀闷，盖因不明经营操持，多有劳郁，五志过动，多令化热。气郁血热，三焦失于宣畅，若非条达气热，焉望血止？

於术炭、枳实炭、郁金、广皮、炒焦桃仁、炒白芍、炙草、茯苓。(《种福堂公选医案》)

宋氏。当年肠红，继衄血喉痛，已见阳气乘络。络为气乘，渐若怀孕者，然气攻则动如梭，与胎动迥异。倘加劳怒，必有污浊暴下，推理当如是观。

柏子仁、泽兰、卷柏、黑大豆皮、茯苓、大腹皮。

邵新甫按：便血一症，古有肠风、脏毒、脉痔之分，其见不外乎风淫肠胃，湿热伤脾二义，不若《内经》谓阴络受伤，及结阴之旨为精切。仲景之先便后血，先血后便之文，尤简括也。阴络即脏腑隶下之络，结阴是阴不随阳之征。以先后分别其血之远近，就远近可决其脏腑之性情，庶不致气失统摄，血无所归，如漏卮不已耳。肺病致燥涩，宜润宜降，如桑麻丸，及天冬、地黄、银花、柿饼之类是也。心病则火燃血沸，宜清宜化，如竹叶地黄汤，及补心丹之类是也。脾病必湿滑，宜燥宜升，如茅术理中汤，及东垣益气汤之类是也。肝病有风阳痛迫，宜柔宜泄，如驻车丸，及甘酸和缓之剂是也。肾病见形消腰折，宜补宜填，如虎潜丸，及理阴煎之类是也。至胆经为枢机，逆则木火煽营，有桑叶、山栀、柏子、丹皮之清养。大肠为燥腑，每多湿热风淫，如辛凉苦燥之治。胃为水谷之海，多气多血之乡，脏病腑病，无不兼之，宜补宜和，应寒应热，难以拘执而言。若努力损伤者，通补为主。膏粱蕴积者，清疏为宜。痔疮则滋燥兼投，中毒须知寒热。余如黑地黄丸以治脾湿肾燥，天真丸以大补真气真精，平胃、地榆之升降脾胃，归脾之守补心脾，斑龙以温煦奇督，建中之复生阳，枳术之疏补中土，禹粮赤脂以堵截阳明，用五仁汤复从前之肠液，养营法善病后之元虚。此皆先生祖古方运以匠心，为后学之津梁也。

徐大椿按：以上诸案，肠红、痔血俱不能分别，人参、姜、桂一概乱投，此老与此症竟茫然无知，误人不少。案中不但痔血一症混入肠红，即知其为痔血矣，而痔血之方又不中病。盖另有治法，不得与肠红方等也。便血肠中必有受之处，褚氏所谓“肠有窍便血杀人”是也。当知填窍之法，今唯知用人参、姜、附及五味等燥热收数之药，助其肠中之火，而于脱血之后，更劫其阴。苟非纯虚损虚，是益其疾矣。（《临证指南医案·卷七》）

唐，廿三岁。脉动，泻后利纯血，后重肛坠，乃阴虚络伤，下元不为收摄。必绝欲经年，肾精默充可愈。

人参、熟地炭、炙甘草、五味子、禹余粮。（《叶天士晚年方案真本·杂症》）

唐，四七。《内经》以阴络伤则血内溢。盖烧酒气雄，扰动脏络聚血之所。虽得小愈，而神采爪甲不荣，犹是血脱之色。肛坠便甚，治在脾肾。以脾为摄血之司，肾主摄纳之柄故也。晚归脾去木香，早六味去丹、泽，加五味、芡实、莲肉、阿胶丸。（《临证指南医案·卷七》）

王，六十五岁。老人下元久亏，二便不和，皆是肾病。肛坠下血，下乏关闸之固，医谓脾虚下陷大谬，知肾恶燥烈。

人参、炙草、五味、萸肉、女贞、旱莲草。（《叶天士晚年方案真本·杂症》）

王，司前，十三岁。液被泻损，口渴舌白面黄，不是实热，血由络下，粪从肠出，乃异歧也。

炒归身、炒白芍、煨葛根、炒南星、炒焦麦芽、炒荷叶。（《叶天士晚年方案真本·杂症》）

温。湿胜中虚，便红。

焦术、炒当归、炒白芍、炙草、防风根、煨葛根、干荷叶。（《临证指南医案·卷七》）

吴，二八。中满过于消克，便血，食入易滞，是脾胃病。血统于脾，脾健自能统摄。归脾汤嫌其守，疏腑养脏相宜。

九蒸白术、南山楂、茯苓、广皮、谷芽、麦芽、姜枣汤法。（《临证指南医案·卷七》）

下体热，肛痒便血，湿热郁于阴分耳。

生地、黄柏、苦参、槐花、牡蛎、橹皮。（《未刻本叶氏医案·保元方案》）

薛，范壮前，八十岁。禀阳刚之质，色厉声壮。迩来两月，肠红色深浓浊。卧醒咯痰已久，肺热下移于肠，肠络得热而泄。自言粪燥越日，金水源燥，因迫动血。

大生地、柿饼灰、生白芍、淡天冬、侧柏叶。（《叶天士晚年方案真本·杂症》）

杨，四八。中年形劳气馁，阴中之阳不足，且便血已多，以温养固下。男子有年，下先虚也。

人参、茯苓、归身、淡苁蓉、补骨脂、巴戟、炒远志。

生精羊肉熬膏丸。服五钱。（《临证指南医案·卷七》）

姚。劳伤下血，络脉空乏为痛。营卫不主循序流行，而为偏寒偏热。诊脉右空大，左小促。通补阳明，使开合有序。

归芪建中汤。（《临证指南医案·卷七》）

叶。嗔怒动肝，络血乃下，按之痛减为虚。夫肝木上升，必犯胃口，遂胀欲呕。清阳下陷，门户失藏，致里急便血。

参、术、炮姜，辛甘温暖，乃太阴脾药，焉能和及肝胃？丹溪云：上升之气，自肝而出。自觉冷者，非真冷也。

驻车丸二钱。（《临证指南医案·卷七》）

阴伤便血。

滋肾丸。（《未刻本叶氏医案·保元方案》）

瘀浊久留，脾胃络中，黑粪自下，肌色变黄，纳食渐减，脘中时痛，不易运化，中宫阳气日伤，新血复为瘀阻。夫脾脏主统血，而喜温暖，逐瘀鲜效。读仲圣太阴丸条，仅仅温下一法，但温后必以温补醒阳，否则防变中满。

浔桂心、煨木香、生桃仁、制大黄（《叶氏医案存真·卷一》）

俞。阳虚，肠红洞泻。议劫胃水。

理中换生茅术、生厚朴、附子炭、炮姜。（《临证指南医案·卷七》）

张，官宰弄，三十一岁。酒客多湿，肠胃中如淖泥，阳气陷，血下注，昔王损庵以刚药劫胃水湿。

理中汤加木瓜（《叶天士晚年方案真本·杂症》）

张，三九。劳力见血，胸背胁肋诸脉络牵掣不和。治在营络。

人参、归身、白芍、茯苓、炙草、肉桂。（《临证指南医案·卷七》）

张。二年前冲气入脘，有形痛呕，粪前后有血，此属厥阳扰络。风动内烁，头巅皆眩痛。每日用龙荟丸。（《临证指南医案·卷七》）

张。泻血八年，腹左有形梗痛，液耗渴饮，肝风大震，腑气开阖失司，溲溺不利，未可遽投固涩。

茯苓、木瓜、炒白芍、炒乌梅、泽泻、炙草。（《种福堂公选医案》）

赵，三六。劳倦，便后血。

炒黑樗根皮一两，炒黑地榆三钱，炒黑丹皮一钱，五加皮三钱，炒焦银花一钱半，苍术一钱，茯苓二钱，炒泽泻一钱。（《临证指南医案·卷七》）

郑。夏至后，湿热内蒸，肠风复来。议酸苦法。

川连、黄芩、乌梅肉、生白芍、广皮、厚朴、荆芥炭、菊花炭。

又：驻车丸二钱。（《临证指南医案·卷七》）

稚年泻血，是饮食不调，热蒸于络，为肠胃之病。肛痔亦由湿热内蒸而致，热甚则阴液不充，风热上升，故干呛。法当与甘寒之剂，俾金水同出一源，况肺热必移大肠，肾开窍于二阴也。

鲜生地、地骨皮、麦门冬、金银花、穞豆皮、肥知母。（《叶氏医案存真·卷一》）

脉濡涩数，至暮昏乱，身热未尽，腹痛便黑。阳明蓄血，拟仲景桃仁承气以逐其邪。

桂枝木、大黄、甘草、芒硝、丹皮、桃仁。（《叶氏医案存真·卷二》）

汪。嗽血已止，粪中见红，中焦之热下移。肠胃属腑，止血亦属易事。花甲以外年岁，热移入下，到底下元衰矣。

细生地、川石斛、柿饼灰、天冬。（《临证指南医案·卷七》）

胡。胸臆不爽，食入内胀，粪后便血，病已二年。诊脉左小涩，右微弦，食减形瘦，是内伤悒郁，初病在气，久延血络，而瘀腐色鲜，血液皆下，从怒劳血郁治。

桃仁、杏仁、柏子仁、归尾、紫菀、冬葵子。（《种福堂公选医案》）

戈，六十岁。便泻几年，粪内带血，肌肉大瘦，色黄无力，延及夏秋，食物大减。是积劳阳伤，受得温补，可望再苏。

附子理中汤。(《叶天士晚年方案真本·杂症》)

便溏，下血，议用理中法。阴弱失守，阳升牙宣。

大补阴汤。(《未刻本叶氏医案·保元方案》)

某，十六。湿热内蒸，下利红积。

炒黑神曲、炒黑楂肉、茯苓皮、飞滑石、新会皮、厚朴、淡竹叶、扁豆叶。(《临证指南医案·卷七》)

背痛失血，属肾虚不纳，葆真为要。

熟地、牛膝炭、茯神、杞子、川石斛、天冬。(《未刻本叶氏医案·保元方案》)

奔驰气火，乘络失血，用缪氏气降使血归经。

苏子、茯苓、丹皮、降香、米仁、茺蔚子、桃仁、藕节汁。(《叶氏医案存真·卷一》)

查，二十。舌辣，失血易饥。

生地、玄参、连翘心、竹叶心、丹参、郁金汁。(《临证指南医案·卷二》)

陈，二八。失血，前后心痛。

归建中去姜。(《临证指南医案·卷二》)

陈，二三。先患失血，复遭惊骇。平素有遗泄，独处呓语。是有形精血，无形神气交伤，漫言治痰治血，真粗工卑陋矣。补精宜填，安神宜静，然无形真气为要，与心脾二经主治。

人参一钱半，当归一钱半，茯神三钱，枣仁三钱，远志七分，炙草三分，桂圆二钱，龙齿二钱，金箔五张（冲入）。(《临证指南医案·卷二》)

陈，二十岁。少壮春夏失血，次年至期再发，在里阴损不复，数发必凶，用药勿犯胃纳。

六味加麦冬、五味子、秋石。(《叶天士晚年方案真本·杂症》)

陈。夜热，邪迫血妄行。议清营热。

犀角、鲜生地、丹皮、白芍。(《临证指南医案·卷二》)

春季失血，是冬藏未固，阴虚本病无疑。小愈以来，夏至一阴未能来复，血症再来，原属虚病。今诊得右脉急数倍左，面油亮，汗淋涕浊，舌干白苔，烦渴欲饮，交午、未，蒸蒸发热，头胀，周身掣痛，喘促嗽频，夜深热缓，始得少寐。若论虚损，不应有此见证。考《金匮》云：阴气先伤，阳气独胜，令人热胜烦冤，病名瘅疟。要知异气触自口鼻，由肺系循募原，直行中道，布于营卫，循环相遇，邪正相并，则发热矣。津液被劫，日就消烁，火热刑金，咳喘为甚，此与本病虚损划然两途。仲景定例，先理客邪新病，恐补则助邪害正耳。是以右脉之诊为凭，议当辛甘之剂，驱其暑湿之邪，必使热减，议调本病。勿得畏虚，养邪贻害，至嘱。

桂枝、知母、麦冬、石膏、甘草、粳米。

前法大清气分，兼通营卫，石膏佐以桂枝，清肺为多，其余皆滋清胃热，仍有生津之意。今诊两手相等，小数。交未末，热势较昨似轻。右脉不甚急搏，而心热烦闷作渴之象如昔。验舌苔干白，舌边过赤，阴虚之体，其热邪乘虚入三焦，皆有诸矣。况冬病风寒，必究六经；夏暑温热，须推三焦。河间创于《宣明论》中，非吾臆说也。凡热清片刻，议进甘露饮子一剂，服至五日再议。

滑石、生石膏、寒水石、桂枝、白芍、麦冬、鲜生地、阿胶、人参、炙草、火麻仁。

先用清水二盏，空煎至一半，人药煎四五十沸，澄清冷服。(《眉寿堂方案选存·卷上》)

丁，二七。夏季痰嗽，入冬失血。自述昼卧安逸，微寒热不来。则知二气已损伤，身动操持，皆与病相背。脉大无神，面无膏泽，劳怯不复元大着。温养甘补，使寝食两安。若以痰嗽为热，日饵滋阴润肺，胃伤变症，调之无益。

归芪异功散。（《临证指南医案·卷二》）

动怒肝逆，络松失血。

苏子、丹皮、牛膝炭、桃仁、钩藤、黑山栀。（《未刻本叶氏医案·保元方案》）

动怒阳升血发。

生地、山漆汁、川石斛、茯神、穞豆皮、花蕊石。（《未刻本叶氏医案·方案》）

杜，二八。积劳思虑，内损失血，久病秋季再发。乃夏暑气泄，劳则气愈泄不收，络空动沸，此与阴虚有别。色脉胃减，凉降非法。

人参建中汤。（《临证指南医案·卷二》）

杜，二七。脉小数，入尺泽。夏季时令发泄，失血形倦。治宜摄固下焦。

熟地、萸肉、山药、茯神、建莲、五味、芡实、线鱼胶，金樱膏丸。（《临证指南医案·卷二》）

方。夏热泄气，胃弱冲逆，失血。

扁豆、茯苓、参三七、茜草。（《临证指南医案·卷二》）

肝阴素亏，动怒阳升血发。

生地、茯神、穞豆皮、鲜藕、北参、霍石斛。（《未刻本叶氏医案·方案》）

耿，三七。久损，交节血溢。

青铅六味去萸，加炒牛膝、川斛，冲热童便服。（《临证指南

医案·卷二》）

龚，无锡，六十三岁。老年嗜蟹介，咸寒伤血，上下皆溢，当理其中。

理中汤。（《叶天士晚年方案真本·杂症》）

顾，二八。劳心，神耗营损，上下见血，经年日衰。今勉纳谷不饥，中焦因不至运。滋阴清肺，更令伤中。无却病好药，欲冀其安，须山居静养，寒暑无害，方得坚固。

异功散。（《临证指南医案·卷二》）

顾，二六。失血，血形浓浓，必自下先伤，胃减无力，气分亦损。此阴药中必兼扶胃，非沉滞清寒所宜。

人参、熟地、建莲、芡实、山药、茯苓。（《临证指南医案·卷二》）

郭。脉右部不鼓击应指，惟左寸数疾。昨晚失血之因，因于伛偻拾物，致阳明脉络血升。今视面色微黄，为血去之象。不宜凉解妨胃，仿古血脱必先益气，理胃又宜远肝。

人参（秋石水拌烘）、黄芪、阿胶、茯神、炙草、生白芍。（《临证指南医案·卷二》）

胡，用直，四十六岁。望色瘦少膏泽，按脉弦促而芤。问纳谷不旺，病几数年，每春夏阳升气泄，偶加烦冗，或情志不适，血必溢出上窍。已交中年，非少壮阴火相同。夫心主血，脾统血，肝藏血，脏阴内虚，阳动乃溢，常服归脾汤减芪、术、木香加芍，和肝脾之阳，久进有益。宜静摄不宜烦劳，乃王道养正，善药不计骤功者。（《叶天士晚年方案真本·杂症》）

华，二五。阳动失血，皆系阴亏。如心悸，咽干，咳嗽，都是阳浮上亢。必久进填实脏阴，斯浮越自和。面亮油光，皆下虚少纳。

都气加龟板、人乳粉，蜜丸。（《临证指南医案·卷二》）

淮安，三十二。武略用力迸气，与酒色精伤不同。失血在长夏热泄之令，胸胁跗骨皆痛，是肝胃络伤。

桃仁、米仁、降香末、茯苓、苏子、韭汁、炒山楂、丹皮。（《叶氏医案存真·卷三》）

姜，十九。自上年冬失血，渐形减气弱，精血内损，不肯再复，延成劳怯。填养精血，务在有情，庶几不夺胃气。

人参、鲜河车胶、水制熟地、五味、茯神、山药、芡实、黑壳建莲。（《临证指南医案·卷二》）

蒋，枫桥，十九岁。冲年阴火未宁，情志易动，加怒气火迸逆络，血上溢，问纳食不旺，气冲血上，必抚摩气降，血不退场门，但络中离位之血，恐致凝遏，越日必气升涌逆矣。

杜苏子、降香末、炒桃仁、粉丹皮（炒）、炒南楂肉、薏苡仁，加老韭白汁。（《叶天士晚年方案真本·杂症》）

蒋，六二。宿伤，怒劳动肝，血溢紫块。先以降气导血。

苏子、降香末、桃仁、黑山栀、金斛、制大黄。

又：天地杞丸加枣仁、茯神。（《临证指南医案·卷二》）

交节令血下成块，腰痛溺淋，乃下元虚，八脉无气，最多反复，议升阳固脉法。

人参、鹿茸、补骨脂、当归、鹿角霜、茯苓。（《眉寿堂方案选存·卷下》）

金。失血有年，阴气久伤，复遭忧悲悒郁，阳夹内风大冒，血舍自空，气乘于左。口渴肢麻，舌暗无声，足痿不耐行走。明明肝肾虚馁，阴气不主上承。重培其下，冀得风息。议以河间法。

熟地四两，牛膝一两半，萸肉二两，远志一两半，炒黑杞子二两，菊花二两，炒五味一两半，川斛二两四钱，茯神二两，淡

苁蓉干一两二钱，加蜜丸，服四钱。(《临证指南医案·卷一》)

劳力络伤，延久失血。

枇杷叶、冬瓜子、土蒌皮、杜苏子、薏苡仁、旋覆花。(《未刻本叶氏医案·方案》)

劳伤肝阳，络松失血，左脉弦。

生地、穞豆皮、藕节、茯神、白牛膝、珠菜。(《未刻本叶氏医案·方案》)

劳伤失血，脉细。

茯苓、花蕊石、茜草、参三七、莲藕节、牛膝。(《未刻本叶氏医案·方案》)

劳伤血发。

熟地、牛膝炭、茯神、川斛、穞豆皮、藕。(《未刻本叶氏医案·保元方案》)

李，廿八岁。酸梅泄气伤中，阳升失血，议养胃阴。

生白扁豆、肥白知母、生甘草、麦门冬、甜北沙参。(《叶天士晚年方案真本·杂症》)

漏疡血液下渗，气弱形寒发热。

贞元饮。(《未刻本叶氏医案·方案》)

卢。有形血液，从破伤而损，神气无以拥护。当此冬令藏阳，阳微畏寒，奇脉少津，乏气贯布，行步欹斜，健忘若愦，何一非精气内夺之征？将交大雪，纯阴无阳，冬至一阳来复也，见此离散之态。平素不受暖补，是气元长旺。今乃精衰气竭之象，又不拘乎此例也。

人参、鹿茸、归身、炒杞子、茯苓、沙苑。(《临证指南医案·卷一》)

卢氏。沉着浓浓，肝肾之血。

熟地炭、炒杞子、炒归身、牛膝炭、茯神、青铅、砂仁末。

又：照前方去牛膝、青铅，加桂圆肉、天冬。（《临证指南医案·卷二》）

罗，廿三岁。病人述遇春季则失血，烦劳必有失血。凡冬月大气藏伏，壮年自能聚精汇神，不加保养，春半地中阳升，发生之气交，反为发病动机矣。是皆身中精气之薄，胃纳安旺，自能知惜静养则神藏。

熟地、山药、芡实、五味、金樱、湖莲、萸肉、龙骨、茯神。（《叶天士晚年方案真本·杂症》）

罗，十九。血去络伤，阳气上蒸，胸胁微痛，非有形滞浊。脉得左关前动跃如浮，头中微晕，阳气化风何疑？

鲜生地、玄参心、麦冬、地骨皮、知母、川斛。

又：左脉形略敛仍坚，微晕喉燥，脘痛热蒸。阳明津衰，厥阴阳风自动，而胃气欲逆。大便不爽，是其明征。息风和阳，必用柔缓，少佐宣畅脘气，亦暂进之法。

鲜生地、麦冬、火麻仁、桑叶、郁金、生香附汁。

又：复脉去参、姜、桂，加白芍。（《临证指南医案·卷二》）

络热失血。

生地黄、丹皮、丹参、穞豆皮、泽兰、茯神。（《未刻本叶氏医案·方案》）

络伤失血，脉弦而虚，恐其难耐夏热。

熟地、牛膝、花蕊石、大淡菜、茯苓、藕节、穞豆皮、川斛。（《未刻本叶氏医案·方案》）

络伤失血，血去过多，不宜开泄。

生地、藕汁、茅花、牛膝炭、川斛、童便、丹皮、侧柏叶。（《未刻本叶氏医案·保元方案》）

络伤血溢。

参三七汁、茯神、茜草、生白扁豆、藕节、川石斛。(《未刻本叶氏医案·方案》)

脉不宁静，陡然失血，阳升扰络使然。

藕汁、茜草、细生地、茯苓、牛膝、藿石斛。(《未刻本叶氏医案·保元方案》)

脉长尺垂，下焦脏真不固，阳浮血溢神倦。属虚损，非瘀也。

两仪煎。(《未刻本叶氏医案·保元方案》)

脉涩，失血，咳嗽，妨食，盗汗，渐延劳怯之途，勿忽视之，须静养为妙。

小建中汤。(《未刻本叶氏医案·保元方案》)

脉数，阴亏阳亢，气逆失血。

都气丸。(《未刻本叶氏医案·保元方案》)

脉数无序，阴亏阳亢之象，虽血来点粒，春夏木火炎炎，焉得保其不发？

生地、女贞实、丹皮、川斛、旱莲草、赤苓。(《未刻本叶氏医案·方案》)

脉弦劲，木火偏亢，逼络血溢。血失反能食，阳明亦热矣！议用苦降法。

生地、穞豆皮、茜草、白芍、侧柏叶、淡菜。(《未刻本叶氏医案·方案》)

梅，二九。性情过动失血，失血贵宁静，不宜疏动，疏动则有泛溢之虞。瘦人阳有余阴不足，补阴潜阳法。

补阴丸。(《临证指南医案·卷二》)

宓。遇节血症反复，脉弱废食，胁痛胃软。无治咳止血之理，扶得胃口受纳，可商调理。

人参、炙黄芪、当归炭、枣仁、茯神、炙草、桂圆肉。

又：归脾去木香、远志，加枸杞子。(《临证指南医案·卷二》)

某，四九。血来稍缓，犹能撑持步履，乃禀赋强健者，且能纳谷，阳明未败可验。而脉象细涩，阴伤奚疑。

北沙参一钱半，扁豆一两，参三七一钱半，炒麦冬一钱，茯神三钱，川斛三钱。(《临证指南医案·卷二》)

某，四一。脉弦，胁痛已缓，血仍来。

大淡菜一两，参三七一钱，牛膝炭一钱半，茯苓二钱，川斛三钱，小黑穞豆皮三钱。(《临证指南医案·卷二》)

某，四一。脉弦，失血，胁痛气逆。

枇杷叶三钱，冬瓜子三钱，苏子一钱，苡仁三钱，炒丹皮一钱，桃仁三钱，降香汁八分，牛膝炭一钱半。(《临证指南医案·卷二》)

某。凡有痔疾，最多下血。今因嗔怒，先腹满，随泻血，向来粪前，近日便后，是风木郁于土中。气滞为膨，气走为泻。议理中阳，泄木佐之。

人参、附子、炮姜、茅术、厚朴、地榆、升麻（醋炒）、柴胡（醋炒）。(《临证指南医案·卷七》)

某。口气腥臊，血色混浊，下元无根，恐难接续还元。事已至急，与王先生同议摄阴阳法。

人参、川熟附、熟地、五味、炙草、青铅。(《临证指南医案·卷二》)

某。劳力烦心失血，早食则运，暮食饱胀，疏补调中方。

人参、茯苓、炙草、生谷芽、广皮、白芍。(《临证指南医案·卷二》)

某。脉动极无序，血涌如泉，汗出畏冷，少焉热躁。此无根之阳上冒，血凝成块，非凉药可止。

熟地炭、生龙骨、茯神、五味、浔桂、生白芍、盐水炒牛膝。

又：人参、生龙骨、熟地炭、茯神、炒杞子、五味。（《临证指南医案·卷二》）

某。脉细弦数，阴分不足，痰中带红，肠风。春温之后，再劫津液，以致上下失血。风淫于内。宜咸寒。

生地炭、阿胶、龟胶、玄参、白芍、女贞、茯苓、豆皮。（《临证指南医案·卷二》）

某。失血咽干。

穞豆皮三钱，丹参一钱，麦冬一钱半，川斛一钱半，藕汁一小杯。（《临证指南医案·卷二》）

某。血后气冲形寒，法当温纳。

茯苓三钱，粗桂枝八分，炙草五分，五味七分。（《临证指南医案·卷二》）

某。左脉细坚搏指，肝阳逆，失血，汗。

熟地、五味、炙草、牛膝、白芍、桂心、童便（冲）。（《临证指南医案·卷二》）

倪，三一。阳明脉弦空，失血后，咽痹即呛。是纳食虽强，未得水谷精华之游溢，当益胃阴。

北沙参、生扁豆、麦冬、杏仁、生甘草，糯米汤煎。（《临证指南医案·卷二》）

努力络伤，失血胁痛。

生地、茜草、杜牛膝、茯苓、丹皮、穞豆皮。（《未刻本叶氏医案·方案》）

努力伤络失血。

丹皮、生地、桃仁、牛膝、穞皮、茜草。（《未刻本叶氏医

案·保元方案》）

疟乃暑湿客邪，血证逢时便从。已是阴亏体质，治邪须顾本元，议与竹叶地黄汤。

竹叶、知母、川贝母、鲜生地、薄荷。（《眉寿堂方案选存·卷上》）

潘，二十岁。据述失血三年，不分四季而发，已逾数次。问未曾完姻及当家操持之累，必系先天禀薄，难耐动劳，用都气加秋石。（《叶天士晚年方案真本·杂症》）

庞。血大去则络脉皆空，其伤损已非一腑一脏之间矣。秋分寒露，天气令降，身中气反升越，明明里不肯收摄，虚象何疑。今诊脉弱濡涩，肢节微冷，气伤上逆，若烟雾迷离，熏灼喉底，故作呛逆。大旨以上焦宜降宜通，下焦宜封宜固，得安谷崇土，再商后法。

人参、炒黑杞子、炒黑牛膝、茯神、生苡仁、炒山药。

又：血止，纳谷甚少，不饥泄泻。此脾胃大困，阴火上触，面赤忽嘈。先理中宫，必得加餐为主。大忌寒凉治嗽，再伐脾胃生气。

人参、茯神、新会皮、山药、炙草、炒白芍。

又：脉右濡，左未敛。

人参、茯神、熟术、广皮、南枣。

又：左脉静而虚，右如数，初进谷食。宜培中宫，霜降后五日以丸剂摄下。

人参、茯神、熟术、广皮、南枣、炒白芍、炙草。（《临证指南医案·卷二》）

破伤失血液涸。

淡苁蓉、枸杞、生地、川石斛、当归、天冬。（《眉寿堂方案

选存·卷下》）

起自热病，热伤阴络，血大泻，自当宗血脱益气之旨。今脉左大急疾，右小微弱，脐旁动气，肌肤枯燥，阴分大耗。正当暑月，何以堪此？拟进九龙法，通补兼施。若得动气稍减，病可平和矣。

熟地炭、山楂（糖油炒）、琥珀屑、新绛，冲入藕汁。（《叶氏医案存真·卷二》）

气弱不能运，腹痛由自而来。

人参、菟丝饼、茯苓、姜炭、焦术、益智仁、新会、谷芽。（《未刻本叶氏医案·保元方案》）

钱。交夏阳气大升，阴根失涵，火升血溢，必在晡刻。冲年大忌，身心少持，必使阳和阴守为要。

生地、阿胶、淡菜、牛膝炭、茯神、川斛。（《临证指南医案·卷二》）

邵。营热失血。

生地、竹叶心、玄参、丹参、川斛、茯神。（《临证指南医案·卷二》）

沈。劳动阳升，血自左溢。

阿胶、参三七、甜北沙参、茯神、生白扁豆、炒麦冬。（《临证指南医案·卷二》）

沈。脉左坚上透，是肝肾病。血色紫，乃既离络中之色，非久瘀也。劳役暑蒸，内阴不生有诸。仿琼玉意，仍是阴柔之通剂。

鲜生地、人参、茯苓、琥珀末。（《临证指南医案·卷二》）

失血，寒热反止，营卫和矣。

葳蕤、川贝母、鲜藕、茯神、白沙参、霍斛。（《未刻本叶氏医案·保元方案》）

失血每入秋发，脉细涩，属阴亏。气不收肃，扰络致此。

酸枣仁、白茯神、丹参、柏子仁、穞豆皮、建莲。（《未刻本叶氏医案·保元方案》）

失血色夺，脉弦，恐其食减。

熟地、白扁豆、北沙参、川斛、白茯神、麦门冬。（《未刻本叶氏医案·保元方案》）

谭，仙人塘，四十八岁。凡劳必身心皆动，动必生热，热灼络血上溢，肉瘦脉数。中年生阴日浅，可与甘寒润剂。

生地、麦冬、扁豆、北沙参、甘蔗汁、白玉竹。（《叶天士晚年方案真本·杂症》）

唐，二七。血后，喉燥痒欲呛，脉左搏坚。

玉竹、南花粉、大沙参、川斛、桑叶，糯米饮煎。（《临证指南医案·卷二》）

唐，五十六岁。夏足跗肌浮，是地气着人之湿邪，伤在太阴。阳明初病失血，继而呕涎拒食，医不知湿伤脾胃，漫延乃尔。

五苓散去泽泻，加益智仁、厚朴、广皮、滑石（《叶天士晚年方案真本·杂症》）

陶，二二。下虚，阳动失血。

六味去丹、泽，加阿胶、淡菜。（《临证指南医案·卷二》）

汪，徽州，三十五岁。仲景云：厥阴病气上撞心，明示木中风火上行，都因血少阴虚，以痫症痰火有余，大谬。

女贞、茯神、萸肉、天冬、细生地、建莲、赤金箔。（《叶天士晚年方案真本·杂症》）

汪。肝风鸱张，胃气必虚。酒客不喜柔腻，肌柔色嫩，质体气弱。清明春木大旺，理必犯土。急宜培养中宫，中有砥柱，风阳不得上越，而血可止矣。

人参、炒黄芪、炒山药、茯苓、炒白芍、炙草。（《临证指南医案·卷二》）

王，二八。脉软，形劳失血。

小建中加玉竹。（《临证指南医案·卷二》）

王，二六。脉大而空，亡血失精，午食不运，入暮反胀。阴伤已及阳位，缠绵反复至矣。

归芍异功散。（《临证指南医案·卷一》）

王，二十。脉右大，失血知饥，胃阳上逆，咽干喉痒。

生地、扁豆、玄参、麦冬、川斛、新荷叶汁。（《临证指南医案·卷二》）

吴，东山，二十七岁。频失血已伤阴，冬至后脉弦，属不藏，是肾阴不足，虚浮热气之升。戒酒节欲，勿日奔驰，可免春深反复。

六味去丹、泽，加龟腹板心、清阿胶、天冬、秋石。（《叶天士晚年方案真本·杂症》）

吴，三十九岁。自幼失血，是父母遗热，后天真阴不旺。幸胃纳颇强，不致延成损怯。血利十六个月，腹中不痛，但肛门下坠，刻刻如大便欲出。世俗见利，咸治肝胃，此系肾虚，阴阳下窍不固，固摄其下为是。

熟地炭、萸肉炭、山药、五味子、生白芍、茯苓。（《叶天士晚年方案真本·杂症》）

吴江陈，三十八。酒客脾胃自来不旺，大便不实，奔走劳动，失血乃形色之伤。止血理嗽，无非清滋，声音日哑。肺痿气馁，难治之症。

人参、茯苓、米仁、炙草、白及、黄精。（《叶氏医案存真·卷三》）

下虚不纳，失血便痛，宜摄少阴。

熟地、龟板、川斛、茯神、天冬。（《未刻本叶氏医案·保元方案》）

下血不已，汗出躁烦，心悸恍惚，头不安枕，转侧不能。两脉虚涩，虚为气虚，涩为阴伤。人身阳根于阴，阴附于阳，两相维系者也。今阴血暴亡，虚阳无偶，势必外越矣。虚阳外越，而阴愈无主，其能内固乎？阴阳相离，气血两亏，法宜兼补。然血有形，难以骤致，气无形，可以急固。固其气，则气自充。气充则不必治血，而血自守矣。先用归脾汤，继以大造丸。

人参、白术、茯神、枣仁、黄芪、龙眼肉、当归、远志、木香、甘草、生姜、大枣。（《叶氏医案存真·卷三》）

项，二十七岁。失血如饥腹痛，是烦劳致伤，见血投凉，希图降止。乃胃伤减食，其病日凶。

熟地炭、湖莲肉、山药、茯神、芡实、炙草。（《叶天士晚年方案真本·杂症》）

谢，葑门，三十四岁。上下失血，头胀，口渴，溏泻。若是阴虚火升，不应舌白色黄。饥不纳食，忽又心嘈五十日，病中吸受暑气热气。察色脉，须清心养胃。

人参、竹叶心、麦冬、木瓜、生扁豆、川石斛。（《叶天士晚年方案真本·杂症》）

形瘁脉数，阴枯气燥，络松失血，以形脉论之，病不易治。

熟地、牡蛎、川石斛、茯神、穞皮、鲜荷藕。（《未刻本叶氏医案·保元方案》）

徐，三十九岁。劳形阳伤失血。

小建中汤去姜。（《叶天士晚年方案真本·杂症》）

徐。阴根愈薄，阳越失交。初夏发泄，血涌吸短，心腹皆热。

岂止涩之药可疗？益气摄阴，乃据理治法。

人参、熟地、五味子。（《临证指南医案·卷二》）

许，四四。频频伤风，卫阳已疏，而劳怒亦令阳伤。此失血症，当独理阳明，胃壮则肝犯自少。脉右空大可证，若三阴之热蒸，脉必参于左部。

人参一钱，黄芪三钱，炙草五分，煨姜一钱，南枣二钱。

又：甘温益胃，血止五日。食腥嗔怒，血咳复来。不独卫阳疏豁，络脉空动若谷，岂沉寒堵塞，冀获片时之效。倘胃口拒纳，无法可投。按脉微涩，议治心营肺卫。

人参、黄芪、炙草、南枣、白及、茯神、枣仁。（《临证指南医案·卷二》）

许，五十三岁。脉大而空豁。中年操持，形体劳瘁。此失血食无味，乃气弱所致。见血投凉必凶。

小异功散。（《叶天士晚年方案真本·杂症》）

许，五十岁。劳倦伤阳失血，庸医以凉药，再伤气分之阳，指麻身痛，法当甘温。

人参当归建中汤，去姜。（《叶天士晚年方案真本·杂症》）

血伤骤加惊恐，气郁热升风旋，清神受蒙为厥。凡厥皆隶厥阴，今左股麻痹，忽爽忽迷，皆肝胆中相火、内风未得宁静。病延数日，左脉小濡。热胜津液暗伤，不宜纯与攻涤苦寒，经旨以肝为刚脏，与胃腑对待。柔缓濡润，阳和液复，可免痫症。

鲜生地、石菖蒲、柏子仁、阿胶、天冬、茯神。（《叶氏医案存真·卷一》）

血溢阳升，法宜摄纳。

熟地、茯神、川石斛、珠菜、牛膝、穞豆皮。（《未刻本叶氏医案·方案》）

血症发后，体虚气弱。暑气外侵，而寒热腰痛，饥不欲食。虽咳嗽未减，当治其本，即急则治标之义也。

香薷、扁豆、木瓜、厚朴。(《叶氏医案存真·卷二》)

颜。入夏阳升，疾走惊惶，更令诸气益升。饮酒，多食樱桃，皆辛热甘辣，络中血沸上出。议消酒毒和阳。

生地、阿胶、麦冬、嘉定花粉、川斛、小黑穞豆皮。(《临证指南医案·卷二》)

阴亏气燥，失血，食少。

熟地、鲜莲肉、藕、川斛、牛膝炭、茯神。(《未刻本叶氏医案·保元方案》)

阴亏气浮，失血，便溏，食减。

茯神、白芍、北沙参、炙草、麦冬、建莲肉。(《未刻本叶氏医案·保元方案》)

阴亏阳动，失血。

细生地、大淡菜、茯神、穞豆皮、天门冬、藕汁。(《未刻本叶氏医案·保元方案》)

阴弱，秋燥侵肺，血发。金水同治。

熟地、白茯神、清阿胶、川斛、天门冬、麦门冬。(《未刻本叶氏医案·保元方案》)

于，金坛，二十六岁。风热伤卫外之阳，再发散升药动阳，血自阳络而出。医用大黄逐瘀使下，下则阴伤，不饥痞闷，痰黏不渴。急急醒脾扶胃，再以清寒治嗽。决无愈期。

人参、白芍、生益智、茯苓、炙草、广皮，服十剂后，接服异功散。(《叶天士晚年方案真本·杂症》)

郁则络癖气痹，失血气逆。法宜宣通，但脉弦劲，正气已虚，当以甘缓。

淮小麦、茯神、炙草、柏子仁、白芍、枣仁。（《未刻本叶氏医案·方案》）

张，二十五岁。血色浓厚，是肝肾阴虚。凡劳心情欲，必要禁忌。医药以寒凉滋清，久则胃伤减食变凶。

熟地、芡实、山药（炒）、湖莲肉、川石斛、茯苓。（《叶天士晚年方案真本·杂症》）

张。血止，脉左大。

天冬、生地、人参、茯神、炙草、生白芍、女贞、旱莲。（《临证指南医案·卷二》）

周，三四。屡屡失血，饮食如故，形瘦面赤。禀质木火，阴不配阳。据说服桂枝治外感，即得此恙。凡辛温气味宜戒，可以无妨。

六味加阿胶、龟甲、天冬、麦冬。（《临证指南医案·卷二》）

朱，二二。秋暑失血，初春再发。诊脉右大，颇能纳食。《金匮》云：男子脉大为劳，极虚者亦为劳。要之大者之劳，是烦劳伤气，脉虚之劳，为情欲致损。大旨要病根驱尽，安静一年可愈。

生黄芪、北沙参、苡仁、炙草、白及、南枣。（《临证指南医案·卷二》）

邹，二四。向有失血，是真阴不旺。夏至阴生，伏天阳越于表，阴伏于里，理宜然矣。无如心神易动，暗吸肾阴，络脉聚血，阳触乃溢，阴伏不固，随阳奔腾。自述下有冲突逆气，血涌如泉。盖任脉为担任之职，失其担任，冲阳上冲莫制，皆肾精肝血不主内守，阳翔为血溢，阳坠为阴遗。腰痛足胫畏冷，何一非精夺下损现症。经言：精不足者，补之以味。药味宜取质静填补，重者归下。莫见血以投凉，勿因嗽以理肺。若此治法，元海得以立基，冲阳不来犯上。然损非旬日可复，须寒暑更迁，凝然不动，自日逐安适，调摄未暇缕悉也。

人参三钱，熟地（炒松成炭，冷水洗一次）四钱，鲜河车膏（和服）一钱，茯苓一钱半，炒黑枸杞子一钱半，北五味（研）一钱，沙苑一钱半，紫石英（生研）五钱。（《临证指南医案·卷二》）

邹，二一。内伤惊恐，肝肾脏阴日损。阳浮，引阴血以冒上窍，二气不交。日加寒热，骨热，咽干不寐。阴分虚，其热甚于夜。

阿胶鸡子黄汤。（《临证指南医案·卷二》）

此血虚络松，气失其护，左胁喜按，难以名状。宜辛润理虚，切勿乱投药饵。

杞子、柏子仁、酸枣仁、茯神、桂元肉、大胡麻。（《未刻本叶氏医案·方案》）

血乏，不饥，喜饮热汤，小腹冷。且益胃阳，佐以调营。

当归、谷芽、炙甘草、茯苓、新会、半夏曲。（《未刻本叶氏医案·方案》）

血虚身痛。

当归、浙菊花、霜桑叶、茯苓、巨胜子、柏子仁。（《未刻本叶氏医案·方案》）

血溢暗耗，奇经失护，心中如焚，肢节交冷。

生地黄、天冬、阿胶、桂圆肉、柏子仁、当归身、白芍、丹皮、枸杞子、穞豆皮、茯神、枣仁。（《未刻本叶氏医案·方案》）

气郁滞则血不行，当理血中之气。

四物汤加香附、楂炭、益母草。（《眉寿堂方案选存·卷下》）

枫桥汪，四十。胁膈左右，懊侬不舒，呕逆带血。凡人脏腑之外，必有脉络拘拌，络中乃聚血之地。中年操持，皆令耗血，血不和气，气攻入络，病状难以自明。宣通血分以和络，俾不致瘀着，可免噎膈反胃。

新绛、青葱管、橘叶、桃仁、瓜蒌仁、钩勾。（《叶氏医案存真·卷三》）

虽属瘀血，上吐下泄，而中焦气亦为之暗伤，色萎脉涩，耳鸣神倦，行动气逆，当治以甘温益虚，不宜谓其瘀而攻之。

熟地、当归、茯苓、炙草、远志、枣仁、柏仁、建莲。（《未刻本叶氏医案·方案》）

马，三四。脉实，久病瘀热在血，胸不爽，小腹坠，能食不渴，二便涩少。两进苦辛宣腑，病未能却。此属血病，用通幽法。

桃仁、郁李仁、归尾、小茴、红花、制大黄、桂枝、川楝子。

又：昼日气坠少腹，夜卧不觉，甚则头昏胸闷。今年五月，初用疏滞，继通三焦，续进通幽，其坠胀仍若。议辛香流气法。

川楝子、延胡、小茴、黑山栀、青木香、橘核，生香附磨汁法丸。（《临证指南医案·卷三》）

◆ 痰饮

曹，中年阳气日薄。痰饮皆属阴浊，上干清道，为冲逆咳嗽。仲景法治，外饮治脾，内饮治肾，分晰甚明。昔年曾用桂、苓、泽、术得效，是治支饮治法。数年真气更衰，古人谓饮邪当以温药和之，须忌治嗽肺药。先用小青龙去麻辛，接服外台茯苓饮。（《临证指南医案·卷五》）

程，五七。昔肥今瘦为饮。仲景云：脉沉而弦，是为饮家。男子向老，下元先亏，气不收摄，则痰饮上泛。饮与气涌，斯为咳矣。今医见嗽，辄以清肺，降气，消痰，久而不效，更与滋阴。不明痰饮皆属浊阴之化，滋则堆砌助浊滞气。试述着枕咳呛一端，知身体卧着，上气不下，必下冲上逆，其痰饮伏于至阴之界，肾脏络病无疑。形寒畏风，阳气微弱，而藩篱疏撤。仲景有要言不繁曰：饮邪必用温药和之。更分外饮治脾，内饮治肾。不读圣经，焉知此理？

桂苓甘味汤、熟附都气加胡桃。（《临证指南医案·卷五》）

此下焦阳微，饮邪上逆，嗽甚呕恶，主以温药。

真武汤。（《未刻本叶氏医案·保元方案》）

戴。十二月间，诊得阳微，浊饮上干为咳，不能卧。曾用小青龙汤，减去麻黄、细辛，服后已得着枕而卧。想更医接用不明治饮方法，交惊蛰阳气发泄，病势再炽。顷诊脉来濡弱无神，痰饮咳逆未已。谅非前法可效，宗仲景真武汤法，以熟附配生姜，通阳逐饮立法。

真武汤去白术加人参。（《临证指南医案·卷五》）

董。脉弦右濡，阳微恶寒。饮浊上干，咳吐涎沫。且食减胃衰，寒疝窃踞。阴浊见症，岂止一端？喻嘉言谓：浊阴上加于天，非离照当空，氛雾焉得退避？反以地黄、五味阴药，附和其阴，阴霾冲逆肆虐，饮邪滔天莫制。议以仲景熟附配生姜法，扫群阴以驱饮邪，维阳气以立基本，况尊年尤宜急护真阳为主。

人参、茯苓、熟附子、生姜汁、南枣。（《临证指南医案·卷五》）

高年二气交衰，水泛嗽逆，腹膨腿浮。

真武汤。（《未刻本叶氏医案·方案》）

高年阳衰，饮逆冲气咳嗽。

茯苓五味桂枝甘草汤。（《未刻本叶氏医案·保元方案》）

李，三八。劳伤阳气，内起痰饮，卧着气钝饮阻，其咳为多，痰出稍通势缓。且体常汗泄，非风寒表邪不解，并不热渴，亦非火炎烁金。仲景云：饮家而咳，当治饮，不当治咳。

茯苓、桂枝木、苡仁、炙草、姜汁。(《临证指南医案·卷五》)

脉沉小，久嗽足浮腹膨，少阴之阳已伤，故水饮欲泛。

茯苓、木防己、泽泻、牡蛎、薏苡仁、桂枝。(《未刻本叶氏医案·方案》)

脉细虽属少阴空虚，而中焦有伏饮，是以嗽逆呕恶，先宜理之。

半夏、茯苓、干姜。

秫米煎汤法丸。(《未刻本叶氏医案·方案》)

阳伤饮逆，咳嗽腹膨。

真武汤。(《未刻本叶氏医案·方案》)

阳微，阴浊泛逆，先为咳喘，继而腹满便溏，所谓喘必生胀是也。

真武汤。(《未刻本叶氏医案·方案》)

阳微饮逆，咳嗽呕恶。

真武汤。(《未刻本叶氏医案·方案》)

痰饮乃浊阴所化，阻遏阳气，不入于阴，阴跻空，夜不熟寐。《灵枢经》用半夏秫米汤，谓通阳交阴，饮邪不聚。“天王补心丹”一派寒凉阴药，与浊阴树帜。中年必以护阳为要，即《金匮》所言必以温药和之也。

半夏、秫米、茯苓。(叶天士《叶天士医案》)

陆。背寒，夜卧气冲欲坐，乃下元虚乏，厥浊饮邪，皆令上泛。胎前仅仅支撑，产后变症蜂起。奈何庸庸者流，泄肺冀其嗽缓，宜乎药增病势矣。

桂枝、茯苓、炙草、五味、淡干姜。(《临证指南医案·卷九》)

吴氏。脉弦，背中冷，左偏微痛，食少欲呕，四肢牵强，此饮邪内结。议通阳气。

桂枝、茯苓、半夏、姜汁、炙草、大枣。（《临证指南医案·卷五》）

某。脉弦右涩，面亮舌白，口干不喜饮，头重岑岑然，胸脘痹塞而痛，得嗳气稍舒。酒客谷少中虚，痰饮聚蓄，当此夏令，地气上升，饮邪夹气上阻清空，遂令前症之来。《金匮》云：脉弦为饮，色鲜明者为留饮。口干不欲饮水者，此为饮邪未去故也。况漐漐汗出，岂是风寒？春夏温邪，辛温发散为大禁。自云身体空飘，年已六旬又四，辛散再泄其阳，不亦左乎。

半夏、姜汁、川连、吴萸、茯苓、枳实、竹沥。（《临证指南医案·卷五》）

不独阳微饮逆，下焦阴气亦耗，药之难以图功在斯。

白茯苓、桂枝、干姜、北五味、炙草、白芍。（《未刻本叶氏医案·方案》）

曹，五一。色鲜明，属上有痰饮。盖上实则下虚，半百年岁，未得种玉。诊得脉左小不静，右部弦滑。法当清肺胃之热痰，益肾肝之精血。仿曼倩卫生方法。

燕窝胶、甜梨膏、人参、黄芪、麦冬、山药、茯苓、於术、黄节、黑节、鹿尾胶、羊内肾、淡苁蓉、故纸胡桃（蒸）、青盐。（《临证指南医案·卷五》）

陈，六十四岁。据述三年前因怒寒热卧床，继而痰嗽，至今饮食如常，嗽病不愈。思人左升太过，则右降不及，况花甲以外，下元必虚，龙相上窜，嗽焉得愈？古人谓：老年久嗽，皆从肝肾主议，不当消痰清燥，

议用都气丸加角沉香、紫衣胡桃肉。（《叶天士晚年方案真

本·杂症》）

陈，四二。烦劳，气火多升少降。喉中梗阻，痰出噫气。凡酒肉皆助热，痰凝气分，上焦痹塞。

枇杷叶、瓜蒌皮、降香末、杜苏子、黑栀皮、苡仁。（《种福堂公选医案》）

陈。痛久气乱阳微，水谷不运，蕴酿聚湿。胃中之阳日薄，痰饮水湿，必倾囊上涌，而新进水谷之气，与宿邪再聚复出，致永无痊期。仲景云：饮邪当以温药和之。又云：不渴者，此为饮邪未去故也。则知理阳通阳，诚有合于圣训，断断然矣。

真武汤。（《临证指南医案·卷五》）

陈。胃虚，客气上逆为呃噫，痰带血星，咽中微痛。姑拟镇摄法。

人参、熟地炭、五味、茯神、青铅。

又：照前方去青铅，加麦冬、川斛、远志炭。（《临证指南医案·卷二》）

程，六三。形瘦肌削，禀质偏热，夏秋病甚，是阴亏不耐暑热发泄之气耳。霜降收肃令行，浮阳潜伏，阴得自守，病觉稍退。述食辛辣热燥不安。其脏阴五液，为阳蒸变痰，非如痰饮可用阳药温通者。

人参、萸肉、川石斛、磁石、淡秋石、胡桃肉、女贞子、旱莲草。（《种福堂公选医案》）

程，六十。肾虚不纳气，五液变痰上泛，冬藏失职，此病为甚，不可以肺咳消痰。常用八味丸，收纳阴中之阳。临时撤饮，用仲景桂苓味甘汤。（《临证指南医案·卷五》）

程，四八。左脉沉静，右脉微弦。四旬清阳日薄，脾脏鼓运渐迟，加以烦心萦思，水谷悍气，蕴蒸痰饮。仲景谓：外饮当治脾阳。况中年常有遗泄之患，按脉非龙相之动搏。议固下益肾，转旋运脾二方，分早晚服。早服从还少、聚精、七宝。参用丸方。

熟地、苁蓉、枸杞、五味、萸肉、茯神、山药、菟丝、覆盆、鱼胶、菖蒲、远志、龙骨、青盐，熟蜜同枣肉捣丸。早服五七钱。

茅术、於术、半夏、茯苓、广皮、生益智、白蒺、钩藤，姜枣汤泛丸。晚服三钱。开水下。（《临证指南医案·卷五》）

程，五六。曲运神机，心多扰动，必形之梦寐，诊脉时，手指微震，食纳痰多。盖君相动主消烁，安谷不充形骸。首宜理阳明以制厥阴，勿多歧也。

人参、枳实、半夏、茯苓、石菖蒲。（《临证指南医案·卷三》）

程。脉左弦搏，着枕眠卧，冷痰上升，交子后干咳。此肾虚阳不潜伏，乃虚症也。从摄固引导，勿骤进温热燥药。

熟地炭、生白芍、山药、茯苓、丹皮、泽泻、车前、牛膝、胡桃肉。（《临证指南医案·卷一》）

迟，四十八岁。背寒为饮。凡遇冷或劳烦，喘嗽气逆，聚于胸臆，越日气降痰浓，其病自缓。年分已多，况云中年不能安逸，议病发用《金匮》法可效，治嗽肺药不效。

桂苓甘味汤。（《叶天士晚年方案真本·杂症》）

此悬饮也，邪恋日久，虽属络病，正气暗伤，是以汩汩有声，究非全是顽痰窃踞。李士材谓屡攻屡补，以平为期。当遵之。

生牡蛎、白蒺藜、桂心、甘遂、姜黄、麦芽，汤法丸。（《未刻本叶氏医案·方案》）

戴，枫桥。用肺药开上气不效，病人说痰味咸。谷道窄，从肾气逆升入咽，用滋肾丸。

每服三钱，盐汤下。（《叶天士晚年方案真本·杂症》）

戴，徽州，三十九岁。仲景论痰饮分二要，外饮治脾，内饮治肾。又云：凡饮邪必以温药和之。阅方是温养肾藏，不为背谬。考痰饮有形，原其始也。阳气微弱，浊阴固聚，自下逆行，喘不着枕。附子走而通阳，极为合理。然其余一派滋柔护阴，束缚附子之剽疾矣。

真武汤。(《叶天士晚年方案真本·杂症》)

戴。病去，神已爽慧，但本脉带弦。平素有饮，为阳气不足之体。年纪渐多，防有风痹。此酒肉宜少用，劳怒当深戒矣。议外台茯苓饮方。

人参、茯苓、广皮、枳实、半夏、金石斛。(《临证指南医案·卷五》)

丁，五十一岁。面色亮，脉弦，此属痰饮。饮伏下焦肾络，中年冷暖不和，烦劳伤气，着枕必气逆，饮泛喘促，脘闷咽阻，治之可效，而不除根。

越婢法。(《叶天士晚年方案真本·杂症》)

烦劳气泄，阳升巅顶，瞳神必胀，容色夺，目眶变。呼吸似乎下陷，若热气升。舌本必麻，即痰气阻咽。天暖风和必逸，乃血气因劳致虚，有藉乎天气之煦涵。《内经》云：劳者温之，取味甘气平以补其阴阳血气。然痰气宿恙，勿以腻浊为准。

人参、白术、当归、枸杞子、茯苓、甘草、白芍、天麻、嫩钩勾、菊花炭，桂圆汁丸，午后服三钱。

另早服虎潜丸四钱。(《叶天士医案》)

范，五七。脾窍开舌，舌出流涎为脾病。克脾者，少阳胆木，以养脾泄胆治。

人参、於术、天麻、姜黄、桑叶、丹皮。(《临证指南医案·卷三》)

肺脾气失肃降之司，食下呕逆，痰浊，气宣血自和。

枇杷叶、苏子、紫菀须、降香汁、枳壳、白桔梗。（《未刻本叶氏医案·方案》）

肺饮不得卧。

旋覆花、米仁、杏仁、白芥子、半夏、茯苓。（《未刻本叶氏医案·方案》）

风温郁热上升，支饮亦令上泛，渴烦咳涎。下虚上实，仍宜轻剂清理。

桂枝木、茯苓、白芍、石膏、米仁、甘草。

又：小青龙汤去麻、辛、半、甘，加石膏。（《眉寿堂方案选存·卷上》）

葑门，三十九。过劳熬夜，阳升痰血。在土旺之令中，夜热非外感。脉尺中动，左数。肝肾内虚，失收肃之令。

北沙参、玉竹、麦冬、扁豆、生草、青甘蔗。（《叶氏医案存真·卷三》）

冯。阳虚则形寒汗出，痰饮痞聚，都是阴浊成形，乘阳气衰微，致上干窃踞。古人法则，必通其阳以扫阴氛，但宿病无急攻方。况平素忧郁，气滞血涩，久耗之体，不敢纯刚，防劫液耳。

人参、熟附子、淡干姜、炒川椒、川桂枝、乌梅肉、生白芍。

另真武丸三两。（《临证指南医案·卷五》）

肝胃气结，痰多。

温胆汤。（《未刻本叶氏医案·保元方案》）

高，六八。脉软小带弦，知饥不欲食，晨起吐痰，是胃阳不足。宜用外台茯苓饮。

又：人参、白术、茯苓、广皮、半夏、枳实皮、白蒺藜、地栗粉。（《临证指南医案·卷三》）

顾，混堂巷，廿八岁。壮盛，色白肉瘦，脉细小如数，下垂。察色凭脉，是属肾虚，五液不运，精微内蒸黏涎浊沫。凡有思虑烦劳，肝阳夹热气上升，痰沫随气乘胃而出上窍，其聚处在乎肾络。八味丸即古肾气丸，理阴阳以收肾气，使水沫不致上泛，不为差谬。少壮必伤于阴，拙见议减桂辛甘伐肝，加五味三倍，少用沉香入少阴之络。考经旨，肾阴中有真阳温煦，生生自旺。若肝脏日刚，木火内寄，情志怫逆，必相火勃起，谓凉则肝宁，昔贤谓肝宜凉，肾宜温也。(《叶天士晚年方案真本·杂症》)

关，三二。思郁伤于心脾，二脏主乎营血，营出中焦。脏阴受损，阴虚生热，熏蒸络脉，致血不宁静。食少痰多，色泽少华，皆虚象也。不宜久进凉润嗽药，当以钱氏异功散，间进归脾汤减木香。(《临证指南医案·卷二》)

寒热后，诊脉小弱，舌白，渴不欲饮，痰多气闷。疟未尽而正已虚，不可过攻，防其衰脱。

生术、半夏、草果仁、广皮、茯苓、厚朴。(《眉寿堂方案选存·卷上》)

和。痰血，上午偏多，气分热炽。

金石斛、川贝母、桑叶、南花粉、大沙参、知母。(《种福堂公选医案》)

侯，四十二岁。痰饮留伏而发，最详《金匮玉函》，仲景必分内外，以内饮治肾，外饮治脾。更出总括一论，谓饮邪当以温药和之。忆越数年举发，春夏秋之时，此因时寒暄感触致病。今屡发反频，势甚于昔，乃男子中年以后，下元渐衰也。

都气丸加坎气、胡桃肉。(《叶天士晚年方案真本·杂症》)

黄，三四。身居沿海，氛瘴雾露客邪，侵入清阳，阳伤畏寒，久嗽。病患不知却病护身，犹然用力承办。里结饮邪，沉痼不却病。

茯苓桂枝汤。(《临证指南医案·卷五》)

黄。味过甘腻，中气缓，不主运，延绵百天，聚气结饮。东垣云：病久发不焦，毛不落，不食不饥，乃痰饮为患。饮属阴类，故不渴饮。仲景五饮互异，其要言不繁，当以温药和之，通阳方法，固无容疑惑。大意外饮宜治脾，内饮宜治肾，是规矩准绳矣。议用苓桂术甘汤。(《临证指南医案·卷五》)

徽州，四十六。此痰饮宿病，劳怒遇冷即发。十年之久，焉能除根?

桂苓五味甘草汤。(《叶氏医案存真·卷三》)

计，三三。阳微痰黑，食入不化。

人参、生益智、桂心、茯神、广皮、煨姜。(《临证指南医案·卷三》)

贾，二一。痰血频发七八次，形寒妨食，无治痰嗽之理。急扶后天生气，望其知味进谷。

戊己汤。(《种福堂公选医案》)

姜，二四。久患胸右有形，形瘦，畏风怕冷，卧则咳呛痰沫。凡治痰饮，须辨饮食，食少已极，议治中宫之阳。

苓桂术甘汤。(《种福堂公选医案》)

蒋。病已三载，仍然能寝能食，谅非脏腑虚损。自述冷气或聚胸臆，或贯胁肋，水饮下咽，汩汩有声，气得下降，宛若病去。此必支脉结饮，久久阻遏气隧流行，决非重坠攻逐以及温补腻浊可治。盖脉络为病，非辛香何以开郁?议宜通气血方法。

降香、枇杷叶、郁金、橘红、苏子、桔梗、苡仁、桑叶、淡姜渣。(《种福堂公选医案》)

金，十六岁。着枕气冲，显是阴中之热，验寸搏，舌白，浊

饮。拟议暑热上吸心营，肺卫客气未平，先用玉女煎。(《叶天士晚年方案真本·杂症》)

口齿骨骱，咽喉痰壅，溺阻肌浮，是皆气分闭塞。经言：诸气膹郁，皆属于肺。肺象空悬，凡重剂竟走肠胃，故久治不效。

麻黄、杏仁、滑石、牛蒡子、马兜铃、生甘草、射干、马勃。(《叶氏医案存真·卷一》)

来安县，四十六。病起痰饮，渐为嗽喘。外寒遇劳倦即发，发必胸隔气胀，吐出稀涎浊沫，病退则痰浓，气降乃已。凡饮邪皆阴浊凝聚。两年之久，渐渐腹中痞闷妨食，肛门尻骨坐则无恙。行动站立，时时气坠．若欲大便，显系肾虚不能收摄。惑于在前见痰治嗽，苟非辛解，即属寒降，乃致酿成锢疾。

肾气汤加紫衣胡桃、沉香汁。(《叶氏医案存真·卷三》)

李，四十三岁。疟寒必呕，胃滞痰浊未已。舌上微白，不嗜饮。开结理气如是。

草果、厚朴、荜茇、橘白、杏仁、熟半夏、姜汁。(《叶天士晚年方案真本·杂症》)

李，四五。脉小涩，痰多上涌，食入脘阻，大便不爽，上秋至今夏不愈。自述饥饱失和，曾病黄疸。以湿伤气痹主治。

大杏仁、苡仁、半夏、姜汁、茯苓、橘红、郁金、香豉。(《临证指南医案·卷五》)

李氏。情志久郁，气逆痰喘，入夏咳血，都因五志阳升。况脘有聚气，二年寡居，隐曲不伸。论理治在肝脾，然非药饵奏功。

降香末、枇杷叶、苏子、郁金、瓜蒌皮、黑栀皮、茯苓、苡仁。(《临证指南医案·卷二》)

理中阳以运饮。

外台茯苓饮。(《未刻本叶氏医案·保元方案》)

刘。痰火郁遏，气滞，吸烟上热助壅，是酒肉皆不相宜。古称痰因气滞热郁，治当清热理气为先。

川连、白术、枳实、厚朴、茯苓、半夏，淡姜汤泛丸。（《临证指南医案·卷五》）

脉沉迟，阳气殊虚，湿痰内阻经隧，右眶跳跃，乃类中之萌也。当戒酒，勿劳动为要。

于潜白术、天麻、半夏、浙江黄菊、茯苓、钩藤。（《未刻本叶氏医案·方案》）

脉数小，不饥，痰多，阴虚伏热。

滑石、麦冬、竹叶、连翘、杏仁、鲜生地。（《叶氏医案存真·卷三》）

脉弦涩，肢麻痰多。阴血颇亏，虽有痰阻，以末治之。

枸杞子、浙江黄菊、茯神、白蒺藜、稆豆净皮、桑叶。（《未刻本叶氏医案·方案》）

脉弦右大，弦则为饮，大则胃阳已虚。缘操持萦思，积劳伤阳，致不饥不食，勉纳食物不运。嗔怒，兼以夜卧不安，多寤少寐，恍惚，中心懊侬。忽尔腹鸣气震，四肢筋骱痿弱无力。起病时晨必寒痉，足跗微冷。按是脉症有年，阳虚为本，而痰饮气逆，因虚而聚。夫虚则生寒，实则生热。寝食不安，将及半载，已交四之气中。长夏湿土乘侮脾胃，虑及肌肿腹胀，故周身束筋利机。阳明胃脉，是积阅医药，气血淆混，寒热互投，不以阴阳偏着，调理宜乎不应。议通补理胃阳为主，疏肝为辅。气宣阳苏，何虑痰浊之蒙昧。以茯苓饮法减术，合薛氏星附六君子意。

人参、茯苓、香附、苏核、白附、半夏、姜汁、陈皮。（《叶天士医案》）

面赤足冷，脉沉弦细，吸短有声，昏昏欲寐，下焦淋带不断。

此下虚不摄，饮浊上泛，咳无止期。从来饮家咳逆，当治其饮。仲景谓饮家短气倚息。以外饮属脾，用苓桂术甘，理脾阳以运行；内饮属肾，进肾气以收摄固纳。仿此为法。

肾气丸，淡盐汤送下。

又：熟地炭、茯苓、淡苁蓉、五味子、白芍、胡桃肉。(《眉寿堂方案选存·卷上》)

某，二一。新凉外束，肺受寒冷。气馁不降，宿饮上干，而病发矣。法当暖护背心，宿病可却。

淡生姜粉、半夏、蛤蜊粉、茯苓、桂枝木、苡仁，煎汤。(《临证指南医案·卷五》)

某。病后，浓味蒸痰。

风化硝、瓜蒌仁霜、枳实、郁金、生茯苓、姜汁炒山栀，竹沥法丸。(《临证指南医案·卷五》)

某。脉数，口渴有痰，乃胃阴未旺。

炒麦冬、生白扁豆、生甘草、白粳米、北沙参、川斛。(《临证指南医案·卷三》)

某。太阳经气不开，小水不利，下肢肿浮渐上，着枕气塞欲坐，浊饮上干，竟有坐卧不安之象。医者但以肺病刻治，于理未合。急用小青龙法，使膀胱之气无阻碍，浊饮痰气自无逆冲之患矣。

桂枝、杏仁、干姜、五味、半夏、茯苓。(《临证指南医案·卷五》)

某。形体似乎壮实，阳气外泄，畏风怯冷。脾阳消乏，不司健运，水谷悍气，蒸变痰饮，隧道日壅，上实下虚。仲景谓：饮邪当以温药和之。苓桂术甘得效，从外饮立方。

人参、淡附子、生於术、枳实、茯苓、泽泻，荆沥姜汁法丸。

（《临证指南医案·卷五》）

某。郁痰。

半夏曲、郁金、石菖蒲、明天麻、白蒺藜、橘红、茯苓、钩藤。（《临证指南医案·卷五》）

努力络痰，入春气升激络，血欲外溢未泄，气还瘀凝，肚胀腹膨，心中烙热，古谓治血莫如理气，气宣血降，良有以也。

黑栀、苏子、牛膝、桃仁、丹皮、茜草。（《未刻本叶氏医案·方案》）

疟后胃虚，客气易逆，吐涎沫，不知饮食，进养胃制肝法。

人参、半夏曲、桂枝木、龙骨、乌梅、陈皮白、生白芍、牡蛎。（《眉寿堂方案选存·卷上》）

脾肾阳虚，背寒吐涎。邪虽未尽，又虑正伤，扶正驱邪，以冀劫疟。

人参、草果仁、炒焦半夏、生姜、乌梅肉、新会皮。（《眉寿堂方案选存·卷上》）

脾阳困顿，涎沫上泛。

生白术、半夏、枳实、益智仁、茯苓、干姜。（《未刻本叶氏医案·保元方案》）

脐弦滑，痰饮内阻，左肢麻木，疟后致此，由伏湿未净，升降之机失司，酿为浊邪耳。

生於术、半夏、橘红、白蒺藜、枳实、茯苓。（《未刻本叶氏医案·方案》）

气逆痰升，呼吸不爽，仍宜清解。

杏仁、象贝、白沙参、滑石、桑叶、橘皮、郁金汁、紫菀。（《眉寿堂方案选存·卷上》）

芮。向来痰多食少，而参术服饵未合，此禀质为阳，不受温热刚燥之剂。上年冬季温暖，入春痰愈多，体中微倦，由乎藏聚未固，春气自地升举之征。法当摄肾固真，乃治痰之本，方为有益。

熟地、茯苓、补骨脂、胡桃肉、杞子、五味、牛膝、远志、车前，蜜丸。

华岫云按：痰症之情状．变幻不一。古人不究标本，每着消痰之方，立消痰之论者甚多。后人遵其法而用之，治之不验，遂有称痰为怪病者矣。不知痰乃病之标，非病之本也。善治者，治其所以生痰之源，则不消痰而痰自无矣。余详考之，夫痰乃饮食所化，有因外感六气之邪，则脾、肺、胃升降之机失度，致饮食输化不清而生者。有因多食甘腻肥腥茶酒而生者。有因本质脾胃阳虚，湿浊凝滞而生者。有因郁则气火不舒，而蒸变者。又有肾虚水泛为痰者，此亦因土衰不能制水，则肾中阴浊上逆耳，非肾中真有痰水上泛也。更有阴虚劳症，龙相之火，上炎烁肺，以致痰嗽者，此痰乃津液所化，必不浓厚，若欲消之，不惟无益，而徒伤津液。其余一切诸痰，初起皆由湿而生，虽有风火燥痰之名，亦皆因气而化，非风火燥自能生痰也。其主治之法，惟痰与气一时壅闭咽喉者，不得不暂用豁痰降气之剂以开之，余皆当治其本。故古人有见痰休治痰之论，此诚千古之明训。盖痰本饮食湿浊所化，人岂能禁绝饮食？若专欲消之，由于外邪者，邪散则痰或可清，如寒痰温之，热痰清之，湿痰燥之，燥痰润之，风痰散之是也。若涉本原者，必旋消旋生，有至死而痰仍未清者矣，此乃不知治本之故耳。今观案中治法，有因郁因火者，必用开郁清火为君，以消痰佐之。有因湿因热者，则用燥湿清热，略佐化痰之品。若因肝肾虚而生痰者，则纯乎镇摄固补，此真知治痰之本者矣。若因寒因湿者，更当于痰饮门兼参而治之。（《临证指南医

案·卷五》）

陕西，四十七。痰饮乃阴浊所化，以渐有形，阻碍阳气，不得入于阴。阳跻穴空，夜不熟寐。《灵枢》用半夏秫米汤，谓通阴交阳，痰饮不聚也。天王补心丹一派寒凉阴药，转为浊阴树帜矣，护阳为要着。仲景云：凡痰饮当以温药和之。

小半夏汤加秫米。（《叶氏医案存真·卷三》）

沈，三四。痰火久嗽。

海蛤丸。（《临证指南医案·卷五》）

沈，五六。色苍形瘦，木火体质，身心过动，皆主火化。夫吐痰冲气，乃肝胆相火犯胃过膈，纳食自少，阳明已虚。解郁和中，两调肝胃，节劳戒怒，使内风勿动为上。

枸杞子、酸枣仁、炒柏子仁、金石斛、半夏曲、橘红、茯苓，黄菊花膏丸。（《临证指南医案·卷一》）

沈妪。冬温，阳不潜伏，伏饮上泛。仲景云：脉沉属饮，面色鲜明为饮。饮家咳甚，当治其饮，不当治咳。缘高年下焦根蒂已虚，因温暖气泄，不主收藏，饮邪上扰乘肺，肺气不降，一身之气交阻，熏灼不休，络血上沸。经云：不得卧，卧则喘甚痹塞，乃肺气之逆乱也。若以见病图病，昧于色诊候气，必致由咳变幻腹肿胀满，渐不可挽。明眼医者，勿得忽为泛泛可也。兹就管见，略述大意。议开太阳，以使饮浊下趋，仍无碍于冬温。从仲景小青龙、越婢合法。

杏仁、茯苓、苡仁、炒半夏、桂枝木、石膏、白芍、炙草。（《临证指南医案·卷五》）

施，三二。脉尺垂少藏，唾痰灰黑，阴水内亏，阳火来乘，皆损怯之萌，可冀胃旺加餐耳。年岁已过三旬，苟能静养百天，可以充旺。

熟地、天冬、川斛、茯神、远志、山药、建莲、芡实、秋石，猪脊髓丸。(《临证指南医案·卷一》)

施，四七。劳烦太甚，胃阳受伤，外卫单薄，怯寒畏冷，食物少运。痰饮内起，气阻浊凝，胸背皆痛，辛甘理阳已效。当此长夏，脾胃主令，崇其生气，体旺病可全好。

六君子加益智、木香。(《临证指南医案·卷五》)

湿痰未清。

杏仁、浙苓、米仁、橘红、桑皮、通草。(《未刻本叶氏医案·保元方案》)

湿延中满，宜温太阴。

姜渣、茯苓、广皮、白厚朴、肉桂、枳实皮。(《未刻本叶氏医案·保元方案》)

食下格拒，痰涎泛溢，脉来歇，此阳气不宣，痰浊上阻使然。

小半夏汤。(《未刻本叶氏医案·方案》)

暑入营络，吐痰血，以心营肺卫两清法。

竹叶、生地、麦冬、连翘、元参、川贝。(《眉寿堂方案选存·卷上》)

双林，廿七。痛而喜按属虚，痰多肢冷，是脾厥病。大便三四日一通，乃津液约束。

炒熟桃仁、火麻仁、片姜黄、当归须、炒延胡索。(《叶氏医案存真·卷三》)

四旬有二，须鬓颁白，未老先衰之象。良由阳气式微，是以痰饮泛滥，仲景谓治痰饮以温药撤之，盖以阳微阴干耳。早服金匮肾气丸，去桂、膝，加沉香、萆薢，晚用外台茯苓饮去人参。(《未刻本叶氏医案·保元方案》)

太阴阴疟，妨食，涎沫泛溢，宜和中焦。

人参、半夏、茯苓、橘白、姜汁、乌梅。（《未刻本叶氏医案·保元方案》）

痰血用摄阴药，谷食渐增，亦是佳境。

熟地、霍石斛、北参、茯神、麦门冬、参山漆。（《未刻本叶氏医案·方案》）

痰饮咳嗽，终夕不寐，面浮如盘。昔徽宗宠妃病此，治用真蚌粉，新瓦上炒红，入青黛少许，用淡齑水，滴麻油数滴，调服二钱。（《叶氏医案存真·卷二》）

痰饮内阻，阳失流行，食下膜胀。

白蒺藜、半夏、钩藤、橘皮白、白茯苓、枳实。（《未刻本叶氏医案·方案》）

痰阻于中，阳明不宣。

半夏片、白蜜、茯苓、生姜汁。（《未刻本叶氏医案·方案》）

汤，四十六岁。是肾虚精夺于里，阳失内交，阳泄为汗。肾脉循咽，元海不司收摄，冲气升腾，水液变痰，升集壅阻，而为喘促。夏月阴内阳外，忌寒属阳虚。究其源头，精损于先，乃阴分先亏，损及乎阳也。

天真丸去黄，加鹿茸、补骨脂、紫衣胡桃肉。（《叶天士晚年方案真本·杂症》）

陶。脉左弦坚搏，痰多，食不易运。此郁虑已甚，肝侮脾胃。有年最宜开怀，不致延及噎膈。

半夏、姜汁、茯苓、杏仁、郁金、橘红。

又：脉如前，痰气未降。前方去杏仁，加白芥子。（《临证指南医案·卷五》）

汪，吴趋坊，四十五岁。清窍在上焦气分，搐鼻宣通气固妙。但久恙气锢，湿痰必生。

茶调散卧时服五分。（《叶天士晚年方案真本·杂症》）

汪。脉胀，湿阻热痰。

半夏、茯苓、黑山栀、橘红、制蒺藜、远志、降香。（《临证指南医案·卷五》）

汪。脉左小右虚，背微寒，肢微冷，痰多微呕，食减不甘。此胃阳已弱，卫气不得拥护。时作微寒微热之状，小便短赤，大便微溏，非实邪矣。当创建中气以维营卫。东垣云：胃为卫之本，营乃脾之源。偏热偏寒，犹非正治。

人参、归身（米拌炒）、桂枝木、白芍（炒焦）、南枣。（《临证指南医案·卷一》）

汪。痰火上盛，肾气少摄。朝用通摄下焦，暮服清肃上焦方法。

羚羊角、半夏、茯苓、橘红、黑栀皮、郁金，苦丁茶煎汤法丸，暮服。

熟地、淡苁蓉、杞子、五味、牛膝、茯苓、远志、线胶，蜜丸，早服。（《临证指南医案·卷五》）

王，三二。脉沉为痰饮，是阳气不足，浊阴欲蔽。当以理脾为先，俾中阳默运，即仲景外饮治脾之意。

苓桂术甘加半夏、陈皮，水法丸。（《临证指南医案·卷五》）

王，三四。脉沉，背寒，心悸如坠，形盛气衰，渐有痰饮内聚。当温通补阳方复辟，斯饮浊自解。

人参、淡附子、干姜、茯苓、生於术、生白芍。（《临证指南医案·卷五》）

王，四十二岁。舌白不饥不渴，气急痰多，食入恶心欲胀，腹鸣，大便不爽，此寒热恶心，为阳伤气痹。

茯苓、半夏、桂枝、生姜、鲜薤白、炙草。（《叶天士晚年方

案真本・杂症》）

王，五十。素有痰饮，阳气已微，再加悒郁伤脾，脾胃运纳之阳愈惫，致食下不化，食已欲泻。夫脾胃为病，最详东垣，当升降法中求之。

人参、白术、羌活、防风、生益智、广皮、炙草、木瓜。（《临证指南医案・卷三》）

温邪形寒痰嗽，脉形细小。少阴本气素弱，治邪宜以轻药，勿得动下。

苏梗、桑叶、沙参、杏仁、玉竹、橘红。（《眉寿堂方案选存・卷上》）

翁，二二。问诵读静坐，痰血夏发，入冬不已，胸胁痛引背部，脉小微涩。非欲伤阴火，夫痛为络脉失和，络中气逆血上。宗仲淳气为血帅。

苏子、苡仁、茯苓、山楂、桑叶、丹皮、降香末、老韭白。（《临证指南医案・卷二》）

吴，四十二岁。面色枯黄，枯若老颓，脉形全乏生阳，咽物必痰涎浊沫上涌阻痹。述秽毒疳蚀，毒收即发此病。治反胃噎格，决不效验。（《叶天士晚年方案真本・杂症》）

夏，山塘，七十五岁。初冬温热气入，引动宿饮，始而状如伤风，稀痰数日，痰浓喉干，少阴中五液变痰，乏津上承，皆下虚易受冷热，致阴上泛。老人频年咳嗽，古人操持脾肾要领，大忌发散泄肺，暂用越婢法。（《叶天士晚年方案真本・杂症》）

夏，五二。中年以后，阳气日衰。是下焦偏冷，阳不及护卫周身。气分更虚，右肢如痿。当春地气上升，身中肝风大震，心嘈嗔怒，痰涌音哑，乃厥象也。皆本气自病，最难见效。

熟地、熟淡附子、牛膝炭、炒麦冬、远志炭、茯苓。（《临证

指南医案·卷七》)

兴化，廿四。肛疡成漏年余，真阴五液皆伤，纳食在胃，传入小肠而始变化。因咳痰不出，必呕尽所食乃已。喉痛失音，涎沫吐出，喉中仍似存留。明明少阴脉中阴火内烁，上燔阴液，蒸变涎沫，内损精血，医见咳嗽音低，咸进清金润肺，不明此咳呛之原，是速其笃已。

猪肤汤。(《叶氏医案存真·卷三》)

徐，二六。胃减，痰血频发，上年误服玄参、山栀，致便溏泄，此受苦滑寒凉之累。

人参建中汤。(《种福堂公选医案》)

徐，廿三岁。内损，血后痰嗽，渐渐声哑，乃精血先伤，阴中龙火闪烁。迭经再发，损必难复，填实下元，虑其不及。庸医见血滋降，见嗽清肺消痰，不知肾液被阴火炼化痰，频发必凶。保养可久，服景岳一气丹。(《叶天士晚年方案真本·杂症》)

徐。清阳未展，浊阴欲踞，久延必结痰饮。议用真武丸二钱五分，人参一钱煎汤送。胃阳得震，浊当退避矣。十服。(《临证指南医案·卷五》)

徐。阳动内风，用滋养肝肾阴药，壮水和阳，亦属近理。夏季脾胃主司，肝胆火风，易于贯膈犯中，中土受木火之侮，阳明脉衰，痰多，经脉不利矣。议清少阳郁热，使中宫自安。若畏虚滋腻，上中愈实，下焦愈虚。

二陈去甘草，加金斛、桑叶、丹皮。

又：脉左浮弦数，痰多，脘中不爽，烦则火升眩晕，静坐神识安舒。议少阳阳明同治。

羚羊角、连翘、广皮、炒半夏曲、黑山栀皮、香豉

又：脉两手已和，惟烦动恍惚欲晕。议用静药，益阴和阳。

人参、熟地、天冬、金箔。（《临证指南医案・卷五》）

严，四二。脉数涩小结，痰血经年屡发，仍能纳食应酬。此非精血损怯，由乎五志过动，相火内寄肝胆，操持郁勃，皆令动灼，致络血上渗混痰火。必静养数月方安，否则木火劫烁，胃伤减食，病由是日加矣。

丹皮、薄荷梗、菊花叶、黑栀、淡黄芩、生白芍、郁金、川贝。（《临证指南医案・卷二》）

颜，三四。操持思虑，心营受病，加以劳力泄气，痰带血出，脉形虚小，右部带弦。议用归脾汤减桂圆、木香、白术，加炒白芍、炒麦冬。

又：劳心营液既耗，气分之热自灼。手足心热，咽干烦渴，多是精液之损，非有余客热。前议归脾加减，乃子母同治法。今以滋清制亢之剂，理心之用，以复五液。

人参、生地、天冬、麦冬、丹参、茯神、灯心、竹叶心。（《临证指南医案・卷一》）

扬州，四十四。痰饮哮喘，遇寒劳怒即发，小青龙汤去麻黄。（《叶氏医案存真・卷三》）

阳微阴泛，卧则痰逆。

真武丸。（《未刻本叶氏医案・保元方案》）

杨。脉沉小弦，中年已后，阳气不足，痰饮水寒，皆令逆趋，致运纳失和，渐有胀满浮肿。法以辛温宣通，以本病属脾胃耳。

人参一钱，茯苓三钱，白芍一钱半，淡附子一钱，姜汁三分，调。（《临证指南医案・卷三》）

姚，四八。据说情怀不适，因嗔怒，痰嗽有血。视中年形瘁肉消，渐渐腹胀跗肿，下午渐甚，阳气日夺。

早服肾气丸三钱，昼服五苓散。（《临证指南医案・卷三》）

叶，东山，五十岁。酒肉生热，因湿变痰，忧愁思虑，气郁助火，皆令老年中焦格拒阻食，姜、半之辛开，蒌、连之苦降，即古人痰因气窒，降气为先。痰为热生，清火为要。但苦辛泄降，多进克伐，亦非中年以后，仅博目前之效。议不伤胃气，冬月可久用者。

甜北梨汁五斤，莱菔汁五斤，和匀熬膏。（《叶天士晚年方案真本·杂症》）

叶，三八。脉数形瘦，素有失血。自觉气从左升，痰嗽随之。此皆积劳，阳气鼓动，阴弱少制，六味壮水和阳极是。近日便浊，虽宜清热，亦必顾其阴体为要。

生地、丹皮、甘草梢、泽泻、山栀、黑豆皮。（《临证指南医案·卷三》）

饮入脘膈鸣响，唇干，漱不喜饮，脐腹微痛，昼欲寐，夜不寐。是脾胃未和，阳气不得下交于阴。宣通气分，宗仲景腹痛必加芍药以和阴。

人参、白芍、谷芽、半夏曲、黑芝麻、霜桑叶、茯苓、陈皮。（《叶氏医案存真·卷一》）

饮阻阳郁，形凛背痛。

杏仁、茯苓、炙草、桂枝、米仁、生姜。（《未刻本叶氏医案·方案》）

饮阻于脘。

茯苓、干姜、半夏。（《未刻本叶氏医案·保元方案》）

张，葑门，六十九岁。老年下虚痰多，入夜冲气起坐。新凉内侵，肾水泛，气不收纳，常服肾气丸。

桂苓甘味汤。（《叶天士晚年方案真本·杂症》）

张，四十三岁。思虑悲忧，由心肺二脏，不宜攻劫峻利。盖手经例以轻药，谓二脏处位最高。问饮酒过量，次日必然便溏。盖湿聚变痰，必伤阳阻气。痰饮由阳微气弱而来，悲忧又系内起情怀之恙，务以解郁理气，气顺即治痰矣。

枇杷叶、薏苡仁、白蔻仁、茯苓、杜苏子、新会橘红、鲜石菖蒲根汁、降香汁。（《叶天士晚年方案真本·杂症》）

赵，四一。虚不肯复谓之损。纳食不充肌肤，卧眠不能着左，遇节令痰必带血，脉左细，右劲数。是从肝肾精血之伤，延及气分。倘能节劳安逸，仅堪带病永年。损症五六年，无攻病之理。脏属阴，议平补足三阴法。

人参、山药、熟地、天冬、五味、女贞。（《临证指南医案·卷二》）

赵。支饮，胁痛咳逆。

小青龙去麻、辛。（《临证指南医案·卷五》）

治痰之标，宜理中焦。

枳半橘术丸。（《未刻本叶氏医案·方案》）

朱。胃弱痰多，补虚宜通。肝阳易升，左颊赤，佐泄少阳。

人参、炒半夏、茯苓、钩藤、经霜桑叶、煨姜、南枣。（《临证指南医案·卷三》）

◆ 消渴

此因惊忧内伤肝脏，邪热乘虚内陷，直走厥阴，消渴渐呕，汗大泄，胸腹胀。此第论证端，都属在里，半月以外之病。左脉坚搏如刃，耳聋昏躁不静，岂是脉证相合？议以镇逆一法，冀其神清勿躁，不致厥脱。

生牡蛎、生白芍、桂枝木、生龙骨、乌梅肉。（《眉寿堂方案选存·卷上》）

高年中消，木火乘中，由营液内槁使然。

麦冬、川斛、北沙参、知母、甘草、白粳米。（《未刻本叶氏医案·方案》）

胡，五七。元阳变动为消，与河间甘露饮方。

河间甘露饮。（《临证指南医案·卷六》）

计，四十。能食善饥，渴饮，日加瘪瘦，心境愁郁，内火自燃。乃消症大病。

生地、知母、石膏、麦冬、生甘草、生白芍。（《临证指南医案·卷六》）

姜，五三。经营无有不劳心，心阳过动，而肾阴暗耗，液枯，阳愈燔灼。凡入火之物，必消烁干枯。是能食而肌肉消瘪。用景岳玉女煎。

邹滋九按：三消一症，虽有上、中、下之分，其实不越阴亏阳亢，津涸热淫而已。考古治法，唯仲景之肾气丸，助真火蒸化，上升津液。《本事方》之神效散，取水中咸寒之物，遂其性而治之。二者可谓具通天手眼，万世准绳矣。他如《易简》之地黄引子，朱丹溪之消渴方，以及茯苓丸、黄芪汤、生津甘露饮，皆错杂不一，毫无成法可遵。至先生则范于法而不囿于法，如病在中上者，膈膜之地而成燎原之场，即用景岳之玉女煎，六味之加二冬、龟甲、旱莲。一以清阳明之热，以滋少阴；一以救心肺之阴，而下顾真液。如元阳变动而为消烁者，即用河间之甘露饮，生津清热，润燥养阴，甘缓和阳是也。至于壮水以制阳光，则有六味之补三阴，而加车前、牛膝，导引肝肾。斟酌变通，斯诚善矣。（《临证指南医案·卷六》）

渴饮不解，经谓之膈消，即上消症也，言心移热于肺，火刑金象。致病之由，操心太过，刻不宁静。当却尽思虑，遣怀于栽花种竹之间，庶几用药有效。

生地、天冬、枣仁、人参、柏子仁、知母、金石斛、生草、元参。（《叶氏医案存真·卷一》）

脉空搏，面赤舌白，消渴汗出，昼夜不已，两足逆冷，寒热潮迟。此积劳阳虚，外邪易陷，本虚标实，复进柴葛加消导，谓之劫津，仍宜和营主治。

归建中去糖。

又：淡黄芩、知母、花粉、乌梅、广皮白、制半夏、草果、枳实、白芍。（《眉寿堂方案选存·卷上》）

某。液涸消渴，是脏阴为病。但胃口不醒，生气曷振？阳明阳土，非甘凉不复。肝病治胃，是仲景法。

人参、麦冬、粳米、佩兰叶、川斛、陈皮。（《临证指南医案·卷六》）

某妪。夏月进酸苦泄热，和胃通隧，为阳明厥阴治甚安。入秋凉爽，天人渐有收肃下降之理。缘有年下亏，木少水涵，相火内风旋转，熏灼胃脘，逆冲为呕，舌络被熏则绛赤如火。消渴便阻，犹剩事耳。凡此仍属中厥根萌，当加慎静养为宜。

生鸡子黄一枚，阿胶一钱半，生白芍三钱，生地三钱，天冬去心一钱，生川连一分。上午服。（《临证指南医案·卷一》）

钱，五十。阳动消烁，甘缓和阳生津。

生地、炙黑甘草、知母、麦冬、枣仁、生白芍。（《临证指南医案·卷六》）

善食而饥，经谓瘅成消中，膏粱蕴热过也。禁芳草药石，药石发癫，芳草发狂耳。自应清胃，淡薄蔬食，庶可获愈。

蒌皮、枳壳、川连、郁金、金石斛、连翘、焦神曲。（《叶氏医案存真·卷二》）

万。暑邪不解，陷入厥阴。舌灰消渴，心下板实，呕恶吐蛔，寒热，下利血水，最危之症。

川连、黄芩、干姜、生白芍、川椒、乌梅、人参、枳实。(《临证指南医案·卷五》)

汪。产后百日，寒热消渴，心痛恶食，溏泻。此蓐劳液涸，已属沉疴难治。拟酸甘化阴扶胃，望其小安而已。

人参、乌梅、炙草、赤石脂、木瓜、茯神、炒粳米。(《临证指南医案·卷九》)

汪。肺热，膈消热灼，迅速如火，脏真之阴日削。先议清肺，以平气火。法当苦降以轻，咸补以重，继此再商滋养血液。

枯黄芩煎汤，溶入阿胶二钱。(《种福堂公选医案》)

王，四五。形瘦脉搏，渴饮善食，乃三消症也。古人谓：入水无物不长，入火无物不消。河间每以益肾水制心火，除肠胃激烈之燥，济身中津液之枯，是真治法。

玉女煎。(《临证指南医案·卷六》)

王，五八。肌肉瘦减，善饥渴饮。此久久烦劳，壮盛不觉，体衰病发，皆内因之症。自心营肺卫之伤，渐损及乎中下。按脉偏于左搏，营络虚热，故苦寒莫制其烈，甘补无济其虚，是中上消之病。

犀角三钱，鲜生地一两，元参心二钱，鲜白沙参二钱，麦冬二钱，柿霜一钱，生甘草四分，鲜地骨皮三钱。

又：固本加甜沙参。(《临证指南医案·卷六》)

徐。今年长夏久热，伤损真阴。深秋天气收肃，奈身中泄越已甚，吸短精浊，消渴眩晕。见症却是肝肾脉由阴渐损及阳明胃络，纳谷减，肢无力。越人所云阴伤及阳，最难充复。诚治病易，治损难耳。

人参、天冬、生地、茯神、女贞、远志。（《临证指南医案·卷一》）

杨，二六。渴饮频饥，溲溺混浊，此属肾消。阴精内耗，阳气上燔。舌碎绛赤，乃阴不上承，非客热宜此。乃脏液无存，岂是平常小恙？

熟地、萸肉、山药、茯神、牛膝、车前。（《临证指南医案·卷六》）

姚。奔走气乱，复饮烧酒，酒气辛热，有升无降，肺气膹郁，上下不通。舌白消渴，气结自胸及腹，澼澼自利不爽，周身肤腠皆痛，汗大出不解。无非暑湿热气，始由肺受，漫布三焦。群医消导苦药，但攻肠胃，在上痞结仍然。议淡渗佐以微辛，合乎轩岐上病治上之方。

西瓜翠衣、川白通草、大豆黄卷、马兜铃、射干、苡仁。（《临证指南医案·卷五》）

阴泄阳冒频遗，衄衄寒热消渴，气上撞心，欲寐惊惕，饮多呕逆，两足如坠，茎中凝窒。《金匮》谓阴气先伤，阳乃独发。见症厥阴经疟，与上焦治异。

鲜生地、知母、生甘草梢、元参、川斛、竹叶。（《眉寿堂方案选存·卷上》）

俞，申衙前，五十岁。男子中年，下元先亏。肾脏阴中之阳，不司涵煦，阴不承载于上，遂渴饮溲频溺，有硝卤之形。《内经》有遗热遗寒之分，上中之消主气热，下消以摄肾，蒸阳以运津液。

八味汤。（《叶天士晚年方案真本·杂症》）

粤中阳气偏泄，途中烦劳涉虚。暑热内伏，凉风外加，疟来间日者，邪深不得与卫气行阳也。但客邪六气，总化为热。吐蛔消渴哕逆，厥阴、阳明病也，里证显然，柴葛泄表动阳须忌。

川黄连、人参、黄芩、乌梅肉、生姜汁、枳实、半夏、生白芍。(《眉寿堂方案选存·卷上》)

朱。消渴干呕，口吐清涎，舌光赤，泄泻。热病四十日不愈，热邪入阴。厥阳犯胃，吞酸不思食。久延为病伤成劳。

川连、乌梅、黄芩、白芍、人参、诃子皮。(《临证指南医案·卷六》)

左三部动数倍右，阳扰不和恋，定是阴中之火，所以粥食镇胃稍安。且善饥欲食，即《内经》阳亢为消之验。治法总在足三阴，勿参入乱药为正。质重益阴，佐以介类潜藏立法。

熟地、龟甲、萸肉、白芍、茯神、鳖甲、女贞、炙草。(《眉寿堂方案选存·卷上》)

某。脉左数，能食。

六味加二冬、龟板、女贞、旱莲、川斛。(叶天士《临证指南医案·卷六》)

◆ 口渴

气热劫津烦渴，安寐则减，此虚象也。况咳嗽百日，肺气大伤，此益气生津，谅不可少，勿以拘宿垢未下，致因循也。

人参、卷心竹叶、木瓜、麦冬、大麦仁。(《眉寿堂方案选存·卷上》)

病减六七，胃中清气未旋，津液未肯分布，故口渴喜饮，岂是实火。常以梅饼苏胃生津，午后进四磨汤一次。

人参、乌药、桔梗、郁金，各磨汁，开水冲服。(《眉寿堂方案选存·卷上》)

曹。身痛舌白，口渴自利。此湿温客气为疟，不可乱投柴、葛，仲景有湿家忌汗之律。

飞滑石、杏仁、郁金、淡黄芩、白蔻仁、防己。

又：湿甚为热，心痛，舌白，便溏。治在气分。

竹叶心、麦冬、郁金、菖蒲、飞滑石、橘红，化服牛黄丸。

又：心下触手而痛，自利，舌白，烦躁，都是湿热阻气分。议开内闭，用泻心汤。

川连、淡黄芩、干姜、半夏、人参、枳实。

又：神气稍清，痛处渐下至脐。湿伤在气，热结在血。吐咯带血，犹是上行为逆。热病瘀留，必从下出为顺。

川连、黄芩、干姜、半夏、人参、枳实、白芍、炒楂肉。（《临证指南医案·卷六》）

冬温，脉数舌赤，口渴暮甚，水亏热侵阴分。

杏仁、赤芍、花粉、黑栀、桔梗、连翘、广皮。（《眉寿堂方案选存·卷上》）

费。舌白渴饮，身痛呕恶，大便不爽，诊脉濡小。乃暑湿从口鼻入，湿甚生热。四末扰中，疟发脘痞胀痹。当以苦辛寒清上彻邪，不可谓遗泄而病，辄与温补助邪。

黄芩、知母、白蔻、郁金、蒌皮、厚朴、杏仁、半夏、姜汁、石膏。

又：脉濡口渴，余热尚炽。

人参、知母、石膏、竹叶、甘草、麦冬。

寒热虽止，心热口渴，营分余邪未解。仿景岳玉女煎意，滋清营热，此伏暑可去。

生地、知母、生甘草、生白芍、生石膏、竹叶心。（《眉寿堂方案选存·卷上》）

江，宝林寺前，廿五岁。瘅疟邪在肺，口渴，骨节烦疼，用桂枝白虎汤。（《叶天士晚年方案真本·杂症》）

久热五液全耗，阴伤非谬，频渴安受梨蔗。晡起寒热，倏然而至，验及舌色绛赤，显然由脏络之空隙，致阴反交恋其阳。按经义从下交合，难易速功，肝肾病必累及跻、维所致。

人参、茯神、女贞子、天冬肉、炙草、人参、知母、麋角胶、元武板、旱莲草、炒枸杞、炒当归。（《叶氏医案存真·卷二》）

李，三十六岁。浊秽中结，渴饮则呕。

苏合香丸。（《叶天士晚年方案真本·杂症》）

脉细数舌绛，烦渴时热，病九日，邪气稍衰，正气已亏，不宜再作有余治。

鲜生地、阿胶、元参、麦冬、知母、麻仁（《叶氏医案存真·卷二》）

面赤口渴，脉大而空，劳倦夹虚，不可纯作时症感治。

桂枝木、炙甘草、泡淡黄芩、生白芍、南枣肉、生姜。（《眉寿堂方案选存·卷上》）

某。阳津阴液重伤，余热淹留不解。临晚潮热，舌色若赭，频饮救亢阳焚燎，究未能解渴。形脉俱虚，难投白虎。议以仲景复脉一法，为邪少虚多，使少阴、厥阴二脏之阴少苏，冀得胃关复振。因左关尺空数不藏，非久延所宜耳。

人参、生地、阿胶、麦冬、炙草、桂枝、生姜、大枣。

邵新甫按：燥为干涩不通之疾，内伤外感宜分。外感者，由于天时风热过胜，或因深秋偏亢之邪，始必伤人上焦气分，其法以辛凉甘润肺胃为先，喻氏清燥救肺汤，及先生用玉竹、门冬、桑叶、薄荷、梨皮、甘草之类是也。内伤者，乃人之本病，精血下夺而成，或因偏饵燥剂所致，病从下焦阴分先起，其法以纯阴静药，柔养肝肾为宜，大补地黄丸、六味丸之类是也。要知是症，大忌者苦涩，最喜者甘柔。若气分失治，则延及于血；下病失治，则槁及乎上。喘咳痿厥，三消噎膈之萌，总由此致。大凡津液结而为患者，必佐辛通之气味。精血竭而为患者，必藉血肉之滋填。在表佐风药而成功，在腑以缓通为要务。古之滋燥养营汤、润肠丸、五仁汤、琼玉膏、一气丹、牛羊乳汁等法，各有专司也。（《临证指南医案·卷五》）

施，四七。以烦劳伤阳，交长夏发泄令加，见症都是气弱，亦热伤气也。烦渴有痰，先治其胃。盖阳明经脉，主乎束筋骨以流利机关耳。

金匮麦门冬汤。（《临证指南医案·卷五》）

宋。暑热入营，舌绛，烦渴，形脉皆不足，怕邪陷神昏。

犀角尖、南花粉、连翘心、益元散、淡竹叶、细叶菖蒲汁。（《种福堂公选医案》）

王，脉虚数，倏寒热，口渴思饮，营卫失和，阳明津损。初因必夹温邪，不受姜、桂辛温。有年衰体，宜保胃口，攻伐非养老汤液也。

沙参、花粉、玉竹、甘草、桑叶、甜杏仁、元米。（《叶天士晚年方案真本·杂症》）

吴。湿邪中伤之后，脾胃不醒，不饥口渴。议清养胃津为稳。

鲜省头草、知母、川斛、苡仁、炒麦冬。（《临证指南医案·卷五》）

杨。秋暑内烁，烦渴，喜得冷饮，脉右小弱者。暑伤气分，脉必芤虚也。此非结胸症，宜辛寒以彻里邪。

石膏、知母、厚朴、杏仁、半夏、姜汁。（《临证指南医案·卷五》）

叶，二八。仲景云：阴气先伤，阳气独发，不寒瘅热，令人消烁肌肉。条例下不注方，但曰以饮食消息之。后贤谓甘寒生津，解烦热是矣。今脉数，舌紫，渴饮，气分热邪未去，渐次转入血分。斯甘寒清气热中，必佐存阴，为法中之法。

生地、石膏、生甘草、知母、粳米、白芍、竹叶心。(《临证指南医案·卷五》)

阴亏气热渴饮。

竹叶心、石膏、麦冬、鲜生地、知母、灯心。(《未刻本叶氏医案·方案》)

郁，三十八岁。秋暑暴热，烁津损液，消渴再灼，阴不承载于上。金水同乃子母生。

方：人参、鲜生地、麦冬、柏子仁、知母、青甘蔗汁。(《叶天士晚年方案真本·杂症》)

张。脉数虚，舌红口渴，上腭干涸，腹热不饥。此津液被劫，阴不上承，心下温温液液。用炙甘草汤。

炙甘草、阿胶、生地、麦冬、人参、麻仁。(《临证指南医案·卷五》)

瘅疟邪在肺，口渴，骨节烦疼。

桂枝白虎汤。(《眉寿堂方案选存·卷上》)

左脉数，渴饮晡热，脏阴失守，阳浮外泄，虚损致此，最不相宜。恐夏气泄越，阴愈耗也。

熟地、真阿胶、元武板、天冬、鸡子黄、女贞子。(《未刻本叶氏医案·方案》)

◆ 口干

脉虚数，喉干舌燥欲咳，乃阴亏于下，燥烁于上，非客病也。

生地、熟地、天冬、麦冬、扁豆。(《叶氏医案存真·卷二》)

◆ 虚劳

疠劳寒热食减。

参归芪建中汤，去糖加茯苓。（《眉寿堂方案选存·卷下》）

二十日来，以甘温、益气、养阴，治脾营胃卫后天，渐得知饥纳食。思疟、痢致伤下焦，奇经八脉皆损，是以倏起寒热，背部畏冷，遇风必嗽痰。阳维脉无以维持护卫，卫疏则汗泄矣。从虚损门治。

人参、鹿角霜、沙蒺藜、补骨脂、茯神、枸杞炭、鹿茸、当归身。（《叶氏医案存真·卷一》）

范，廿四岁。劳嗽三年，形羸便溏。大凡久损，必调脾肾为根本。当夏热发泄之后，须培脾胃，得加谷安适，仅图延久。

戊己汤。（《叶天士晚年方案真本·杂症》）

脏阴暗耗，气浮肤热，脉数腹膨，阴亏渐及阳位，此属虚损，最不易治。

猪肚丸。（《未刻本叶氏医案·保元方案》）

病后脉数不复，三阴亏矣。谨慎调理，弗致重损。

熟地、怀山药、粉丹皮、北沙参、泽泻、白茯苓、湘莲肉、白芍药。（《未刻本叶氏医案·方案》）

不独下焦阴损，中气亦惫矣，当归家调理为要。

人参、茯苓、半夏曲、橘红、木瓜、大麦仁。（《未刻本叶氏医案·保元方案》）

不独阴损，气亦乏矣，无力用参，奈何？

黄芪、当归、南枣、黄精、茯神、炙草。（《未刻本叶氏医案·保元方案》）

曹，西山。炎日远行，热入络动血，入冬间发，乃身心不安逸，阳亢阴虚。

天王补心丹。(《叶天士晚年方案真本·杂症》)

陈，廿六岁。此劳病，自肾损延及胃腑。脉垂色夺，肌消日加枯槁。阴损及阳，草木不能生出精血，服之不效为此。

一气丹。(《叶天士晚年方案真本·杂症》)

陈，二一。春病至夏，日渐形色消夺。是天地大气发泄，真气先伤，不主内守，为损怯之症。不加静养，损不肯复，故治嗽治热无用。交节病加，尤属虚象。脉左数甚，肛有漏疡，最难全好。

熟地、炒山药、建莲、茯苓、猪脊筋。(《临证指南医案·卷一》)

陈，十八。阴损于下，中焦运阳亦弱。见症少年损怯，先天不充，以后天维续，但食少难化。腻滞勿用，由阴损及阳。

用双补丸。(《临证指南医案·卷一》)

陈，十七。痨劳在出幼之年，形脉生气内夺。冬月可延，入夏难挨。由真阴日消烁，救阴无速功，故难治。

两仪煎。(《临证指南医案·卷一》)

陈。交春三月，每夜寒热，渴饮，汗出，是皆阴损于下，孤阳独自上冒也。虚劳兼有漏疡，加以情怀悒郁，损伤不在一处，少腹及腰肋痛，议治在肝胃之间。

桃仁、旋覆花、丹皮、新绛、青葱、柏子仁。(《叶氏医案存真·卷三》)

陈升葵弟。劳病先伤阴气，继而阳伤，夏季脾胃不和，瞋胀腹鸣，晨泄。凡阳虚外寒，阴虚热蒸，皆虚不肯复元之象，非草木可为。病人述腹中气通小愈，用药当宗此旨。

人参、谷芽、茯苓、白芍、炙草、新会皮。(《叶氏医案存

真·卷三》）

程，二五。男子思念未遂，阴火内燔，五液日夺，孤阳升腾，熏蒸上窍，已失交泰之义。此非外来之症，凡阴精残惫，务在胃旺，纳谷生阴。今咽喉鼻耳诸窍，久遭阴火之迫，寒凉清解仅调六气中之火，而脏真阴火乃闪电迅速莫遏。清寒必不却病，良由精血内空，草木药饵不能生精充液耳。

细生地、清阿胶、猪脊筋、天冬、川石斛。（《种福堂公选医案》）

程，十九。于血劳病，百脉枯槁，渐至危笃。三月间诊脉一次，当面告辞。余非愦愧医流，不肯因循误事。

益母丸，早晚服二三钱。（《临证指南医案·卷九》）

程。今年厥阴司天，春分地气上升，人身阳气上举，风乃阳之化气，阴衰于下，无以制伏，上愈热斯下愈寒，总属虚象。故龟胶、人乳，皆血气有情，服之小效者，非沉苦寒威也。兹定咸味入阴，介类潜阳法。

炒熟地、龟胶、阿胶、炒远志、炒山药、湖莲。

六七日后，仍进琼玉膏，减沉香。（《临证指南医案·卷一》）

程。脉左甚倍右，病君相上亢莫制，都因操持劳思所伤。若不山林静养，日药不能却病。

鲜生地、玄参心、天冬、丹参、茯神、鲜莲肉。（《临证指南医案·卷一》）

储，宜兴，三十三岁。问生不长育，自觉形体不为矫捷，阴中之阳不足，精气未能坚充，莫言攻病，务宜益体。夫生化之源，在乎水中有火，议斑龙丸。（《叶天士晚年方案真本·杂症》）

此精亏也，法当温养填补。

线鱼胶、羊内肾、覆盆、湘莲、龟板胶、北五味、沙苑、青

盐、女贞子、海参、茯神。(《未刻本叶氏医案·保元方案》)

此劳伤肾也。

还少丹。(《未刻本叶氏医案·保元方案》)

当夏季反复变幻，因天地气机大泄，身气久虚，无以主持，故见病治病无功，而安中纳下，每每获效，入秋常进附子七味丸颇合。今秋分节，天气降，地气收，缘久热气伤，虚体未能收肃，是以肢节时寒，头巅欲冷。无非病久诸气交馁，斯外卫之阳少护，液髓暗耗，则血脉不营，而阴乏内守。凡此皆生气之浅鲜也，急当温养益气，填补充形，使秋冬助其收藏，预为来春生发之用。《内经》有四季调神之训，今投药亦当宗此旨。

鹿胎一具，羊内肾（生）十对，黄狗肾二十副，肉苁蓉一两五钱，大熟地（砂仁制）四两，茯神一两五钱，五味一两五钱，湖莲肉二两，人乳粉一两五钱，柏子霜一两五钱，紫河车（漂）一具，青盐八钱。

上用诸膏并捣地黄为丸，早服五钱，人参汤送。(《叶氏医案存真·卷二》)

董。病久正气已衰，喜热恶寒，为虚。诊得左脉尚弦，病在肝，但高年非伐肝平肝为事，议通补胃阳。

人参、茯苓、煨姜、新会皮、炒粳米、炒荷叶蒂。(《临证指南医案·卷三》)

督虚背凛，脉来微细，此阴中之阳伤矣，法宜柔温养之。

鹿茸、菟子、归身、巴戟、杜仲、茯苓。(《未刻本叶氏医案·保元方案》)

杜，二一。阴精久损，投以填纳温润。入夏至晚火升，食物少减。仍属阴亏。但夏三月，必佐胃药。

参须、麦冬、五味、茯神、建莲、芡实。(《临证指南医

案·卷一》）

二气交虚，是以形神困顿，难以名状。药饵自宜血肉补之，先以贞元饮益之。

贞元饮。（《未刻本叶氏医案·方案》）

饭后饮茶，只宜炒大麦汤，岕片，或香梗茶，其松萝、六安味苦气降，中气虚者不宜用。瓜果宜少，桃李宜忌。玉蜀黍坚涩难化，中虚禁用。香薷饮泄越渗利，颇不相宜，或有人参者，可以凉服。暂用煎药，当和中清暑，以雨湿已久，中焦易困耳。

人参、木瓜、扁豆、麦冬、茯苓、甘草、佩兰叶。

临晚进膏滋药：

人参、熟地、远志、甘草、绵芪、茯苓、桂圆肉、归身、五味、枸杞。

照常法熬膏，不用蜜收，白水调服。（《叶氏医案存真·卷二》）

范，二一。父母弱症早丧，禀质不克充旺，年二十岁未娶，见病已是损怯。此寒热遇劳而发，即《内经》阳维脉衰，不司维续护卫包举。下部无力，有形精血不得充涵筋骨矣。且下元之损，必累八脉，此医药徒补无用。

鹿茸、杞子、归身、巴戟、沙苑、茯苓、舶茴香，羊肉胶丸。（《临证指南医案·卷一》）

干血瘵疾，不易调治。炙甘草汤。（《未刻本叶氏医案·保元方案》）

肝肾两亏，虚火烁金，用纳气法。

熟地、牛膝、白芍、青铅、童便、山药。（《叶氏医案存真·卷三》）

肝血内耗，已成干血瘵疾，咽痛音哑，晡热便溏，最不易治。

生地、元稻根须、川斛、麦冬、穞豆干皮、茯神。(《未刻本叶氏医案·保元方案》)

肝阴有亏，厥阳内燔。

鳖甲、丹皮、生地黄、白芍、青皮、穞豆皮。(《未刻本叶氏医案·方案》)

顾，二十岁。内损是脏阴中来，缘少年欲念萌动未遂，龙雷闪烁，其精离位，精血虽有形象，损去药不能复，必胃旺安纳。古称精生于谷，迨病日久，阴损枯涸，渐干阳位，胃口淹淹不振。中乏砥柱，如妖庙焚燎莫制。阳主消铄，遂肌瘦喉刺。《褚氏遗书》论损怯，首云：男子神志先散，为难治之症。此下损及中至上之义。问大便三日一行而枯涩，五液干枯，皆本乎肾。肾恶燥，味咸为补，佐苦坚阴，医以不按经义杂治，谈何容易！

人参、阿胶、鲜生地、茯神、龟板、柏子仁。(《叶天士晚年方案真本·杂症》)

顾。真阴不旺，先后天皆亏，以填精实下为主。若清热冀图治嗽，必胃损减谷。

熟地、萸肉、山药、茯苓、湖莲、芡实、五味、人乳粉，金樱膏丸。(《临证指南医案·卷二》)

寒热半年，少时色黄，气短咳呕，是内损营卫迭偏，劳怯重病。

人参、茯苓、黄芪、炙草、煨姜、南枣。(《叶氏医案存真·卷三》)

何，二二。壮年脉芤少神，色痿肉瘦，食进不充形骸，不耐烦劳，乃内损也。节欲养精，安神养气，药用血肉有情，气血兼补，年少望其生振。

河车、人参、熟地、五味、山药、茯神、莲肉、芡实。(《种

福堂公选医案》）

胡，三一。形质伟然，吸气不入，是肾病。自言心绪少适，六七年久药无效。近来纳食不运，夜必惊惕而醒。先以两安心肾，镇怯理虚。

人参、茯苓、龙骨、小麦、炙草、金箔。（《种福堂公选医案》）

胡。缓肝润血息风。

制首乌、杞子、归身、冬桑叶、三角胡麻、柏子仁、茯神、天冬、黑穞豆皮，蜜丸。（《临证指南医案·卷一》）

华，二八。劳损，加以烦劳，肉消形脱，潮热不息，胃倒泄泻，冲气上攻则呕。当此发泄主令，难望久延。

人参、诃子皮、赤石脂、蒸熟乌梅肉、新会皮、炒白粳米。（《临证指南医案·卷一》）

淮安，二十九。性情古执，气钝少灵慧。凡心藏神，肾藏精。少年先病，精神不易充旺，宜用六味加远志、菖蒲，开通心窍肾精，俾得两相交合。（《叶氏医案存真·卷三》）

黄，二六。阴伤劳损。

清阿胶、鸡子黄、生地、麦冬、麻子仁、炙甘草、南枣。（《临证指南医案·卷一》）

黄。当纯阳发泄之令，辛散乱进，火升，咽干气促。病根在下焦，阴虚成劳，最难调治。

熟地、炒山药、五味、芡实、茯神、湖莲。

又：照前方加人参。（《临证指南医案·卷一》）

活血宣筋。

归身、牛膝、穿山甲、杜仲、乳香、桃仁、生虎胫骨、红花。（《未刻本叶氏医案·方案》）

嘉兴，十一。肾肝内损，必致奇经失职，俗医混称“阴虚”，仅以钱仲阳小儿所用六味。曰“补阴和阳，益脏泄腑”，要知此时仲阳非为虚损设立。

人参、紫河车、坎气、人乳粉、秋石、茯苓、五味子、紫衣胡桃。(《叶氏医案存真·卷三》)

渐延干血，急急护阴。

熟地、天冬、川石斛、阿胶、茯神、鸡子黄。(《未刻本叶氏医案·保元方案》)

江。左胁中动跃未平，犹是肝风未息，胃津内乏，无以拥护，此清养阳明最要。盖胃属腑，腑强不受木火来侵，病当自减。与客邪速攻，纯虚重补迥异。

酸枣仁汤去川芎加人参。

又：诸恙向安，惟左胁中动跃多年，时有气升欲噫之状。肝阴不足，阳震不息，一时不能遽已。今谷食初加，乙癸同治姑缓。

人参、茯神、知母、炙草、朱砂染麦冬，调入金箔。

又：鲜生地、麦冬（朱砂拌）、竹叶心、知母，冲冷参汤。(《临证指南医案·卷一》)

脚气，古称南地多因湿热，医用苦辛宣通，开气渗湿。久进病未祛除，而血液反耗，心热气冲，目黄呕涎，烦躁头痛，昏厥，四肢筋纵掣痉，大便艰涩。显然肝血衰涸，内风掀起。此风乃阳气之化，非外来八风同例而治。分经辨治。病在肝脏，扰动胃络，由气分湿热延中，血中枯燥。静摄小安，焦烦必甚。盖内伤情怀，草木难解，斯为沉痼。

石决明、穞豆皮、天冬、生地、茺蔚子、阿胶。

丸方：生地、白芍、天冬、桂圆肉、丹参、杞子、阿胶、麦冬、知母、茺蔚子、穞豆皮，乌骨鸡煮烂杵丸。(《叶天士医案》)

劫胃水已应，议升阴中之阳，互入摄固。

人参、炒当归、五味子、茯神、麋茸。（《眉寿堂方案选存·卷下》）

金。肝血肾精无藏，阳乏依附，多梦纷纭，皆阳神浮越。当以介属有情，填补下焦。

熟地、淡菜、阿胶、萸肉、小麦、龙骨、牡蛎。

又：肾虚气攻于背，肝虚热触于心，都是精血内夺，神魂不主依附。此重镇以理其怯，填补以实其下。血肉有情，皆充养身中形质，即治病法程矣。

熟地、牡蛎、淡菜、五味、萸肉、龙骨、杞子。（《临证指南医案·卷一》）

金，二二。虚症五年，真阴既损不复，长夏阴不生成，阳扰升越巅顶而为痛胀。目患不痊，病根亦在肝肾。与潜阳以益乙癸。

磁石六味加龟甲。（《临证指南医案·卷一》）

精未充而先泄，异日必有难状之疾，此南齐褚尚书之言。夫精气所以护神，既受损伤，神形衰怯，数年不得充旺。议双补脾肾，略用通络，舍此竟无别法。

黑地黄丸。痛发时用阿魏丸。（《叶天士医案》）

劳伤肾，左脉弦数。

贞元饮。（《未刻本叶氏医案·保元方案》）

劳伤脱力，能食。

贞元饮。（《未刻本叶氏医案·保元方案》）

李，嘉兴。质虚不耐烦冗，动则阳升，由阴不和阳，深秋痢症虽愈，犹夏季致伤。

人参、茯苓、枣仁、炙草、小麦、青花、龙骨。

用妙香法以和阳，是和心阳耳。（《叶天士晚年方案真本·杂症》）

两尺空大，少阴自虚，阴虚则生内热。

生地、穞豆皮、人中白、元武板、茯神、川石斛、女贞子、旱莲草。(《未刻本叶氏医案·方案》)

林，十八。色苍形瘦，禀质阴虚火亢，津液不充，喜冷饮。夏季热蒸，须培生气，顺天时以调理。

麦冬、知母、川贝、地骨皮、丹皮、绿豆皮。(《种福堂公选医案》)

陆，二一。腰冷，膝骨酸软，淋浊，溺后茎中空痛。少年未婚，此是勉强劳伤精关。且卧床必要垫实腰脊，虚象大着。交冬病加，问食少胃弱，非地黄腻滞、知柏泻阳可投。

菟丝子、覆盆子、芡实、沙苑、家韭子、补骨脂、舶茴香、金缨子，线鱼胶丸。(《种福堂公选医案》)

陆，虎邱，二十一岁。肾肝内损劳怯，必致奇经失职，俗医混称阴虚，仅以六味，曰补阴和阳，益脏泄腑，此时仲阳非为阴损而设。

河车、坎气、紫衣胡桃霜、人参、茯苓、五味子、人乳粉、秋石。(《叶天士晚年方案真本·杂症》)

吕，二四。阴疟一年方止。羸瘦妨食，食入不运，不饮汤水，四肢无力，诊脉微弱不鼓。屡进六君益气无效，当温里通阳，从火生土意。

人参、熟附子、生益智、茯神、白芍、生姜。(《临证指南医案·卷六》)

吕。冲年久坐诵读，五志之阳多升。咽干内热，真阴未能自旺于本宫。诊脉寸口动数，怕有见红之虑。此甘寒缓热为稳，不致胃枯耳。

生地、天冬、女贞、茯神、炙草、糯稻根须。（《临证指南医案·卷一》）

脉数，少阴空虚，葆真为要。

熟地、川斛、山药、枣仁、茯神、牡蛎、天冬、黑壳建莲。（《未刻本叶氏医案·保元方案》）

脉数无序，少阴颇虚。

六味汤加牡蛎、川斛、天冬去萸。（《未刻本叶氏医案·保元方案》）

脉微。

熟地、天冬、茯神、人参、霍斛、杞子。（《未刻本叶氏医案·方案》）

脉微不耐按，真元已惫，何暇理邪？症危不易图治。

贞元饮。（《未刻本叶氏医案·方案》）

脉微细。

茯苓、熟淡附子、粗桂枝、炙草、紫衣、胡桃、北五味。（《未刻本叶氏医案·方案》）

脉细数，岂有阴精不夺乎？以脉论之，虚损已露，自知病因，保真为要。

水煮熟地、川斛、女贞、天冬、北五味子、茯神、芡实、海参、元武净板、旱莲、金樱、湘莲。（《未刻本叶氏医案·保元方案》）

脉细数，脏阴下夺，虚损已露。

熟地、霍石斛、鲜藕汁、茯神、鲜莲子、白扁豆。（《未刻本叶氏医案·方案》）

脉弦而涩，肝阴颇亏，中气亦弱，肝胃同治。

何首乌、茯神、制白蒺藜、桑椹子、川石斛、杞子、浙江黄

菊、建莲肉。(《未刻本叶氏医案·方案》)

脉弦数，三阴颇亏，法宜填摄。

熟地四两，线胶三两，女贞子一两五钱，龟板二两，茯神二两，沙苑一两五钱，北五味一两，湘莲，青盐一两，二仙二两，旱莲草一两五钱。(《未刻本叶氏医案·保元方案》)

某，二十。少壮形神憔悴，身体前后牵掣不舒。此奇经脉海乏气，少阴肾病何疑。

淡苁蓉、甘枸杞、当归、牛膝、沙苑、茯苓。(《临证指南医案·卷一》)

某，二四。阴伤及阳，加以春夏大地阳气主泄，真无内聚，形神痿靡。大凡热必伤气，固气正以迎夏至一阴来复。

人参、熟地、五味、炒山药、芡实、建莲(《临证指南医案·卷一》)

某。肝肾损伤，八脉无气，未老衰惫大着。姑议通阳守阴一法，俟明眼裁之。

淡苁蓉、熟地炭、鹿角霜、五味子肉、柏子仁、茯苓。(《临证指南医案·卷一》)

某。劳伤嗽血。

生黄芪皮三钱，茯苓三钱，炙黑甘草五分，黄精三钱，南枣三钱。(《临证指南医案·卷二》)

某。入夏发泄主令，由下损以及中焦，减谷形衰，阴伤及阳，畏冷至下。春季进河车、羊肉温养固髓方法，积损难充，不禁时令之泄越耳。古人减食久虚，必须胃药。晚进参术膏，早用封固佐升阳法。长夏不复奈何？

鹿茸（生研）一两，鹿角霜一两，熟地二两，生菟丝子一两，人参一两，茯苓一两，韭子二两，补骨脂（胡桃蒸）一两，枸杞子一两，柏子霜一两。蜜丸，早服四钱，参汤送。

参术膏方：人参四两，另用泉水熬，九蒸於术四两，另用泉水熬。

各熬膏成，以炭火浓掩干灰，将药罐炖收至极老为度。每用膏二钱五分，开水化服。(《临证指南医案・卷一》)

某。摄阴得效，佐以益气，合补三阴之脏。

人参、熟地、炒杞子、五味、牛膝炭、建莲、炒山药、芡实。(《临证指南医案・卷一》)

某。神伤精败，心肾不交，上下交损，当治其中。

参术膏，米饮汤调送。(《临证指南医案・卷一》)

某。畏风面冷，卫外阳微。

参芪建中去姜，加茯神。(《临证指南医案・卷一》)

某。阳伤背寒，胃伤谷减。

小建中汤。(《临证指南医案・卷一》)

某。阴阳二气不振，春初进八味，减桂之辛，益以味、芍之酸，从阳引阴，兼以归脾守补其营，方得效验。兹当春升夏令，里虚藏聚未固，升泄主令，必加烦倦。古人谓寒则伤形，热则伤气。是当以益气为主，通摄下焦兼之，仿《内经》春夏养阳，秋冬养阴为法。非治病也，乃论体耳。夏季早服青囊斑龙丸方法。

鹿茸、鹿角霜、鹿角胶、赤白茯苓、熟地、苁蓉、补骨脂、五味子。

晚服归脾去木香，加枸杞子。(《临证指南医案・卷一》)

某。由阴损及乎阳，寒热互起，当调营卫。

参芪建中汤去姜、糖。(《临证指南医案・卷一》)

某氏。疟邪内陷，变成阴疟，久延成劳。务以月经通爽，不致邪劫干血。

生鳖甲一两，桃仁三钱，炒丹皮一钱，穿山甲三钱，楂肉一钱半，生香附一钱半。(《临证指南医案·卷六》)

男子脉大为劳。暑月阳不伏藏，初夏阳升血滋，皆内损少固。填精固气，是为药饵，静摄绝欲，经年可复。

线鱼胶、真沙苑、五味、龟板、茯神、淡莱胶、金樱膏、石莲、芡实。(《叶氏医案存真·卷三》)

倪，枫桥，二十三岁。劳伤营卫，不任烦冗，元气不足，兼后天生真不旺。古人必以甘温气味，从中调之。

建中法加人参、桂心、当归。(《叶天士晚年方案真本·杂症》)

庞。久损精神不复，刻下土旺，立春大节，舌碎腭腐。阳升阴不上承，食不知味，欲吐。下损及胃，最属不宜。

人参、炒麦冬、紫衣胡桃肉、熟地、鸡子黄、茯神。(《种福堂公选医案》)

气因精而虚，乏力用参，何以补气？

杞子、沙苑、胡桃霜、肉苁蓉、杜仲、青盐、巴戟天、羊内肾。(《未刻本叶氏医案·方案》)

且疏肝气之郁。

香附汁、川楝子、桃仁、大麦芽、柏子仁、橘红。(《未刻本叶氏医案·保元方案》)

蓐劳久损不复，舌络牙关牵掣。阴乏上承，浮阳内风上炽，当与静药养阴和阳。

生地、天冬、当归身、桂圆膏、阿胶、麦冬、女贞子、乌鸡，胶丸方。(《眉寿堂方案选存·卷下》)

三阴交虚，法宜填摄。

熟地、北五味、川石斛、杜仲、茯神、线鱼胶、菟丝子、芡

实、山药、金樱子、湘莲实、沙苑。（《未刻本叶氏医案·方案》）

色萎，脉弦数，营损之象，益以甘缓。

当归、炙草、煨姜、茯苓、广皮、南枣。（《未刻本叶氏医案·方案》）

邵。精血伤，气不潜纳，阳浮扰神则魂魄不宁，脏阴不安其位。

人参、炙草、建莲、茯神、龙骨、金箔。（《临证指南医案·卷一》）

申，余杭，二十六岁。劳病水枯肾竭不治。

猪肤汤。（《叶天士晚年方案真本·杂症》）

沈，新市，三十四岁。产后不复元，血去阴伤骨热。大凡实火可用清凉，虚热宜以温补，药取味甘气温。温养气血，令其复元，但产伤之损，蓐劳病根，全在肝肾，延及奇经八脉，非缕杂治所宜。

人参、鲜河车、枸杞、紫石英、茯神、紫衣胡桃、归身、淡肉苁蓉。（《叶天士晚年方案真本·杂症》）

沈。背寒鼓栗而后发热，二便颇利，并不渴饮，入暮倚枕，气自下冲，呛咳不已，脉空大，按之不鼓，肌消神烁，是烦劳抑郁伤阳，寒热戌起丑衰，解时无汗，非外感表病显然。温养营分，立方参入奇脉，宗阳维为病苦寒热之例。

川桂枝、鹿角霜、当归、炙草、生姜、南枣。

又：进通和营分，兼走奇脉二剂，寒热已止，而操持烦心，皆属伤营耗气，未免滋扰反复。《经》谓：心营肺卫之虚，都是上损。立方不越益气养营矣！

人参、茯苓、广皮、炙草、炒白芍、当归、枣仁、生姜。（《种福堂公选医案》）

施。冲气贯胁上咽，形体日渐枯槁，此劳伤肝肾而成损怯。由乎精气不生，厥气上逆耳。议以通阳摄阴，冀其渐引渐收，非见病治病之方法矣。

苁蓉、熟地、五味、枸杞、柏子霜、茯苓、桑椹子、砂仁、青盐，羊肉胶丸。（《临证指南医案·卷一》）

孙，二八。绕腰近脐，久痛若空，秋深届冬，四肢不暖。此由幼年精未充旺早泄，既损难复，八脉失司，是阴伤及阳，药须达及奇经，可冀渐效。

鹿茸、淡苁蓉、巴戟、当归、茯苓、虎膝骨、牛膝、大茴，羊肉胶丸。（《种福堂公选医案》）

孙，二三。形瘦脉数，寸口搏指，浮阳易动上冒，都属阴精不旺。幸胃纳尚佳，数发不致困顿。然须戒酒淡欲，怡情静养，水足火不妄动。络血自必宁静矣。

六味加龟甲、秋石。（《临证指南医案·卷二》）

孙，横山头，二十岁。男子及长，欲萌未遂，肾中龙火暗动，精血由此暗伤。阴虚自内脏而来，凉肝嗽药，必致败坏。盖胃口一疲，精血枯槁矣。

人参、熟地、茯神、五味、天冬、麦冬。（《叶天士晚年方案真本·杂症》）

孙，三十四岁。内损精血，有形难复，淹淹年岁，非医药功能。病中安谷如饥，后天生气未惫。若究医药，必温煦血肉有情，有裨身中血气。

冬春用天真丸。（《叶天士晚年方案真本·杂症》）

孙，四二。形躯丰溢，脉来微小，乃阳气不足体质。理烦治剧，曲运神机，都是伤阳之助。温养有情，栽培生气，即古圣春夏养阳，不与逐邪攻病同例。

用青囊斑龙丸。(《临证指南医案·卷一》)

唐，阅原案开列，皆肝肾为下元。男子中年已后，精血先亏，有形既去难复，五液内夺，阳气易越。治法从阴引阳，勿以桂附之刚。

鹿茸、角霜、当归、天冬、茯苓、苁蓉、杞子、天麻、浙黄菊。(《叶天士晚年方案真本·杂症》)

屠，二八。劳力伤阳，延三年，损伤延及中宫，状如反胃。诸气欹斜，交会失序，遂有寒热，脱力损伤脾胃，牛属坤土，当以霞天膏。(《临证指南医案·卷一》)

汪，三九。此劳力伤阳之劳，非酒色伤阳之劳也。胃口消惫，生气日夺，岂治嗽药可以奏功。

黄芪建中汤去姜。(《临证指南医案·卷一》)

汪。劳倦阳伤，形寒骨热，脉来小弱。非有质滞着，与和营方。

当归、酒炒白芍、炙草、广皮、煨姜、大枣。(《临证指南医案·卷一》)

王，二二。此少壮精气未旺，致奇脉纲维失护。经云：形不足者，温之以气；精不足者，补之以味。今纳谷如昔，当以血肉充养。

牛骨髓、羊骨髓、猪骨髓、茯神、枸杞、当归、湖莲、芡实。(《临证指南医案·卷一》)

王，二九。摇精惊恐，肝肾脏阴大泄，阳不附和。阴中百脉之气，自足至巅，起自涌泉，以少阴之脉始此。欲使阴阳翕阖，譬诸招集溃散卒伍，所谓用药如用兵。

熟地、枸杞、当归、五味、远志、龟板、鹿鞭、羊肉。(《临证指南医案·卷一》)

王，二四。脉如数，垂入尺泽。病起肝肾下损，延及脾胃。

昔秦越人云：自下焦损伤，过中焦则难治。知有形精血难复，急培无形之气为旨。

食少便溏，与钱氏异功散。(《临证指南医案·卷一》)

王，六一。拮据劳形，操持劳神，男子向老，下元精血先亏，阳失交护，浮越上冒，致耳目清空诸窍不爽。凡下虚者必上实，此非风火，由阴不配阳使然。

虎潜丸。(《种福堂公选医案》)

王。湿郁热蒸，必阳气鼓运，湿邪乃解，是寒战后身痛已缓。盖湿从战而气舒，战后阳气通和，为身热汗出耳，但脉濡神倦，余邪未尽，正气已虚，有转疟之象。用大半夏汤通补阳明。

人参、半夏、茯苓、姜汁。(《种福堂公选医案》)

温，三二。阴虚督损。

六味加麋角胶、秋石、川石斛膏。(《临证指南医案·卷一》)

温养肾真为主. 所谓劳伤肾，劳者温之之义。

大熟地、枸杞子、杜仲、肉苁蓉、线鱼胶、羊内肾、茯苓、菟丝子、巴戟天、舶茴香、沙苑、麋角霜。(《未刻本叶氏医案·方案》)

吴，十八。诊脉细数，左垂尺泽，先天最素薄，真阴未充。当精通年岁，阴气早泄，使龙相刻燃，津液暗消，有虚怯根萌。药宜至静纯阴，保养尤为要旨。

知柏六味去丹、泽，加龟甲、天冬，猪脊髓丸。(《临证指南医案·卷一》)

吴，四二。患腹痛下血……既愈以来，复有筋骨痿软，寒热，夜卧口干。乃湿去气泄，阳明脉乏不主用事，营卫失度，津液不升之象。天真丸主之，去人参。(《临证指南医案·卷七》)

泄木安中，令其升降自如，则木不为之曲直矣。

人参、半夏、广橘白、吴萸、茯苓、枳实、淡干姜、川连。（《未刻本叶氏医案·方案》）

邢，四四。努力伤，身痛无力。

归桂枝汤去姜，加五加皮。（《临证指南医案·卷一》）

形色脉证俱虚，寒热结耗胃津，脘中不知饥饿，二便皆觉不爽，徒进清热，消克中宫，更是坐困，考古暑病凡旬日不解，必当酸泄矫阳，以苏胃汁，元虚之体，恐滋变病。

桂枝木、生牡蛎、炒乌梅、生白芍、炒蜀漆、大枣。

又：去大枣，加龙骨。（《眉寿堂方案选存·卷上》）

徐，醋库巷。年多下元自馁，气少固纳。凡辛能入肾，辛甘润药颇效。阴中之阳气，由阳明脉上及鼻中，当以酸易辛为静药。

紫胡桃、萸肉、五味、茯苓、锁阳、补骨脂，青盐丸。（《叶天士晚年方案真本·杂症》）

许。脉左坚，上下直行，精损，热自升降。

细生地、玄参心、女贞、川斛、糯稻根须。

又：甜北沙参、天冬、炒麦冬、茯神、阿胶、秋石。

又：人参、麦冬、生甘草、扁豆。（《临证指南医案·卷一》）

血隶阳明而来，但脉芤而数，色痿少采，少阴之阴伤矣。自知病因，葆真静养，庶几扶病延年。

熟地、川斛、麦冬、北参、茯神、扁豆。（《未刻本叶氏医案·保元方案》）

杨，二八。内损，阴及阳分，即为劳怯。胃弱少纳，当以建中汤加人参。（《临证指南医案·卷一》）

姚，二十三岁。精血损伤骨痿，庸医都以辛苦药酒，病不能去，反传胃口。无治病捷径，理胃为先。

仓廪汤。（《叶天士晚年方案真本·杂症》）

叶，三一。病损不复，八脉空虚。不时寒热，间或便溏。虽步履饮食如常，周身气机尚未得雍和。倘调摄失慎，虑其反复。前丸药仍进，煎方宗脾肾双补法。

人参一钱，茯苓三钱，广皮一钱，炒沙苑一钱，益智仁（煨研），一钱，炒菟丝饼二钱。（《临证指南医案·卷一》）

易感客邪，肺卫虚耳，而脉细涩，少阴肾精亦亏，当以培补为妥。刻下且以滋养柔金，清肃卫热。

生甘草、川贝母、玉竹、南沙参、地骨皮、白糯米、桑叶。（《未刻本叶氏医案·方案》）

益阴固精。

熟地、茯神、湘莲、左牡蛎、穞豆皮、苦参。（《未刻本叶氏医案·方案》）

阴亏阳亢。

大补阴汤。（《未刻本叶氏医案·方案》）

阴亏则阳亢。

生地、龟板、芡实、旱莲草、黄柏、茯神、丹皮、女贞子。（《未刻本叶氏医案·方案》）

阴弱内热，渐延骨损。

六味汤去萸加白芍、九孔石决明、料豆壳。（《未刻本叶氏医案·方案》）

阴损及阳，寒热日加，脉数形瘦，其何以理。

贞元饮。（《未刻本叶氏医案·保元方案》）

阴损难复，谷雨气泄可虑。

熟地、茯神、天门冬、人参、阿胶、鸡子黄。（《未刻本叶氏医案·方案》）

有年劳伤神瘁，肤无膏泽，时欲腹鸣啾痛，营血不得流行之故。开怀安逸，仅可带病延年。

人参、当归、肉桂、白芍、炙草、茯苓、远志、熟地炭。（《叶氏医案存真·卷二》）

有年气弱，食下少运，左脉弦劲，肝邪僭逆，将来恐有关格之患。

煨姜、宣木瓜、人参、茯苓、半夏曲、陈皮。（《未刻本叶氏医案·方案》）

右寸数，甘温之品宜缓。

熟地、茯神、旱莲草、天冬、湘莲、霍石斛。（《未刻本叶氏医案·方案》）

瘀行后宜益正气，戒酒为要。

焦术、广皮、炙草、建莲、茯苓、谷芽、木瓜、米仁。（《未刻本叶氏医案·方案》）

阅病原，参色脉，皆营阴不足，虚风萌动使然，法宜甘缓益阴。

人参、枸杞子、柏子仁、茯神、紫石萸英、酸枣仁。（《未刻本叶氏医案·保元方案》）

阅病原，诊脉数，不独脏阴内虚，气亦少附耳。最虑食减，喘急。

都气丸，人参汤送。（《未刻本叶氏医案·保元方案》）

詹，衢州，四十三岁。阅开列病原，肾精内损，心神不敛，脏阴不主内守，阳浮散漫不交。中年未老先衰，内伤脏真，心事情欲为多，问后嗣繁衍，绝欲保真，胜于日尝草木。

九制大熟地、人参、金箔、石菖蒲、远志肉、茯神、生白龙骨、生益智，红枣蜜丸。（《叶天士晚年方案真本·杂症》）

张，二九。馆课诵读，动心耗气。凡心营肺卫受伤，上病延

中，必渐减食。当世治咳，无非散邪清热，皆非内损主治法。黄芪建中汤去姜。(《临证指南医案·卷二》)

张，二四。脏阴久亏，八脉无力，是久损不复。况中脘微痛，脐中动气，决非滋腻凉药可服。仿大建中之制，温养元真，壮其奇脉，为通纳方法。

人参、生於术、炙草、茯苓、熟地、淡苁蓉、归身、白芍、真浔桂、枸杞、五味，蜜丸，服四钱。(《临证指南医案·卷一》)

张。劳烦，夏秋气泄而病，交小雪不复元。咽中微痛，血无华色。求源内损不藏，阴中之阳不伏，恐春深变病。

熟地炭、清阿胶、川斛、浸白天冬、秋石二分。(《临证指南医案·卷一》)

正弱邪重，勿忽调理。

广藿香、厚朴、广皮、连皮苓、神曲、青皮、麦芽、大腹皮。(《未刻本叶氏医案·保元方案》)

钟，二十。少年形色衰夺，见症已属劳怯。生旺之气已少，药难奏功，求医无益。食物自适者，即胃喜为补。扶持后天，冀其久延而已。

鱼鳔、湖莲、秋石、芡实、金樱子。(《临证指南医案·卷一》)

钟，四五。未及五旬，肉消食减，此未老已衰。身动喘急，足跗至晚必肿，皆是肾真不司收摄纳气，根本先拨。草木微功，难以恢复。

坎气、人乳粉、五味子、胡桃肉，蜜丸，人参汤送下。(《种福堂公选医案》)

仲，三八。久劳内损，初春已有汗出，入夏食减，皆身中不耐大气泄越，右脉空大，色痿黄，衰极难复。无却病方法，议封固一法。

人参、黄芪、熟於术、五味（《临证指南医案·卷一》）

周，七十。脉神形色，是老年衰惫，无攻病成法。大意血气有情之属，栽培生气而已。

每日不拘，用人乳或牛乳，约茶盏许，炖暖入姜汁三分。（《临证指南医案·卷一》）

周，十八岁。能食胃和，后天颇好，视形神及脉，非中年沛充，乃先天禀薄而然。冬寒宜藏密，且缓夜坐勤读。

六味加石人乳粉，蜜丸。（《叶天士晚年方案真本·杂症》）

朱，二九。真阴久伤不复，阳气自为升降，行动即觉外感。皆体质失藏，外卫不固矣。治在少阴，用固本丸之属，加入潜阳介类。

固本丸加淡菜、秋石、阿胶。（《临证指南医案·卷一》）

朱，二七。既暮身热，汗出早凉，仍任劳办事。食减半，色脉形肉不足，病属内损劳怯。

人参小建中汤。（《临证指南医案·卷一》）

朱，临顿路。精血空隙在下，有形既去难生，但阴中之阳虚，桂附辛热刚猛，即犯劫阴燥肾。此温字若春阳聚，万象发生，以有形精血，身中固生气耳。

淡苁蓉、桑螵蛸、炒黑大茴香、锁阳、生菟丝子粉。（《叶天士晚年方案真本·杂症》）

朱，木渎，三十岁。外视伟然，是阳气发越于外，冬乏藏阳，肝肾无藏。上年酸甘见效，今当佐苦坚阴。

熟地、五味、萸肉、茯神、天冬、黄柏。（《叶天士晚年方案真本·杂症》）

朱，三六。辛温咸润，乃柔剂通药，谓肾恶燥也，服有小效。

是劳伤肾真，而八脉皆以废弛失职。议进升阳法。

鹿茸、苁蓉、归身、杞子、柏子仁、杜仲、菟丝子、沙苑。（《临证指南医案·卷一》）

朱，三十岁。此内损也，损者益之。按脉虚芤，精夺于下，当补益肝肾精血。（《叶天士晚年方案真本·杂症》）

庄，长顺布行，二十九岁。开列病原，是精腐于下，系肾脏阴中之阳虚。凡肾火内藏真阳，喜温煦则生阳自充。若以姜、桂、乌、附燥热，斯燥伤肾矣。

鹿尾、大茴、苁蓉、菟丝、羊肾、云苓、巴戟、归身、骨脂、韭子、蛇床子。（《叶天士晚年方案真本·杂症》）

壮水之药，旦晚难以奏绩。

大补阴汤。（《未刻本叶氏医案·方案》）

邹，二八，产后成劳损，先伤下焦血分，寒热数发不止，奇经八脉俱伤，欲呕不饥，肝肾及胃，有形凝瘕。议柔剂温通补下。

人参、当归（小茴香拌炒）、茯苓、沙苑、淡苁蓉、杞子、鹿角霜、生紫石英。（《临证指南医案·卷九》）

邹，三九。深秋霍乱转筋，必有暴冷伤及脾胃。病机一十九条，河间皆谓热，亦属偏见。愈泻愈胀，岂是实症？夫酒客之湿，皆脾胃阳微不运，致湿邪凝聚，气壅成胀。见胀满彻投攻下，不究致病之因，故曰难调之症。

生白术、草果、熟附子、厚朴、广皮、茯苓。（《临证指南医案·卷三》）

左尺空虚。

菟丝饼、胡芦巴、茯苓、巴戟天、砂仁末、橘红。（《未刻本叶氏医案·方案》）

左脉涩，按之跃，肾阴空虚甚矣，急急葆真，勿见咳投以清润肺药。

熟地、阿胶、龟板、天冬、茯神、牡蛎、麦冬、霍斛。（《未刻本叶氏医案·保元方案》）

产育颇多，冲任先伤，其咳嗽失血，呕吐涎沫，都是下元不摄，冲气上逆所致。况晨刻必泻，乃属肝肾虚滑，为瘕泻鹜溏。此病原系蓐劳，根本已怯。倘经水阻隔，无法可商。急急招纳下元散失之真，固之摄之尤虑弗及。若见血见嗽，用滋阴沉降，非内热肺咳，奚益于病？徒使迁延胃败，遂至废食，岂不危哉。

盐水炒补骨脂、石壳莲肉、熟地炭、炒黄山药、覆盆子、五味子、芡实。

再诊：前方服二剂泻止，今去补骨脂、覆盆子，加青花龙骨。

三诊：自前方固摄之后五、六日，精神颇觉向安。但寒在四肢背部，热在心前腹中，即《内经》阳虚外寒、阴虚心热之旨。然产后气虚，必自阴分伤及阳位。张景岳云：气因精而虚者，当补精以化气。况产后八脉空虚，填补方中必佐以收拾奇经之散亡也。

熟地炭、龙骨、湘莲、紫石英、五味子、人参、芡实、茯神。

丸方：砂仁拌炒熟地、芡实、桑螵蛸、五味子、紫河车、茯苓、人参、远志、沙苑蒺藜，山药浆丸。（《叶天士医案》）

陈，葑门，六十七岁。老年仍有经营办事之劳。当暑天发泄之候，已经久嗽，而后呛血，是阳升上冒，阴不承载之病。病中再患疡溃脓泄，阴液走漏，天柱骨倒，尪羸仅存皮骨。两交令节，生气不来，草木焉得挽回？固阴敛液，希图延挨日月而已。

每日饮人乳一杯。（《叶天士晚年方案真本·杂症》）

董。脉数色夺，久嗽经闭，寒从背起，热过无汗。此非疟邪，由乎阴阳并损，营卫循行失其常度。经云阳维为病，苦寒热矣。

症属血痹成劳，为难治。痹阻气分，务宜宣通。

生鹿角、川桂枝木、当归、茯苓、炙草、姜、枣。

另回生丹，二服。（《临证指南医案·卷九》）

据述泻血五日，血止即患咳呛，左胁下有形如梗，身动行走，必眩晕欲仆。春夏减食，秋冬稍加。交冬，人迎脉络结瘿，诊脉虚，左关尺数。此肝肾精血因惊恐忧劳所伤，阳失阴恋，络中空隙，阳化内风，鼓动不息，日就消烁不肯复，为郁劳之症。四旬以外，生气已浅，非治病可却。春夏，身中真气不耐发泄可知，屏绝家务，开怀颐养，望其病缓。

石决明、女贞实、杞子、黑芝麻、桑叶、阿胶、寄生、柏子仁、茯苓、炒当归。（《叶氏医案存真·卷一》）

劳伤营卫，寒热咳嗽，自汗妨食。

黄芪建中汤。（《未刻本叶氏医案·保元方案》）

劳伤营卫，咳嗽，寒热，心悸。

小建中汤。（《未刻本叶氏医案·保元方案》）

李，十八岁。三疟伤阴，阴伤内热，已经失血咳嗽。少年劳损，宜安逸静养，但药无益。

鳖甲、阿胶、白芍、丹皮、茯神、北沙参、生地、天冬。（《叶天士晚年方案真本·杂症》）

脉细咳逆，不得侧眠，肌消色夺，经水已闭，食减便溏。久病损及三阴，渐至胃气欲败，药饵难挽。拟进建中法，冀得胃旺纳谷，庶几带疾延年。

建中汤去姜。（《叶氏医案存真·卷二》）

茹素营气不长，咳嗽妨食，天癸渐断，恐延干血。

黄芪、炙草、茯神、归身、大南枣肉。（《未刻本叶氏医案·方案》）

徐，富郎中巷，四十三岁。向来纳谷不旺，自失血咳嗽以来，仅能静坐，若身动必加气喘。问仍在操持应接。脉来虚濡，此皆内损脏真。若见血投凉，因嗽理肺，即是谬药。

人参、茯苓、黄精、炙草、枸杞子、白及、枣仁、桂圆肉。（《叶天士晚年方案真本·杂症》）

徐，四八。因积劳，久嗽见血，是在内损伤。先圣曰：劳者温之，损者益之。温非热药，乃温养之称。甘补药者，气温煦，味甘甜也。今医见血投凉，见嗽治肺最多。予见此治法，胃口立即败坏者不少。

归脾去木香、黄芪，加杞子。（《临证指南医案·卷二》）

阴虚之质，因暑热致嗽失血，复延肛疡。暑热乘虚内陷，酿成阴损矣。谷食不减，用药庶几有效。

熟地、山药、穞皮、川斛、茯苓、丹皮、泽泻、元稻根须。（《未刻本叶氏医案·保元方案》）

周，五五。久嗽四年，后失血，乃久积劳伤。酒肉不忌，湿郁脾阳为胀。问小溲仅通，大便仍溏。浊阴乘阳，午后夜分尤剧。

生於术、熟附子。（《临证指南医案·卷三》）

朱，廿八岁。归脾汤以治嗽治血，谓操持劳心，先损乎上。秦越人云：上损过脾不治。不曰补脾曰归，以四脏皆归中宫，斯上下皆得宁静。无如劳以性成，心阳下坠为疡，疡以挂线，脂液全耗，而形寒怯风，不但肾液损伤，阴中之阳已被剥斫，劳怯多由精气之夺。

鲜河车胶、人参、炒枸杞、云茯苓、紫衣胡桃肉、沙苑。（《叶天士晚年方案真本·杂症》）

积劳伤阳，哀戚动脏，重重内损．其夏秋伏邪，已深在重围。此从阴经而来，朱汉老非治时邪，病人服药而安，温药助阳也。

考三阴而投温补扶正，正谓托邪。知母入咽即呃，阳明之阳几渐，不饥不食不寐，阳不流行，三焦困，脾胃惫失。肛坠属阴伤气陷，难任纯刚之剂。

人参、当归（米炒）、厚朴、麋角（酒浸烘）、炮姜、草果。（《眉寿堂方案选存·卷上》）

程，六十二岁。形神衰，食物减，是积劳气伤。甘温益气，可以醒复。男子六旬，下元固虚，若胃口日疲，地味浊阴，反伤中和。

异功散。（《叶天士晚年方案真本·杂症》）

何，淮安，十九岁。性情固执，灵慧气钝，大凡心藏神，肾藏精，少年先病，精神不易生旺有诸，宜用六味加远志、菖蒲，开导心窍肾精，两相交合。（《叶天士晚年方案真本·杂症》）

疟后气弱，神倦无力，议用补中益气汤。

原方去升麻、柴胡加木瓜、茯苓。（《未刻本叶氏医案·保元方案》）

暑伤气，神倦无力。

黄芪片、炙草、宣木瓜、白茯苓、归身、鲜莲子。（《未刻本叶氏医案·保元方案》）

血瘀自下为顺，但形神顿减，明是积劳已伤。血脱必益气，否则有复瘀之虑。

补中益气汤。（《眉寿堂方案选存·卷下》）

蓐劳下损，损及八脉，医投清内热滋阴，致胃伤食减寒热，下元冲气上逆咳呕，而咳嗽药治肺，与内虚下损益无干涉。带淋骨热，髓竭液枯，蓐损较平常损怯更难。寒暑更迁不复，草木焉能奏功？免与血肉有情，望其加谷，可得悠久。

紫河车（洗洁）一具，人乳八两，生紫石英（捶碎）一斤，血余炭二两，秋石一两。

同煎，河水熬膏。人参汤服二钱。（《眉寿堂方案选存·卷下》）

汪。小产后，气冲结瘕，是奇经八脉损伤。医谓病尚有形，佥从瘀血施治。半年来肌肉大消，内热，咯痰带血，食过脘下，辄云腹痛。盖产后下焦真阴大亏，攻瘀清热，气味苦辛，是重虚其虚。药先入胃，既不中病。先戕胃口，致令饮食废矣。阴虚生热，经训灼然。只以胃口伤残，难与滋腻之药。此症延成蓐劳，必得饮食渐和，方有调病之理。见病治病贻害，岂可再循前辙？议肝胃两和方法。

炒黑杞子三钱，云茯神一钱半，柏子仁三钱，生沙苑一钱，焦当归一钱，小茴（同当归合炒）七分，紫石英（先煎廿滚入药）五钱。（《临证指南医案·卷九》）

郁氏。失血咳嗽，继而暮热不止，经水仍来，六七年已不孕育。乃肝肾冲任皆损，二气不交，延为劳怯。治以摄固，包举其泄越。

鲜河车胶、黄柏、熟地、淡苁蓉、五味、茯神。

蜜丸。（《临证指南医案·卷一》）

无锡，三十一。夏月带病经营，暑湿乘虚内伏，寒露霜降，天凉收肃，暴冷引动宿邪，寒热数发，形软食减，汗出。医工治嗽，恐其胃倒，渐致劳怯变凶。

归芪建中汤。（《叶氏医案存真·卷三》）

郑，二八。虚损四五年，肛漏未愈，其咳嗽失血，正如经旨阴精不主上奉，阳气独自升降。奈何见血投凉，治嗽理肺，病加反复，胃困减食。夫精生于谷，中土运纳则二气常存。久病以寝食为要，不必汲汲论病。

生黄、黄精、诃子肉、白及、苡仁、南枣。

淡水熬膏，不用蜜收。略饥，用五钱，参汤送。(《临证指南医案·卷二》)

徐，二七。虚损四年，肛疡成漏，食物已减什三，形瘦色黄。当以甘温培中固下，断断不可清热理嗽。

人参、茯苓、山药、炙草、芡实、莲肉。(《临证指南医案·卷一》)

产后下损，八脉交虚，形寒内热，骨痛耳鸣，血液日耗，生气不充，冬季不得复元，春深发泄司令，延为劳瘵矣。

杞子、归身、紫石英、沙蒺藜、茯神、莲肉。(《叶氏医案存真·卷三》)

吴。脉弦小数，形体日瘦，口舌糜碎，肩背掣痛，肢节麻木，肤腠瘙痒，目眩晕，耳鸣，已有数年。此属操持积劳，阳升内风旋动，烁筋损液。古谓壮火食气，皆阳气之化。先拟清血分中热，继当养血息其内风。安静勿劳，不致痿厥。

生地、元参、天冬、丹参、犀角、羚羊角、连翘、竹叶心。

丸方：何首乌、生白芍、黑芝麻、冬桑叶、天冬、女贞子、茯神、青盐。(《临证指南医案·卷一》)

虚损，真阴内涸。当戊已君火主令，立夏小满，阳气交并于上，喉舌肿腐，是阴不上承，熏蒸腻涎。吐咯不清，皆五液之变，由司气感及躯质而然。检古方，以仲景少阴咽痛例，用猪肤汤。用白虎法，渴烦少减，略饥，必形神软倦，津液既遭热迫，阳明脉络自怯。当以清燥法，清气热以涵液。

人参、麦冬、知母、石膏、生地、阿胶、甘草。(《叶氏医案存真·卷一》)

某，四三。失音咽痛，继而嗽血，脉来涩数，已成劳怯，幸赖能食胃强。勿见咳治咳，庶几带病延年。

细生地三钱，玄参心一钱，麦冬一钱半，细川斛三钱，鲜莲子肉一两，糯稻根须五钱。（《临证指南医案·卷二》）

王，三十。阳虚背寒肢冷，阴虚火升烦惊，宿病偏伤不复，总在虚损一门。镇摄之补宜商。

早用薛氏八味丸，晚归脾去芪、木香。（《临证指南医案·卷一》）

◆ 汗证

暴热伤气，形均日减。汗泄则烦倦，气浮越面肿。夏月正在气泄，当治后天。仿东垣清暑益气法。

人参、五味、神曲、黄柏、煨葛根、麦冬、川连、麦芽、泽泻。（《眉寿堂方案选存·卷上》）

病热，汗出复热而不少为身凉，此非痎疟，狂言失志。经所谓：阴阳交即是病也。交者，液交于外，阳陷于内耳，此属棘手症。

人参、生地、天冬。（《叶氏医案存真·卷一》）

曹。寒从背起，汗泄甚，面无淖泽，舌色仍白。邪未尽，正先怯，心虚痉震，恐亡阳厥脱。议用仲景救逆法加参。

又：舌绛，口渴，汗泄，疟来日晏。寒热过多，身中阴气大伤。刚补勿进，议以何人饮。

人参、何首乌。（《临证指南医案·卷六》）

冬月伏邪，至春发为温疟，汗出不解，非因新感可知。脉虚，先有遗症，忌进耗散真气，和正解邪为稳。

桂枝、草果、杏仁、白芍、枯芩、桔梗。（《眉寿堂方案选存·卷上》）

范。脉寸大，汗出口渴。伏邪因新凉而发，间日疟来。议治手太阴。

淡竹叶、大杏仁、滑石、花粉、淡黄芩、橘红。(《临证指南医案·卷六》)

方。脉形濡弱，形寒汗出，频吐涎沫，三日来宿不能寐。此胃中虚冷，阳气困惫，法当温中，佐以运通。宣导寒凉，断勿轻投。

丁香皮、益智仁、半夏、茯苓、广皮、煨姜。(《种福堂公选医案》)

肥人多痰多湿，暑热夏受，秋深凉来，伏热乃发。汗多不解，非关表寒。烦渴喜饮，均是里病。肺失降而胸痞闷，湿邪盛而战栗多。湿热合邪，同是气分，是太阴、阳明之疟。医不分经络混治，所以旬日之外，邪未退舍也。

木防己、杏仁、炒半夏、枳实汁、生石膏、炒厚朴、生姜汁。(《眉寿堂方案选存·卷上》)

风温轻恙，误汗表疏，形寒自汗。先进建中法以和营卫，继当以参苓补剂，则表里平和可安。昨进建中法，因表气不固，形寒汗泄，主乎护阳理营。今继进金匮麦冬汤，以苏津液，得胃阴稍振，然后商进峻补，庶为合宜，不致偏胜之弊。

炒麦冬、生甘草、甜梨浆、北沙参、生白芍、甘蔗汁。(《眉寿堂方案选存·卷上》)

伏暑瘅疟，汗多脉细。

生谷芽、木瓜、乌梅肉、半夏曲、知母、细青蒿。(《未刻本叶氏医案·保元方案》)

顾，廿三岁。三日疟是入阴经而发，延及数月乃罢。其疟热在里，劫损肝血肾精。长夏一阴不复，遂加寒热汗出。此病伤成痨，淹淹肉消形软。必绝欲，生出精血，有充复之理，草木无情无用。

人参、河车胶、茯神、萸肉、五味、芡实、山药、建莲。（《叶天士晚年方案真本·杂症》）

顾氏。劳力怫怒，心背皆热，汗出，往时每以和阳治厥阴肝脏得效。今年春夏，经行病发，且食纳顿减。褚氏谓独阴无阳，须推异治。通补既臻小效，不必见热投凉，用镇其阳以理虚。

人参、半夏、茯苓、炙草、牡蛎、小麦、南枣。（《临证指南医案·卷三》）

寒热由四末迫劫胃津，是以病余不食不饥，叨叨汗泄。当养胃阴生津，以俟克复。

人参、卷心竹叶、生芍、茯苓、麦门冬、麻仁。（《眉寿堂方案选存·卷上》）

华氏，二十岁。天癸始通，面黄汗泄，内热外冷。先天既薄，疟伤不复。《内经》谓阳维为病苦寒热，纲维无以振顿，四肢骨节疼痛通。八脉以和补，调经可以却病。

淡苁蓉、鹿角霜、当归、川芎、杜仲、小茴、茯苓、香附。（《临证指南医案·卷六》）

黄。肾脉不得上萦，肝风突起掀旋。呵欠鼾声，口噤汗出，阴阳不续，危期至速。地黄饮子极是。

熟地炭、萸肉炭、川斛、天冬、淡苁蓉、牛膝炭、五味、远志、茯神，饮子煎法。（《临证指南医案·卷三》）

黄。体虚，温邪内伏。头汗淋漓，心腹窒塞，上热下冷，舌白烦渴。春阳升举为病，犹是冬令少藏所致。色脉参视，极当谨慎。

阿胶、生地、麦冬、生牡蛎、生白芍、茯苓。（《临证指南医

案·卷五》）

久虚劳损，几年不复。当春深阳气发泄，温邪乘虚入阴，寒热汗出，不纳谷食，脘中痞闷不舒，胃乏气运，侧眠咳痰。病势险笃，恐难万全。

人参、覆花、木瓜、茯苓、赭石、炒粳米。（《眉寿堂方案选存·卷上》）

酒客伏湿，脉数，汗多，咳嗽，食不易运，病在手足太阴。

茅术、扁豆、米仁、桑皮、杏仁、半夏、茯苓。（《叶氏医案存真·卷二》）

两尺空大，寐则汗泄，食下少运。

八味丸。（《未刻本叶氏医案·方案》）

脉濡，懒倦，多汗，口渴，体气素薄，炎暑烁金。当益气，保水之源。

麦冬、人参、知母、五味子。（《叶氏医案存真·卷二》）

脉微弱而细，鼻准独明，昼日形冷汗泄，不饥少纳，脘腹常痞，泄气自舒。此阳气失护卫，而寒栗汗出，阳失鼓运，而脾胃气钝。前进养营，亦主中宫，想因血药柔软，阳不骤苏，初进甚投，接用则力疲矣。询其不喜饮汤，舌颇明润，非邪结客热之比。议用理中汤法，专以脾胃阳气是理。不独治病，兼可转运日前之药。昔贤以疟称谓脾寒，重培生阳，使中州默运，实治法之要旨。

人参、生芍、熟术、附子、茯苓、干姜。（《叶氏医案存真·卷一》）

脉虚细无力，热止后汗多，心悸头晕，寐多惊恐，舌红营阴受伤，理宜和阳存阴。

生地、麦冬、淮小麦、阿胶、人参、炒麻仁。（《叶氏医案存真·卷二》）

脉左细右空。小产亡血未复，风邪外袭营卫孔隙，寒热汗出。视目紫晦，面色枯瘘，其真气衰夺，最虑痉厥之变。此辛甘缓和补法，以护正托邪。

人参、白术、干姜、桂枝、炙草。（《眉寿堂方案选存·卷上》）

某，二一。脉细弱，自汗体冷，形神疲瘁，知饥少纳，肢节酸楚。病在营卫，当以甘温。

生黄芪、桂枝木、白芍、炙草、煨姜、南枣。（《临证指南医案·卷三》）

某，二一。脉细自汗，下体怯冷，卫阳式微使然。

黄芪三钱，熟附子七分，熟於术一钱半，炙草五分，煨姜一钱，南枣三钱。（《临证指南医案·卷三》）

某，三二。脉濡自汗，口淡无味，胃阳惫矣。

人参、淡附子、淡干姜、茯苓、南枣。（《临证指南医案·卷三》）

某。伏暑冒凉发疟，以羌、防、苏、葱辛温大汗。汗多，卫阳大伤，胃津亦被劫干，致渴饮，心烦无寐。诊脉左弱右促，目微黄。嗜酒必中虚谷少，易于聚湿蕴热。勿谓阳伤骤补，仿《内经》辛散太过，当食甘以缓之。

大麦仁、炙草、炒麦冬、生白芍、茯神、南枣。

又：药不对症，先伤胃口。宗《内经》辛苦急，急食甘以缓之。仲景谓之胃减，有不饥不欲食之患。议用金匮麦门冬汤，苏胃汁以开痰饮。仍佐甘药，取其不损阴阳耳。

金匮麦门冬汤去枣、米，加茯神、糯稻根须。

又：脉右大，间日寒热，目眦微黄，身痛。此平素酒湿，夹时邪流行经脉使然。前因辛温大汗，所以暂养胃口。今脉症既定，仍从疟门调治。

草果、知母、人参、枳实、黄芩、半夏、姜汁。（《临证指南

医案·卷六》）

某。汗出寒凛，真气发泄，痰动风生。用辛甘化风法。

生黄芪、桂枝、炙草、茯苓、防风根、煨姜、南枣。（《临证指南医案·卷三》）

某。汗多，身痛，自利，小溲全无，胸腹白疹，此风湿伤于气分。医用血分凉药，希冀热缓，殊不知湿郁在脉为痛，湿家本有汗不解。

苡仁、竹叶、白蔻仁、滑石、茯苓、川通草。（《临证指南医案·卷五》）

某。惊则气逆，阳泄为汗。用重镇压惊。

川桂枝木五分，黄芪（去心）二钱，人参一钱，龙骨（煅）一钱半，左顾牡蛎（煅）一钱半。（《临证指南医案·卷七》）

某。劳伤，阳虚汗泄。

黄芪三钱，白术二钱，防风六分，炙草五分。（《临证指南医案·卷三》）

某。脉芤，汗出，失血背痛，此为络虚。

人参、炒归身、炒白芍、炙草、枣仁、茯神。（《临证指南医案·卷二》）

某。阴疟已乱，汗多。

桂枝、牡蛎、生黄芪、炙草、归身、五味、煨姜、大枣。（《临证指南医案·卷六》）

疟得汗不解，近来竟夜汗出，且胸痞、不饥、形瘦、脉大、便秘。显然阴虚体质，疟邪烁液，致清阳痞结脘中。议以柔剂存阴却邪。

竹卷心、辰砂益元散、生地、麦冬、知母。（《叶天士医案》）

疟三日乃发，是邪伏在阴，经年虽止，正伤难复。卫阳外泄，汗出神疲，宜甘温益气之属。五旬向衰，必节劳保养，不徒恃药。

养营法用煨姜三两，南枣四两，煮汁泛丸。（《眉寿堂方案选存·卷上》）

身热解堕，恶风汗出如雨，喘渴，不任劳事，《内经》谓漏风症。此饮酒汗出当风，邪留腠理也。

白术、泽泻、麋衔草、新会皮。（叶天士《叶氏医案存真·卷二》）

身重，汗出，疼痛，脉浮缓。此风湿相搏于太阳之表，阳虚邪客。当通营卫以固表，拟桂枝附子汤。

制川附、桂枝、甘草、生姜、大枣。（《叶氏医案存真·卷二》）

湿蒸气泄汗多。

於术、半夏、煨姜、茯苓、广皮、木瓜。（《未刻本叶氏医案·方案》）

孙，五八。肉瞤筋惕，心悸汗出，头痛愈畏风怕冷，阳虚失护。用真武汤。（《临证指南医案·卷三》）

太阳开，小水自利。阳明伤，则失其阖，浊上逆。四肢冷汗，气喘，胸腹胀闷，都是阳微欲脱，脉绝厥逆，勉与通脉四逆汤，回阳驱阴以挽之。

淡干姜、泡附子、人参、猪胆汁。

服药后，脉微继者生，暴出者死。（《叶氏医案存真·卷一》）

王。汗出不解，心下有形，自按则痛，语言气窒不爽，疟来鼻准先寒。邪结在上，当开肺痹。医见疟治疟，焉得中病？

桂枝、杏仁、炙草、茯苓、干姜、五味。

又：汗少喘缓，肺病宛然，独心下痞结不通，犹自微痛。非关误下，结胸、陷胸等法未妥。况舌白渴饮，邪在气分。仿仲景软坚开痞。

生牡蛎、黄芩、川桂枝、姜汁、花粉、炒黑蜀漆。

又：照前方去花粉，加知母、草果。

又：鳖甲煎丸一百八十粒。(《临证指南医案·卷六》)

温邪上受，肺气痹寒（疑为痹塞。编者注），周身皮肤大痛，汗大泄，坐不得卧，渴欲饮水，干呕不已。从前温邪皆从热化，议以营卫邪郁例，用仲景越婢汤法。

杏仁、桂枝木、茯苓、炒半夏、生石膏。(《眉寿堂方案选存·卷上》)

吴，十五。近日天未寒冷，病虚气不收藏，所感之邪谓冬温。参、苓益气，薄荷、桔梗、杏仁泄气，已属背谬，加补骨脂温涩肾脏，尤不通之极。自述夜寐深更，漐漐有汗。稚年阴不充，阳易泄，论体质可却病。

桑叶、大沙参、玉竹、苡仁、生甘草，糯米汤煎药。(《临证指南医案·卷五》)

小产后，汗多寒热。

龙骨、白芍、南枣、牡蛎、炙草。(《眉寿堂方案选存·卷下》)

徐方鹤。脉缓舌白带灰黑色，心中烦热，汗多渴饮，嘈杂如饥，肛中气坠，如欲大便。平昔苦于脱肛，病虽夹湿热，寒凉清湿热之药味难投，拟进和中法。

炒麦冬、粳米、川斛、半夏、南枣（《叶氏医案存真·卷二》）

阳升烦热，自汗，头旋。

熟地、天冬、人参、茯神、牡蛎、龙骨。(《未刻本叶氏医案·保元方案》)

阳微，湿阻汗泄。

术附汤。(《未刻本叶氏医案·方案》)

阳微自汗。

生於术、防风根、煨姜、大南枣、生黄芪、淡附。(《未刻本叶氏医案·保元方案》)

阳虚，自汗怯冷。

於术、附子、黄芪，滚水泛丸。(《未刻本叶氏医案·方案》)

杨，花步。背寒属卫阳微，汗泄热缓。

人参建中汤去姜。(《叶天士晚年方案真本·杂症》)

阴不平，阳不秘，火升汗泄。

熟地、牡蛎、天冬、人参、茯神、湘莲。(《未刻本叶氏医案·方案》)

阴疟四月，汗泄，下肢肿。

早服八味丸。

淡附子、细辛、生白术、泽泻。(《眉寿堂方案选存·卷上》)

阴液枯槁，阳气独升，心热惊惕，倏热汗泄，议用复脉汤，甘以缓热，充养五液。

人参、阿胶、炙草、麦冬、牡蛎、麻仁、细生地。(《叶氏医案存真·卷三》)

遇天气郁悖泛潮，常以枇杷叶拭去毛，净锅炒香，泡汤饮之四次，取芳香不燥，不为秽浊所侵，可免夏秋时令之病，若汗出口渴，夜坐火升舌碎，必用酸甘化阴以制浮阳上亢。

蒸熟乌梅肉一钱，冰糖三钱，煎汤饮。(《叶氏医案存真·卷二》)

遇天气郁悖泛潮，常以鲜佩兰叶泡汤一二次，取芳香不燥，不为秽浊所犯，可免夏秋时令之病。鲜莲子汤亦好，若汗出口渴，夜坐火升舌碎，必用酸甘化阴，以制浮阳上亢，宜着饭蒸熟。

乌梅肉、冰糖，略煎一沸，微温和服一次。(《叶氏医案存

真·卷二》）

张，五六。脉弦大，身热，时作汗出。良由劳伤营卫所致，经云劳者温之。

嫩黄芪三钱，当归一钱半，桂枝木一钱，白芍一钱半，炙草五分，煨姜一钱，南枣三钱。（《临证指南医案·卷三》）

张。汗多亡阳，是医人不知劳倦受寒，病兼内伤，但以风寒外感发散致误。淹淹半年，乃病伤不复。能食者以气血兼补。

人参、白术、茯苓、沙苑、苁蓉、归身、枸杞。（《临证指南医案·卷一》）

诊脉百至，数促而芤。劳损数年，不复寒热。大汗泄越，将及半载。卧枕嗽甚，起坐少缓。谷食大减，大便不实。由下焦损伤，冲脉之气震动，诸脉皆逆。医投清热理肺，降气消痰，益令胃气戕害。昔越人有下损过脾不治之训。此寒热汗出，二气不交所致，秋半之气不应天气，肃降乖离，已见一班。生阳不发，入冬可虑。急固散越之阳，望其寒热汗出，稍缓再商。

救逆汤去白术，加人参。（《叶天士医案》）

朱，三六。脉微汗淋，右胁高突而软，色痿足冷，不食易饥，食入即饱。此阳气大伤，卫不拥护，法当封固。

人参、黄芪、制川附子、熟於术。（《临证指南医案·卷三》）

嗽减，自汗口干。

玉竹、茯苓、南参、骨皮，白糯米泡汤代水。（《未刻本叶氏医案·方案》）

徐，二六。脉左垂右弦，阴精不足，胃纳亦少。初冬痰中见红，冬春寐有盗汗，难藏易泄，入夏当防病发。诸凡节劳安逸，经年可望安康。

熟地、阿胶、五味、萸肉、秋石、山药、茯神、川斛，旱莲草膏丸。

又：脉左细数，肉消肌烁，气冲咳嗽，呕吐失血。是肝肾内损，下元不主纳气，厥阳上冒所致，非肺咳矣。当交夏气升血溢，姑以镇纳，望其血止。

青铅、六味加牛膝、白芍。

又：脉两手已和，惟烦动恍惚欲晕。议静药益阴和阳。

三才汤加金箔。（《临证指南医案·卷二》）

方。茹素恶腥，阳明胃弱，致厥阴来乘，当丑时濈然汗出，少寐多梦。

人参、龙骨、茯神、枣仁、炒白芍、炙草，煎药吞送蒸熟五味子三十粒。

又：镇摄汗止，火升咳嗽。仍属阴虚难得充复，育阴滋液为治。

熟地炭、人参、炒麦冬、五味、炒萸肉、川斛、茯神、女贞子。

接服琼玉膏方。

邹滋九按：经云，阳之汗以天地之雨名之。又云，阳加于阴谓之汗。由是推之，是阳热加于阴，津散于外而为汗也。夫心为主阳之脏，凡五脏六腑表里之阳，皆心主之，以行其变化，故随其阳气所在之处，而气化为津，亦随其火扰所在之处，而津泄为汗，然有自汗盗汗之别焉。夫汗本乎阴，乃人身之津液所化也。经云：汗者心之液。又云：肾主五液。故凡汗症，未有不由心肾虚而得之者。心之阳虚，不能卫外而为固，则外伤而自汗，不分寤寐，不因劳动，不因发散，溱溱然自出，由阴蒸于阳分也。肾之阴虚，不能内营而退藏，则内伤而盗汗，盗汗者，即《内经》所云寝汗也，睡熟则出，醒则渐收，由阳蒸于阴分也。故阳虚自汗，治宜补气以卫外，阴虚盗汗，治当补阴以营内。如气虚表弱、自汗不止者，仲景有黄芪建中汤，先贤有玉屏风散。如阴虚有火，盗汗发热者，先贤有当归六黄汤、柏子仁丸。如劳伤心神，气热汗泄者，先生用生脉四君子汤。如营卫虚而汗出者，宗仲景黄芪建中汤，及辛甘化风法。如卫阳虚而汗出者，用玉屏风散、芪附汤、真武汤及甘麦大枣汤，镇阳理阴方法。按症施治，一丝不乱，谓之明医也，夫复奚愧！(《临证指南医案·卷三》)

汗出神烦，晡时潮热，胃中痛至少腹。热邪凝结血分，恐瘀滞之变，进清血中之热。

鲜生地、丹参、山栀、银花露、丹皮、元参、郁金汁、白金汁。(《眉寿堂方案选存·卷上》)

嘉兴，十八。阴火必从晡暮而升，寐中呻吟，是浮阳不易归窟。形瘦，食少，盗汗，摄固其下为是。

六味加阿胶、人中白。(《叶氏医案存真·卷三》)

罗，廿三岁。壮年述冬季夜汗，入春吐血，问纳颇旺，无力举动，但喉痒发呛，此阴虚龙火上灼。

议用虎潜去牛膝、当归，加五味、二冬。(《叶天士晚年方案真本·杂症》)

脉涩数，上盛下垂，肝肾真阴下亏，阳气内风上泛，舌龈欲腐，跗肿。进肾气丸三日，即见肠红，暮夜热蒸，晨朝汗泄，大便常有溏泄淋滞诸恙。当理足三阴之阴，仍佐固真摄下主之。

水制熟地、女贞子、茯神、白芍、五味子、禹余粮、芡实、秋石，糯稻根须、山药粉丸。(《眉寿堂方案选存·卷下》)

脉数盗汗，心嘈咳嗽，腹痛便溏，形体日瘦，小溲淋痛。此肝肾真阴大虚，欲为劳怯，不可轻视。

熟地、芡实、炙草、女贞子、五味、山药、茯神。(《眉寿堂

方案选存·卷下》）

梅，四三。案牍积劳，神困食减，五心汗出。非因实热，乃火与元气势不两立，气泄为热为汗。当治在无形，以实火宜清，虚热宜补耳。议用生脉四君子汤。（《临证指南医案·卷三》）

某。积劳，神困食减，五心热，汗出。是元气虚，阴火盛。宜补中。

生脉四君子汤。（《临证指南医案·卷一》）

宋。脏脉附背，督脉行身之背。足少阴真气不摄，唾中有血，吸气少入，而腰脊酸楚，寐泄魄汗，皆真气内损。若加嗔怒，再动肝阳，木火劫烁脂液，木日旺，调之非易。

水制熟地、蜜炙五味、女贞、茯神、川斛、炒山药、芡实、湖莲。（《临证指南医案·卷二》）

王。春半，寐则盗汗，阴虚，当春阳发泄，胃口弱极。

六黄苦味未宜，用甘酸化阴法。

人参、熟地、五味、炙草、湖莲、茯神。（《临证指南医案·卷一》）

徐，二九。奔走五日，即是劳力动伤阳气。血从右起，夜有冷汗，乃阳络空隙而泄越矣。凡治吐血之初，多投凉血降气，以冀其止。孰知阳愈渗泄，益增病剧屡矣。

黄精、黄芪、炙草、苡仁、茯神。（《临证指南医案·卷二》）

阴虚汗泄精遗，理应固摄。但先哲涩固之药，必佐通滑以引导涩味，医知斯理者鲜矣。

熟地、萸肉、杜芡实、五味子、龙骨、远志、茯神，用猪脊髓、金樱子膏捣和为丸。（《叶氏医案存真·卷一》）

◆ 痹证

徐。温疟初愈，骤进浊腻食物，湿聚热蒸，蕴于经络。寒战热炽，骨骱烦疼，舌起灰滞之形，面目痿黄色，显然湿热为痹。仲景谓湿家忌投发汗者，恐阳伤变病。盖湿邪重着，汗之不却，是苦味辛通为要耳。

防己、杏仁、滑石、醋炒半夏、连翘、山栀、苡仁、野赤豆皮。(《临证指南医案·卷五》)

脉涩，背痛，咳嗽。

熟地、杜仲、炒杞子、茯神、归身、牛膝炭。(《未刻本叶氏医案·保元方案》)

脉左数右缓，舌白发热，自汗，小溲溺痛，身半以上皮肤骨节掣痛。皆是湿邪有痹，虑其清窍蒙蔽，有神昏厥逆变幻，拟用轻清渗湿方。

连翘、豆卷、米仁、丝瓜叶、花粉、茵陈、通草、杏仁、飞滑石。(《叶氏医案存真·卷二》)

鲍，四四。风湿客邪，留于经络，上下四肢流走而痛。邪行触犯，不拘一处，古称周痹。且数十年之久，岂区区汤散可效？凡新邪宜急散，宿邪宜缓攻。

蜣螂虫、全蝎、地龙、穿山甲、蜂房、川乌、麝香、乳香。上药制末，以无灰酒煮黑大豆汁泛丸。(《临证指南医案·卷七》)

背为阳，四肢亦清阳司之，阳微则恶风怯冷，肢痹矣。

於术、桂枝、生姜、附子、炙草、大枣。(《未刻本叶氏医案·方案》)

陈，五四。劳动太过，阳气烦蒸，中年液衰风旋，周身痹痛。此非客邪，法宜两调阳明厥阴。

黄芪、生白术、制首乌、当归、白蒺藜、黑稽豆皮。（《临证指南医案·卷七》）

陈家桥，三十六。浊止足肿，膝首肿痛，病起夏秋，必接地气之湿，湿自下受。酒客内湿互蒸，内外合邪，汤药决不取效。

翻痛丹一钱六服。（《叶氏医案存真·卷三》）

东山，六十。血痹气滞，腹中不和，而大便燥，夏季以柔和辛润，交霜降土旺之运，连次腹痛，目眦变黄。此非黄疸．是湿热瘀留阻壅乃尔。

炒桃仁、郁李仁、茺蔚子、冬葵子、菠菜叶。（《叶氏医案存真·卷三》）

杜，三三。温暖开泄，骤冷外加，风寒湿三气交伤为痹，游走上下为楚。邪入经隧，虽汗不解，贵乎宣通。

桂枝、杏仁、滑石、石膏、川萆薢、汉防己、苡仁、通草。

又：经脉通而痛痹减，络中虚则痿弱无力，周身汗出。阳泄已多，岂可再用苦辛以伤阳泄气乎？《内经》以筋缓为阳明脉虚，当宗此旨。

黄芪、防风、白术、茯苓、炙草、桂枝、当归、白芍、苡仁。

又：大凡邪中于经为痹，邪中于络为痿。今痹痛全止，行走痿弱无力。经脉受伤，阳气不为护持，法当温养通补。经旨春夏养阳，重在扶培生气耳。

黄芪四两，茯苓三两，生白术三两，炙草，淡苁蓉二两，当归三两，牛膝二两，仙灵脾二两，虎骨胶，金毛狗脊（无灰酒浸半日，蒸，熬膏）十二两，胶膏为丸。（《临证指南医案·卷七》）

方。左脉弦大，面赤痰多，大便不爽。此劳怒动肝，令阳气不交于阴，阳维、阳跻二脉无血营养，内风烁筋，跗酸痹痛。暮夜为甚者，厥阴旺时也，病在脉络。

金斛、晚蚕砂、汉防己、黄柏、半夏、萆薢、大槟榔汁。

又：痛右缓，左痛，湿热未尽，液虚风动也。

生地、阿胶、龟板、豆皮、茯苓、通草。（《临证指南医案·卷七》）

一派风湿内郁，怕增腹痛喘急。

杏仁、连翘、木通、白桔梗、桑皮、橘红、赤芍、淡竹叶。（《未刻本叶氏医案·方案》）

傅。风胜为肿，湿甚生热，乃经脉为病。但产后百日，精神未复，不可过劫。

羚羊角、木防己、片姜黄、川桂枝、大杏仁、苡仁。（《临证指南医案·卷九》）

顾。湿热流着，四肢痹痛。

川桂枝、木防己、蚕砂、石膏、杏仁、威灵仙。（《临证指南医案·卷七》）

何，三十。述无病时形瘦，病发时形充。古称：人水之物，无物不长。阴寒袭人右肢，肉瞤筋惕而痛，指不屈伸，法当通痹塞，以逐留着。

川乌（炮黑）一两，全蝎（炙焦）一两，蜂房（炙焦）五钱，自然铜（煅）五钱，麝香五分。

炒热大黑豆淋酒汁为丸，每服一钱，陈酒下。（《种福堂公选医案》）

洪，四三。湿盛生热生痰，渐有痿痹之状。乃阳明经隧为壅，不可拘执左属血，右属气也。《金匮》云：经热则痹，络热则痿。今有痛处，治在气分。

生於术三钱，生黄芪三钱，片姜黄一钱，川羌活一钱，半夏一钱，防风五分，加桑枝五钱。

又：芪、术固卫升阳，左肩胛痛未已。当治营中，以辛甘化风法。

黄芪、当归、炙草、防风、桂枝、肉桂。（《临证指南医案·卷七》）

患风三月，周身流走作肿，手不能握，足不能履，诊其脉，浮大而数，发热口干。此阴虚生内热，热胜则风生，况风性善行，火热得之，愈增其势，伤于筋脉，则纵缓不收，逆于肉理，则攻肿为楚也。

生地、黄芩、黄连（酒炒）、红花、羌活。（《叶氏医案存真·卷三》）

患痛风，发热神昏，妄言见鬼，手足瘛疭，大便不行，此少阴肾气受伤也。肾既受伤，病累及肝，肝旺火炽，神明内乱，木合火邪，内入则便闭，外攻则身痛，法当滋其内，则火自息，风自除，痛自止。

生首乌、蒌仁、桂枝、秦艽、桔梗、黄连、知母、枳壳。

服一剂，症渐减，但心神不安，身体如在舟车，此肾气虚，而肝肺为之不治。正《内经》子虚母亦虚也，母病子亦病也。夫肝藏魂，肺藏魄。二脏不治，故魂魄为之失守耳。

人参、甘草、生地、麦冬、远志、枣仁、羚羊角、川贝、橘红、茯神。（《叶氏医案存真·卷三》）

蒋氏。便溏食少，腰腹以下骨骱肢节沉痛。

人参、生於术、制白松香、茯苓、汉防己、北细辛、川独活、苡仁。（《临证指南医案·卷七》）

金，三二。痹痛在下，重着不移，论理必系寒湿。但左脉搏数，经月遗泄三四，痛处无形，岂是六淫邪聚。然隧道深远，药饵未易奏功，佐以艾灸，冀得效灵。

枸杞子、肉苁蓉、虎骨胶、麋角胶、杜仲、桑椹子、天冬、沙苑、茯苓，溶胶丸。(《临证指南医案·卷七》)

金。风湿热走痛，二便不通，此痹症也。

杏仁、木防己、寒水石、郁金、生石膏、木通。(《临证指南医案·卷七》)

黎。肢膜麻痹，足膝为甚。

当归、杞子、生虎骨、油松节各二两，川芎、狗脊、萆薢、怀牛膝、仙灵脾、檀香泥、白茄根、沙苑各一两。

火酒醇酒各半，浸七日。(《临证指南医案·卷七》)

李，三四。脉小弱，当长夏四肢痹痛，一止之后，筋骨不甚舒展。此卫阳单薄，三气易袭。先用阳明流畅气血方。

黄芪、生白术、汉防己、川独活、苡仁、茯苓。(《临证指南医案·卷七》)

李。风湿，肌肿而痛，畏热。

炒黄柏、茅术、制蒺藜、木防己、秦艽、钩藤。

又：黄柏、防己、茯苓、苡仁、萆薢、虎骨。(《临证指南医案·卷七》)

刘，三八。《周礼》采毒药以供医事，盖因顽钝沉痼着于躯壳，非脏腑虚损，故必以有毒攻拔，使邪不留存凝着气血，乃效。既效矣，经云：大毒治病，十去其五。当此只宜爱护身体，勿劳情志，便是全功道理。愚人必曰以药除根，不知天地之气，有胜有复，人身亦然。谷食养生，可御一生；药饵偏胜，岂可久服？不观方士炼服金石丹药，疽发而死者比比。

何首乌、黑芝麻。

桑枝，桂枝汤泛丸。(《临证指南医案·卷七》)

刘，三一。濒海飓风潮湿，着于经脉之中，此为周痹。痹则气血不通，阳明之阳不主司事，食腥腻遂不化，为溏泻。病有六七年，正虚邪实。不可急攻，宜缓。

生白术、生黄芪、海桐皮、川桂枝木、羌活、防风。（《临证指南医案·卷七》）

毛氏。风湿相搏，一身肿痛，周行之气血为邪阻蔽。仿仲景木防己汤法。

木防己、石膏、杏仁、川桂枝、威灵仙、羌活。（《临证指南医案·卷七》）

某，三七。寒湿滞于经络，身半以下筋骨不舒，二便不爽。若非迅疾飞走不能效。

蠲痛丹。（《临证指南医案·卷七》）

某，十九。舌白，目彩油光，腰痹痛。湿邪内蕴，尚未外达，必分利湿邪为主。

杏仁、苏梗、木防己、厚朴、茯苓皮、花粉、晚蚕砂、茵陈。（《临证指南医案·卷七》）

某，十五。年中痹痛三发。述痛久流及肢节骨骱，屈曲之所皆肿赤。此寒湿变热，为欲解，病在躯壳筋骨，无害命之理。但病深沉下甚，已属阴邪。小腹胀，小溲全无。

川独活八分，汉防己八分，川熟附八分，粗桂枝木一钱，茯苓五钱，川萆薢一钱，木猪苓一钱。

又：生白术三钱，茯苓三钱，川熟附一钱，川独活五分，北细辛一分，汉防己五分，猪苓一钱半，泽泻一钱。

又：阳虚湿痹，痹愈，下焦无力。用斡旋其阳。

茯苓四两，生白术二两，泡淡生干姜一两，肉桂五钱。

以上四味，生研末，滚水泛丸。每早服三钱，开水下。（《临证指南医案·卷七》）

某，四八。脉弦劲，右足踝臁肿痛，得暖得摩稍适。此风寒湿三气混入经隧而为痹也。当用辛温，宣通经气为要。

活络丹一丸，陈酒下。(《临证指南医案·卷七》)

某。痹痛偏左，入夜尤甚，血中之气不行。

归须、桑枝、苡仁、白蒺藜、姜黄、木防己。(《临证指南医案·卷七》)

某。痹痛在外踝筋骨，妨于行走。邪留经络，须以搜剔动药。

川乌、全蝎、地龙、山甲、大黑豆皮。(《临证指南医案·卷七》)

某。病后过食肥腻，气滞热郁，口腻黏涎，指节常有痹痛。当从气分宣通方法。

苏梗、杏仁、蒌皮、郁金、半夏曲、橘红。(《临证指南医案·卷七》)

某。冬月温舒，阳气疏豁，风邪由风池、风府流及四末，古为痹症。忽上忽下，以风为阳，阳主动也。诊视鼻明，阳明中虚可见。却邪之剂，在乎宣通经脉。

桂枝、羚羊角、杏仁、花粉、防己、桑枝、海桐皮、片姜黄。

又：症已渐安，脉络有流通意。仲景云：经热则痹，络热则痿。知风淫于内，治以甘寒，寒可去热，甘味不伤胃也。

甜杏仁、连翘、元参、花粉、绿豆皮、梨汁。

又：余热尚留，下午足寒，晨餐颈汗。胃未调和，食不甘美。因大便微溏，不必过润。

北沙参、麦冬、川贝、川斛、陈皮、谷芽。(《临证指南医案·卷七》)

某。久痹酿成历节，舌黄痰多，由湿邪阻着经脉。

汉防己、嫩滑石、晚蚕砂、寒水石、杏仁、苡仁、茯苓。(《临证指南医案·卷七》)

某。劳力感湿，腰痹酸痛，四肢乏力。

生杜仲、生苡仁、沙苑子、茯苓、粗桂枝木、金毛狗脊、晚蚕砂、木防己。(《临证指南医案·卷七》)

某。脉沉小数，营中留热，骱骨尚有微疼。宜通经络，佐清营热。

钩藤、细生地、当归须、白蒺藜、丹皮、片姜黄。

邹滋九按：此症与风病相似，但风则阳受之，痹则阴受之，故多重着沉痛。其在《内经》，不越乎风寒湿三气。然四时之令，皆能为邪，五脏之气，各能受病。其实痹者，闭而不通之谓也。正气为邪所阻，脏腑经络，不能畅达，皆由气血亏损，腠理疏豁，风寒湿三气得以乘虚外袭，留滞于内，致湿痰浊血，流注凝涩而得之。故经云：三气杂至，合而为痹。又云：风胜为行痹，寒胜为痛痹，湿胜为着痹，以及骨痹、筋痹、脉痹、肌痹、皮痹之义。可知痹病之症，非偏受一气足以致之也。然而病症多端，治法亦异，余亦不能尽述。兹以先生治痹之法，为申明一二。有卫阳疏，风邪人络而成痹者，以宣通经脉，甘寒去热为主。有经脉受伤，阳气不为护持而为痹者，以温养通补，扶持生气为主。有暑伤气，湿热入络而为痹者，用舒通经脉之剂，使清阳流行为主。有风湿肿痛而为痹者，用参、术益气，佐以风药壮气为主。有湿热伤气，及温热入血络而成痹者，用固卫阳以却邪，及宣通营络，兼治奇经为主。有肝阴虚，疟邪入络而为痹者，以咸苦滋阴，兼以通逐缓攻为主。有寒湿入络而成痹者，以微通其阳，兼以通补为主。有气滞热郁而成痹者，从气分宣通为主。有肝胃虚滞而成痹者，以两补厥阴、阳明为治。有风寒湿入下焦经隧而为痹者，用辛温以宣通经气为主。有肝胆风热而成痹者，用甘寒和阳，宣通脉络为主。有血虚络涩，及营虚而成痹者，以养营养血为主。又有周痹、行痹、肢痹、筋痹，及风寒湿三气杂合之痹，亦不外乎流畅气血，祛邪养正，宣通脉络诸法。故张景岳云：治痹之法，只宜峻补真阴，宣通脉络，使气血得以流行，不得过用风燥等药，以再伤阴气。亦见道之言也。(《临证指南医案·卷七》)

某。仲景以经热则痹，络热则痿。今痹痛多日，脉中筋急，热入阴分血中，致下焦为甚。所谓上焦属气，下焦属血耳。

柏子仁、当归、丹皮、钩藤、川斛、沙苑。

又：痹痛，右膝甚。

生虎骨、柏子仁、牛膝、萆薢、苡仁、茯苓。(《临证指南医案·卷七》)

某。左脉如刃，右脉缓涩。阴亏本质，暑热为疟。水谷湿气下坠，肢末遂成挛痹。今已便泻，减食畏冷，阳明气衰极矣。当缓调，勿使成疾。

生白术、狗脊、独活、茯苓、木防己、仙灵脾、防风、威灵仙。

又：湿痹，脉络不通，用苦温渗湿小效。但汗出形寒，泄泻，阳气大伤，难以湿甚生热例治。通阳宣行，以通脉络，生气周流，亦却病之义也。

生於术、附子、狗脊、苡仁、茯苓、萆薢。(《临证指南医案·卷七》)

某氏。风湿发热，萃于经脉。肿痛游走，病名行痹，世俗呼为历节风是也。

桂枝、羌活、石膏、甘草、杏仁、防风。

又：行痹，腹中痛，便难，不知饥。

瓜蒌皮、紫菀、杏仁、郁金、半夏、山栀、桑枝。(《临证指南医案·卷七》)

某氏。血虚风痹，骨骱肿痛。

羚羊角、细生地、元参、当归、桂枝、桑枝、白蒺藜。（《临证指南医案·卷七》）

沈，三七。用养肝血息风方，右指仍麻，行走则屈伸不舒，戌亥必心热烦蒸。想前法不效，杞、归辛温，阳动风亦动矣。议去辛用咸，若疑虑途次疟邪未尽，致脉络留滞，兼以通逐缓攻亦妙。

熟地、龟胶、阿胶、秋石、天冬、麦冬、五味、茯神，蜜丸，晨服。

桃仁、穿山甲、干地龙、抚芎、归须、丹皮、红花、沙苑，香附汁丸，夜服。（《临证指南医案·卷七》）

沈。痹痛在右，气弱有痰。

生於术、川桂枝、川独活、片姜黄、白茯苓、陈防己。（《临证指南医案·卷七》）

沈。从来痹症，每以风寒湿三气杂感主治。召恙之不同，由乎暑煸外加之湿热，水谷内蕴之湿热。外来之邪，着于经络，内受之邪，着于腑络。故辛解汗出，热痛不减，余以急清阳明而致小愈。病中复反者，口鼻复吸暑热也。是病后宜薄味，使阳明气爽，斯清阳流行不息，肢节脉络舒通，而痹痿之根尽拔。至若温补而图速效，又非壮盛所宜。

人参、茯苓、半夏、广皮、生於术、枳实、川连、泽泻，竹沥姜汁法丸。

暮服白蒺藜丸。（《临证指南医案·卷七》）

施，二六。阴寒已人阴股，道路深远，汤药过胃，其力已薄。邪锢仍在，议用许学士法。

蠲痛丹每服一钱二分。（《种福堂公选医案》）

湿痹，络脉不通，用渗湿苦温药小效，但汗出形寒，泄泻食减，阳气大衰，可知难以湿甚生热例治。通阳宣行，以冀脉络流通。

生於术、茯苓、附子、米仁、金毛狗脊、萆薢。（《叶氏医案存真·卷三》）

石。脉数右大，温渐化热，灼及经络。气血交阻，而为痹痛。阳邪主动，自为游走。阳动化风，肉膝浮肿。俗谚称为白虎历节之谓。

川桂枝、木防己、杏仁、生石膏、花粉、郁金。

又：照前方去郁金，加寒水石、晚蚕砂、通草。

又：脉大已减，右数象未平，痛缓十七。肌肤甲错发痒，腹微满，大便不通。阳明之气未化，热未尽去，阴已先虚，不可过剂。

麻仁、鲜生地、川斛、丹皮、寒水石、钩藤。（《临证指南医案·卷七》）

宋。病者长夏霉天奔走，内踝重坠发斑，下焦痛起，继而筋掣，及于腰窝、左臂。经云：伤于湿者，下先受之。夫下焦奇脉不流行，内踝重着。阴维受邪，久必化热烁血。风动内舍乎肝胆，所谓少阳行身之侧也。诊得右脉缓，左脉实。湿热混处血络之中，搜逐甚难。此由湿痹之症失治，延为痿废沉疴矣。三年病根，非仓猝迅攻。姑进先通营络，参之奇经为治。考古圣治痿痹，独取阳明，惟通则留邪可拔耳。

鹿角霜、生白术、桂枝、茯苓、抚芎、归须、白蒺藜、黄菊花。（《临证指南医案·卷七》）

孙。脉右大，阳明空，气短闪烁欲痛。

人参、生黄芪、熟白术、炙草、广皮、当归、白芍、半夏、防风根、羌活。

又：益气颇安，知身半以上痹痛，乃阳不足也。

人参、黄芪、熟於术、炙草、桂枝、归身、白芍、川羌。（《临证指南医案·卷七》）

痛痹肢浮，形减恶风。

蠲痛丹。（《未刻本叶氏医案·保元方案》）

痛胀甚于暮夜，病根已在阴经。从前温补相安，今则服之不应。因以寒凝痰滞为患，进神保丸即上吐下泻。此非有形之滞矣！斯脏液日耗为虚，腑经阳气窒塞为实。行痹日久，时愈时发，脉来六至，湿热居多。今关节肿痛，游走不定，是湿热中又夹风火矣！总宜养血清热，兼用风剂，庶几有中病情耳。方失。（《叶氏医案存真·卷三》）

汪。冬月温暖，真气未得潜藏，邪乘内虚而伏，因惊蛰节春阳内动，伏气乃发。初受风寒，已从热化。兼以夜坐不眠，身中阳气亦为泄越。医者但执风、寒、湿三邪合成为痹，不晓病随时变之理。羌、防、葛根，再泄其阳，必致增剧矣，焉望痛缓。议用仲景木防己汤法。

木防己、石膏、桂枝、片姜黄、杏仁、桑枝。

又：气中伏邪得宣，右肢痹痛已缓。血分留热壅着，左肢痛势未衰。足微肿，体质阴虚，仍以宣通轻剂。

羚羊角、桂枝木、片姜黄、花粉、木防己、杏仁、桑皮。（《临证指南医案·卷七》）

王。风湿痹痛。

防己、生於术、川独活、茯苓、炒黄柏、生苡仁。

又：痹在四肢。

羚羊角、白蒺藜、海桐皮、滑石、大豆黄卷、苡仁。

又：照前方去蒺藜、苡仁，加连翘、青菊叶、花粉。

又：羚羊角、犀角、连翘、海桐皮、大豆黄卷、花粉、姜黄、金银花。（《临证指南医案·卷七》）

王。努力，经气受伤，客邪乘卫阳之疏而入，风湿阻遏经隧，为肿为痛。大汗连出，痛仍不止，而大便反滑。其湿邪无有不伤阳气，固卫阳以却邪，古人正治，以湿家忌汗耳。

生於术三钱，防风根五分，生黄芪三钱，片姜黄一钱，桂枝木五分，海桐皮一钱，羌活五分，独活五分。

又：人参一钱，生於术二钱，黄芪三钱，炒当归一钱半，川桂枝一钱，炙甘草五分，煨姜七分，南枣二枚。

又：风湿肿痹，举世皆以客邪宜散，愈治愈剧，不明先因劳倦内伤也。盖邪之所凑，其气必虚。参、术益气，佐以风药，气壮托出其邪，痛斯止矣。病患自云，手足如堕如无，讵非阳微不及行乎四末乎？此皆误治，致参药过费耳。

人参一钱，生於术二钱，黄芪二钱，归身一钱半，肉桂三分，炙甘草三分，煨姜一钱，南枣一枚。

又：遗泄阴伤，兼以敛摄。

人参一钱，生於术二钱，黄芪三钱，归身一钱，炙草五分，熟地三钱，茯神三钱，五味五分，白芍一钱。

丸方：人参二两，黄芪四两，茯神二两，杞子二两，鹿角霜二两，鹿茸二两，归身三两，炙草一两，菊花炭二两。炼蜜丸。（《临证指南医案·卷七》）

王。身半以上属阳，风湿雨露从上而受，流入经络，与气血交混，遂为痹痛。经月来，外邪已变火化，攻散诸法，不能取效。急宜宣通清解，毋使布及流注。

防己、姜黄、蚕砂、杏仁、石膏、滑石。（《临证指南医

案·卷七》）

王。辛香走窜，宣通经隧壅结气分之湿，有却病之能，无补虚之益。大凡药饵，先由中宫以布诸经。中焦为营气之本，营气失养，转旋目钝。然攻病必藉药气之偏，朝夕更改，岂是去疾务尽之道？另于暮夜进养营一贴。

人参、茯苓、桂枝木、炙草、当归、炒白芍、南枣。（《临证指南医案·卷七》）

吴，三六。筋纵痛甚，邪留正痹。当此天暖，间用针刺以宣脉络。初补气血之中，必佐宣行通络之治。

生黄芪、防风、桂枝、炒黑常山、归身、青菊叶汁。（《临证指南医案·卷七》）

吴。风湿相搏，一身尽痛，加以堕水。外寒里热，痛极发厥，此属周痹。

桂枝木、片姜黄、羚羊角、海桐皮、花粉、白蒺藜。

又：照前方去姜黄、白蒺，加大豆、黄卷、木防己。（《临证指南医案·卷七》）

吴。寒入阴分，筋骨痛软，此为痹症。遗泄内虚，忌用表散劫真。

当归、沙苑、北细辛、桂枝木、生白术、茯苓。

又：虎骨、当归、北细辛、生白术、茯苓。

又：行痹入左足。

生虎骨、防己、萆薢、苡仁、半夏、茯苓。（《临证指南医案·卷七》）

吴。身重不能转移，尻髀板着，必得抚摩少安，大便不通，小溲短少，不饥少饮。此时序湿邪，蒸郁化热，阻于气分，经腑气隧皆阻，病名湿痹。

木防己一钱，杏仁二钱，川桂枝一钱，石膏（研）三钱，桑叶一钱，丹皮一钱。

又：舌白，不渴不饥，大便经旬不解，皮肤麻痒，腹中鸣动。皆风湿化热，阻遏气分，诸经脉络皆闭。昔丹溪谓：肠痹宜开肺气以宣通。以气通则湿热自走，仿此论治。

杏仁、瓜蒌皮、郁金、枳壳汁、山栀、香豉、紫菀。(《临证指南医案·卷四》)

吴氏。风湿化热，蒸于经络，周身痹痛，舌干咽燥。津液不得升降，营卫不肯宣通，怕延中痿。

生石膏、杏仁、川桂枝、苡仁、木防己。

又：石膏、杏仁、木防己、炒半夏、橘红、黑山栀、姜汁、竹沥。(《临证指南医案·卷七》)

膝痛如烙，下虚，湿热袭于经隧使然。

金毛脊、杜仲、米仁、虎胫骨、黄柏、萆薢。(《未刻本叶氏医案·方案》)

徐，十九。长夏湿胜气阻，不饥不食，四肢痹痛，痛甚于午后子前，乃阳气被阴湿之遏。色痿黄，脉小涩。以微通其阳，忌投劫汗。

茯苓、萆薢、木防己、晚蚕砂、泽泻、金毛狗脊。(《临证指南医案·卷七》)

徐，宿迁，四十七岁。冬月涉水之寒，深入筋骨，积数年发，胫膝骨冷筋纵，病在下为阴，久必气血与邪交混，草木不能驱逐。古人取虫蚁佐芳香，直攻筋骨，用许学士法。

炒乌头、山东地龙、全蝎、麝香。(《叶天士晚年方案真本·杂症》)

阳明络空，风湿乘之，右肢痹痛，且发红疿。

生芪皮、赤芍、花粉、归身、桂枝。（《未刻本叶氏医案·方案》）

杨。四肢流走痹痛。风胜移走，湿凝为肿。下焦为甚，邪入阴分。

蠲痛丹。（《临证指南医案·卷七》）

俞。肩胛连及臂指，走痛而肿一年，乃肢痹也。络虚留邪，和正祛邪。

黄芪、防风、海桐皮、生白术、归身、川羌活、片姜黄、白蒺藜。（《临证指南医案·卷七》）

俞天音。脉左大，舌干白苔，肿痛流走四肢，此行痹。喘急不食二十日外矣。

羚羊角、木防己、白芍、桂枝、杏仁、姜黄。（《叶氏医案存真·卷三》）

张，二九。四肢经隧之中，遇天令阴晦，疼痛拘挛。痈疽疡溃脓，其病不发，疡愈病复至，抑且时常衄衄。经以风寒湿三气合而为痹。然经年累月，外邪留着，气血皆伤，其化为败瘀凝痰，混处经络，盖有诸矣。倘失其治，年多气衰，延至废弃沉疴。

当归须四两，干地龙二两，穿山甲二两，白芥子一两，小抚芎一两，生白蒺二两，酒水各半法丸。（《临证指南医案·卷七》）

张，五三。烦劳郁勃之阳，变现热气内风。《内经》以热淫风消，必用甘寒。前议谓酒客不喜甘味，且痰多食少，亦忌甘腻滋滞。用清少阳胆热者，酒气先入肝胆也。酒汁湿着，肠胃受之，理明以通胃，胃肠气机流行，食加，滑泄颇减。今者气热，当午上冒，经络痹痛亦减于平日。主以和阳甘寒，宣通经脉佐之。

童桑、羚羊角、天门冬、枸杞子、白蒺藜、丹皮、茯苓、霍山石斛，共熬膏。（《临证指南医案·卷七》）

张。骨骱走注行痛，身体重着，不能转舒，此为湿痹。但阳虚之质，忌辛散苦寒药。

桂枝木、木防己、苡仁、羚羊角、大豆黄卷、杏仁、橘红。（《临证指南医案·卷七》）

张。形寒手足痛，肌肉渐肿，劳力行走。阳气受伤，客邪内侵，营卫失和。仿《局方》痹在四肢，汗出阳虚者，予黄芪五物汤。

黄芪、桂枝、茯苓、炙草、当归、煨姜、南枣。（《种福堂公选医案》）

肢痹。

蠲痛丹。（《未刻本叶氏医案·保元方案》）

周。痛势流走而肿，后感外邪。参药不可与也，从行痹治。

羌活、木防己、石膏、生甘草、海桐皮、杏仁。（《临证指南医案·卷七》）

朱，三二。肢痹痛频发。

羚羊角、木防己、川桂枝尖、晚蚕砂、川萆薢、白通草、生苡仁、茯苓。（《临证指南医案·卷七》）

顾妪。阳明脉大，环跳尻骨筋掣而痛，痛甚足筋皆缩，大便燥艰常秘。此老年血枯，内燥风生，由春升上僭，下失滋养。昔喻氏上燥治肺，下燥治肝。盖肝风木横，胃土必衰，阳明诸脉，不主束筋骨流利机关也。用微咸微苦以入阴方法。

鲜生地八钱，阿胶三钱，天冬一钱半，人中白一钱，川斛二钱，寒水石一钱。

又：咸苦治下入阴，病样已减。当暮春万花开放，阳气全升于上，内风亦属阳化，其下焦脂液悉受阳风引吸，燥病之来，实基乎此。高年生生既少，和阳必用阴药，与直攻其病者有间矣。

生地三钱，阿胶二钱，天冬一钱，麦冬一钱，柏子霜二钱，松子仁二钱。

丸方：虎潜丸去锁阳，加咸苁蓉，猪脊筋丸。（《临证指南医案·卷四》）

据述布痘，调理少和，四五年来，不分冬夏，两膝骨痛，暮夜甚，必越日乃解，更述暖熨少安。知寒湿阴，气从下受。但痘后几更寒暑不愈，经脉必有留邪之气，因新邪举发，论病名曰痹。痹者气血凝滞之义。古方活络逐邪，每施于新感则效，久则邪兴气血混处，取效颇迟，当此长夏，发泄司令，按图针刺，每五日、七日一举，经络气血流行，邪气难难以容留，徒药无益，遵古方服活络丹，即再造丸。国朝喻氏谓：酒热先入肝胆，谨慎者饮之，可以壮。好饮多以致发疮。其酒毒颇得外泄，以分其势。疮愈，痫搐厥逆，全归肝胆矣。用药以大苦大寒，直清其下。

芦荟、青黛、龙胆草、郁李仁、胡黄连、黑山栀，调入猪胆汁。（《叶氏医案存真·卷二》）

宿迁，四十七。冬月涉水，水寒深入筋骨，积数年而胫膝骨冷筋纵。病在下为阴，水寒亦是阴邪。久则气血与邪混乱，草木不能驱逐。古人取虫蚁佐芳香直攻筋骨，用许学士法。

炒乌头、全蝎、麝香。

飞面火酒泛丸。（《叶氏医案存真·卷三》）

营痹气弱，右肢不舒。

黄芪皮、片姜黄、煨姜、於术、当归身、海桐皮、桂木、南枣。（《未刻本叶天士医案·保元方案》）

◆ 痉证

蔡。暑湿热都着气分，乃消食、苦降、滋血乱治，热炽津涸，舌板成痉。究竟邪闭阻窍，势属不稳。

人参、生甘草、石膏、知母、粳米。(《临证指南医案·卷七》)

肝风痉厥，今色萎脉软，气渐馁矣。

宜甘缓益之，不必见病治病。

人参、牡蛎、淮小麦、茯神、龙骨、真飞金。(《未刻本叶氏医案·方案》)

周。舌白，脉小，暑邪成疟。麻黄劫汗伤阳，遂变痉症。今痰咸有血，右胁痛引背部，不知饥饱。当先理胃津。

大沙参、桑叶、麦冬、茯神、生扁豆、苡仁。(《临证指南医案·卷六》)

毛。瘦人而病温热，神呆舌赤。诊脉时，两手牵掣震动。此津液受劫，肝风内鼓，是发痉之原。议以养胃汁，息肝风，务在存阴耳。用仲景复脉汤法，去参、姜、桂。(《临证指南医案·卷七》)

余。脉细促，神迷，舌缩言謇，耳聋，四肢牵引，牙关不紧，病已月余。乃温邪劫液，阳浮独行，内风大震，变幻痉厥危疴。议以育阴息风法。必得痉止神清，方有转机。

阿胶二钱，鸡子黄一枚，人参（秋石拌、烘）一钱，天冬一钱，细生地二钱，白芍一钱半。

又：神气稍苏，脉来敛静。五液交涸，风阳尚动。滋液救其焚燎，清补和阳去热，用药全以甘寒。津液来复，可望向安。

阿胶、人参、淡菜、鲜生地、天冬、川斛。(《临证指南医案·卷七》)

某。夏至节，两关脉弦长，五火燔燎，而肝阳胃阳尤甚。动怒抽掣为肝病，食辛香厚味即病至，胃病使然。痰火根深，非顷刻可扫除。惟静养，勿恚忿，薄味以清里，此病发之势必缓。由渐加功议药，乃近理治法。

羚羊角、犀角、川连、郁金、山栀、北秦皮、牛黄、胆星、橘红、生石膏、寒水石、金箔。

方诸水法丸，竹叶灯心汤送。（叶天士《临证指南医案·卷五》）

何，八字桥，廿一岁。此肝病也，肝主筋，木脏，内寄火风。情志不适，热自内起，铄筋袭骨，有牵强不舒之状。惟怡悦可平，药无除病之理。

首乌、杞子、桑寄生、归身、沙苑、杜仲。（《叶天士晚年方案真本·杂症》）

◆ 痿证

董，三六。此内损症，久嗽不已，大便不实。夏三月，大气主泄，血吐后，肌肉麻木，骨痿酸疼，阳明脉络不用。治当益气，大忌肺药清润寒凉。

黄芪、炙草、苡仁、白及、南枣、冰糖。（《临证指南医案·卷二》）

包，五三。寝食如常，脉沉而缓，独两腿内外肌肉麻木。五旬又三，阳脉渐衰，跻、维不为用事，非三气杂感也。温通以佐脉络之流畅，仿古贤四斤、金刚之属。

淡苁蓉、枸杞子、牛膝、茯苓、白蒺藜、木瓜、川斛、萆薢，金毛狗脊膏丸。（《临证指南医案·卷七》）

陈，二十七岁。精血夺，足痿。

人参、茯苓、大茴、当归、锁阳、精羊肉，胶丸。（《叶天士晚年方案真本·杂症》）

陈。阳明脉空，厥阴风动，自右肩臂渐及足跗痿躄。长夏气泄，秋半不主收肃，显然虚症。先用通摄方法。

淡苁蓉、熟地、杞子、川牛膝、川斛、茯苓、远志（炒黑）、石菖蒲。（《临证指南医案·卷七》）

此痿症也！因肝肾两虚，阳明脉络失用，筋缩牵强，足痛不堪动作，当温散下焦，莫进疏解。

川乌、北细辛、萆薢、乳香、没药、韭菜地上白颈地龙、晚蚕砂，煎汤泛丸，每日服二钱，陈酒下。（《叶氏医案存真·卷三》）

郭。两足痿弱，遇冷筋掣，三年久病，药力焉得速拔？况不明受病何因，徒见病而治，难期速功。据云：精滑溺后，通纳下焦为宜。

淡苁蓉、茯苓、川斛、生茅术、生杜仲、金毛狗脊。（《临证指南医案·卷七》）

黄，二四。冬藏精气既少，当春夏发泄，失血遗精，筋弛骨痿，不堪行走。精血内怯，奇脉中少气。三年久损，若不绝欲安闲，有偻废难状之疾。

鹿筋胶、羯羊肉胶、牛骨髓、猪脊髓、线鱼胶、苁蓉干、紫巴戟、枸杞子、茯苓、沙苑子、牛膝、青盐。（《临证指南医案·卷七》）

精伤痿躄，尻髀跗胫，皆如槁木，不知冷热，粪黑肠枯。用润剂通阴中之阳，病人自觉热从内起，略有活动，但系沉痼之病，未许其能却疾也。

鹿茸、当归、枸杞子、熟地、虎骨胶、舶茴香、沙蒺藜、牛膝。（《叶氏医案存真·卷一》）

李，四九。痿闭在下，肝肾病多。但素饮必有湿热，热瘀湿滞，气血不行，筋缩，肌肉不仁，体质重者难移，无非湿邪之深沉也。若论阳虚，不该大发疮痍。但久病非速攻，莫计效迟，方可愈疾。

细生地、咸苁蓉、当归须、牛膝、黄柏、生刺蒺、草薢。（《临证指南医案·卷七》）

李氏。右肢跗足无力如痿，交子夜痰多呛嗽，带下且频。是冲脉虚寒，浮火上升，非治嗽清热。夫冲为血海，隶于阳明，女科八脉，奇经最要。《内经》论之，女子五七年岁，阳明日衰。今天癸将绝年岁，脉络少气。非见病治病肤浅之见，愚意通阳摄阴，以实奇脉，不必缕治。

薛氏加减八味丸二两，匀七服，盐汤送下。（《临证指南医案·卷七》）

刘，七三。神伤思虑则肉脱，意伤忧愁则肢废，皆痿象也。缘高年阳明脉虚，加以愁烦，则厥阴风动，木横土衰。培中可效，若穷治风痰，便是劫烁则谬。

黄芪、於术、桑寄生、天麻、白蒺藜、当归、枸杞、菊花汁，加蜜丸。（《临证指南医案·卷一》）

脉数左弦右涩。产后经年，右肢酸楚，不能步趋，虽日劳怒伤肝，营阴暗亏，不能涵养筋骨所致，然久久阳明之脉交伤，焉能束骨利机关之用？肌肉渐瘦，寒热不止，是足三阴交虚成损，上及胃腑之象。议药当主通补，但病久延，根蒂已亏，恐淹缠不已，病日加增，未敢轻谈易易也。

羚羊角、制首乌、女贞子、生杜仲、白蒺藜、大胡麻、金石斛、黄芪。（《眉寿堂方案选存·卷下》）

某。病后，阴伤骨痿。

生杜仲、熟地、龟甲、黄柏、虎骨、牛膝、当归、巴戟。（《临证指南医案·卷七》）

某。症如历节，但汗出，筋纵而痛，冬月为甚，腰脊伛偻形俯。据述未病前，梦遗已久。是精血内损，无以营养筋骨，难与攻迫。议香茸丸，温通太阳督脉。

鹿茸三两，生当归二两，麝香一钱，生川乌五钱。

雄羊肾三对，酒煮烂，捣丸。

邹滋九按：经云，肺热叶焦，则生痿躄。又云，治痿独取阳明。以及脉痿、筋痿、肉痿、骨痿之论。《内经》于痿症一门，可谓详审精密矣。奈后贤不解病情，以诸痿一症，或附录于虚劳，或散见于风湿，大失经旨。赖丹溪先生特表而出之，惜乎其言之未备也。夫痿症之旨，不外乎肝、肾、肺、胃四经之病。盖肝主筋，肝伤则四肢不为人用，而筋骨拘挛。肾藏精，精血相生，精虚则不能灌溉诸末，血虚则不能营养筋骨。肺主气，为高清之脏，肺虚则高源化绝，化绝则水涸，水涸则不能濡润筋骨。阳明为宗筋之长，阳明虚则宗筋纵，宗筋纵则不能束筋骨以流利机关，此不能步履，痿弱筋缩之症作矣。故先生治痿，无一定之法，用方无独执之见。如冲任虚寒而成痿者，通阳摄阴，兼实奇脉为主。湿热沉着下焦而成痿者，用苦辛寒燥为主。肾阳奇脉兼虚者，用通纳八脉，收拾散越之阴阳为主。如下焦阴虚，及肝肾虚而成痿者，用河间饮子、虎潜诸法，填纳下焦，和肝息风为主。阳明脉空，厥阴风动而成痿者，用通摄为主。肝肾虚而兼湿热，及湿热蒸灼筋骨而成痿者，益下佐以温通脉络，兼清热利湿为主。胃虚窒塞，筋骨不利而成痿者，用流通胃气，及通利小肠火腑为主。胃阳、肾、督皆虚者，两固中下为主。阳明虚，营络热，及内风动而成痿者，以清营热，息内风为主。肺热叶焦而成痿者，用甘寒清上热为主。邪风入络而成痿者，以解毒宣行为主。精血内夺，奇脉少气而成痿者，以填补精髓为主。先生立法精详，真可垂诸

不朽矣。(《临证指南医案·卷七》)

某妪。今年风木司天，春夏阳升之候，兼因平昔怒劳忧思，以致五志气火交并于上，肝胆内风鼓动盘旋，上盛则下虚，故足膝无力。肝木内风壮火，乘袭胃土，胃主肌肉，脉络应肢，绕出环口，故唇舌麻木，肢节如痿，固为中厥之萌。观河间内火召风之论，都以苦降辛泄，少佐微酸，最合经旨。折其上腾之威，使清空诸窍毋使浊痰壮火蒙蔽，乃暂药权衡也。至于颐养工夫，寒暄保摄，尤当加意于药饵之先。

上午服：金石斛三钱，化橘红五分，白蒺藜二钱，真北秦皮一钱，草决明二钱，冬桑叶一钱，嫩钩藤一钱，生白芍一钱。

又：前议苦辛酸降一法，肝风胃阳已折其上引之威，是诸症亦觉小愈。虽曰治标，正合岁气节候而设。思夏至一阴来复，高年本病，预宜持护。自来中厥，最防于暴寒骤加，致身中阴阳两不接续耳。议得摄纳肝肾真气，补益下虚本病。

九制熟地（先用水煮半日，徐加醇酒、砂仁再煮一日，晒干，再蒸，如法九次。干者炒存性）八两，肉苁蓉（用大而黑色者，去甲切片，盛竹篮内，放长流水中浸七日，晒干，以极淡为度）四两，生虎胫骨（另捣碎研）二两，怀牛膝（盐水蒸）三两，制首乌（烘）四两，川萆薢（盐水炒）二两，川石斛（熬膏）八两，赤白茯苓四两，柏子霜二两。

上药照方制末，另用小黑穞豆皮八两，煎浓汁法丸，每早百滚水服三钱。

议晚上用健中运痰，兼制亢阳。火动风生，从外台茯苓饮意。

人参二两，熟半夏二两，茯苓（生）四两，广皮肉二两，川连（姜汁炒）一两，枳实（麸炒）二两，明天麻（煨）二两，钩藤三两，白蒺藜（鸡子黄拌煮，洗净，炒去刺）三两，地栗粉二两。

上末用竹沥一杯，姜汁十匙法丸，食远开水服三钱。(《临证指南医案·卷一》)

蓐劳自春入秋，肌肉消，色痿黄，外象渐寒，心腹最热。脏阴损不肯复，形空气聚，非有物积滞也。

人参、生菟丝子、炒当归、茯苓、煨木香、小茴香。(《眉寿堂方案选存·卷下》)

沈，昆山，六十一岁。老人形寒足痿呛痰，男子下元肝肾先衰，其真阴少承，五液化痰，倘情怀暴怒，内风突来，有中痱之累。戒酒节劳，务自悦怡养，壮其下以清上。

熟地、萸肉、苁蓉、川斛、戎盐、牛膝、枸杞、鹿筋胶。(《叶天士晚年方案真本·杂症》)

沈，三六。寝食如常，仪容日瘦，语言出声，舌络牵强，手足痿，不堪动作。是肝肾内损，渐及奇经诸脉，乃痿痹之症。未能骤期速功。

地黄饮子去萸、味、桂。(《临证指南医案·卷七》)

沈。长夏湿热，经脉流行气钝。兼以下元络脉已虚，痿弱不耐步趋，常似酸楚，大便或结或溏，都属肝肾为病。然益下必佐宣通脉络，乃正治之法。倘徒呆补，恐季夏后，湿热还扰，须为预理。

鹿角霜、当归、生茅术、熟地（姜汁制）、茯苓、桑椹子、苁蓉、巴戟、远志、小茴。

金气狗脊三斤，酒蒸，水熬膏和丸，淡盐汤送下。(《临证指南医案·卷七》)

十二日来，干支一轮，右肢痿木，右跗足略有痛象，舌窍未灵，味少甘美，虚象显然。三日前，主家以齿痛为热，医迎主见，即投辛凉解散，此症虚在肝肾下焦，若不固纳维本，漫无着落，仍以前法，加入凉肝可也。

熟地、枸杞、牛膝、远志肉、茯神、川斛、天冬、甘菊炭。（《叶氏医案存真·卷三》）

手足软，不能坐立，是属痿也。痿症《内经》历言：五脏之热，髓枯骨软。治应苦坚滋营，今之医者多作阳虚治之，痿症不愈，皆由是也。

虎潜丸。（《叶氏医案存真·卷一》）

孙，三三。行走闪挫，左腿肢筋弛无力，乱药杂投，五六年不愈，延及精血内损，不司束筋充骨矣。犹幸年壮，冀其生真续旺，药用平补，然必绝欲戒劳，庶克臻效。

虎潜去锁阳，加苁蓉，精羊肉胶丸。（《种福堂公选医案》）

汤，六三。有年偏痿，日瘦，色苍脉数。从《金匮》肺热叶焦，则生痿躄论。

玉竹、大沙参、地骨皮、麦冬、桑叶、苦百合、甜杏仁。（《临证指南医案·卷七》）

唐，三四。脉左沉小，右弦，两足腰膝酸软无力，舌本肿胀，剂颈轰然蒸热，痰涎涌出味咸。此肾虚收纳少权，督脉不司约束，阴火上泛，内风齐煽。久延痿厥沉疴，病根在下。通奇脉以收拾散越之阴阳为法。

虎潜去知、柏、归，加枸杞、青盐，羊肉胶丸。（《临证指南医案·卷七》）

万。脉濡弱，右大，心热烦渴，两足膝腰髀伸缩不得自如。此乃下焦阴虚，热烁筋骨而为痿。

生虎潜去龟、广锁，加元参。（《临证指南医案·卷七》）

熟地、萸肉、淡苁蓉、川石斛、青盐、枸杞、怀牛膝、鹿角

胶。(《叶氏医案存真·卷三》)

痿躄，食下呕恶，脘闷，当理阳明。

金石斛、茯苓、橘白、半夏曲、木瓜、谷芽。(《未刻本叶氏医案·方案》)

吴，二十。雨湿泛潮外来，水谷聚湿内起，两因相凑，经脉为痹。始病继以疮痍，渐致痿筋弛，气隧不用。湿虽阻气，而热蒸烁及筋骨，久延废弃有诸。

大豆黄卷、飞滑石、杏仁、通草、木防己。(《临证指南医案·卷七》)

吴，三九。下焦痿躄，先有遗泄湿疡，频进渗利，阴阳更伤。虽有参、芪、术养脾肺以益气，未能救下。即如畏冷阳微，几日饭后吐食，乃胃阳顿衰，应乎外卫失职。但下焦之病，多属精血受伤。两投柔剂温通之补，以肾脏恶燥。久病宜通任督，通摄兼施，亦与古贤四斤、金刚、健步诸法互参。至于胃药，必须另用。夫胃腑主乎气，气得下行为顺。东垣有升阳益胃之条，似乎相悖，然芩、连非苦降之气味乎？凡吐后一二日，暂停下焦血分药，即用扶阳理胃二日，俾中下两固。经旨谓阳明之脉，束筋骨以利机关。谅本病必有合矣。

鹿茸、淡苁蓉、当归、杞子、补骨脂、巴戟天、牛膝、柏子仁、茯苓、川斛。

吐后间服大半夏汤，加淡干姜、姜汁。(《临证指南医案·卷七》)

席。雨水后，诊得右脉颇和，左关尺大，坚搏不附骨。春阳初萌，里真漏泄，有风动枯痿之虑。议乙癸同涵意。

熟地、淡苁蓉、杞子、五味、萸肉、牛膝、川斛、茯神、菊花，山药粉丸。(《临证指南医案·卷七》)

夏，四四。自稚壮失血遗精。两交夏月，四肢痿躄，不得转动，指节亦不能屈曲。凡天地间，冬主收藏，夏主发泄。内损多年不复元，阳明脉衰所致。

当归、羊肉胶、杞子、锁阳、菊花炭、茯苓、青盐。（《临证指南医案·卷七》）

许。风湿热烁于经脉，右肢牵掣，邪未驱尽，发为疮疾有年，阳明脉空，遂致偏痿。

生黄芪、归身、防风、丹皮、木防己、黄柏、银花。（《种福堂公选医案》）

许。金疮去血，乃经脉营络之伤，若损及脏腑，倏忽莫救。后此嗔怒动肝，属五志中阳气逆迸，与客邪化火两途。苦辛泄气，频服既多，阳遂发泄。形虽若丰盈，而收藏固摄失职。少腹约束，阳道不举，背脊喜靠，步履无力，皆是痿弱症端，渐至痿废。议以通纳之法，专事涵养生真。冀下元之阳，八脉之气，收者收，通者通，庶乎近理。

鹿角霜、淡苁蓉干、生菟丝粉、生杜仲粉、归身、五味、大茴香、远志、家韭子、覆盆子、云茯苓，蒜汁泛丸。（《临证指南医案·卷七》）

阳明之脉，主束筋骨而利机关。今行走皆艰，纳谷甚少，腹中气攻，头痛，自悲忧五年，日加衰惫。如《灵枢经》论痿云：意伤忧悲愁则肢废也。

枸杞、当归、防风根、黄芪、沙蒺藜、元参、牡蛎、羚羊角。（《叶氏医案存真·卷一》）

尹，三十六岁。此痿症也。诊脉小濡无力，属阳气不足，湿着筋骨。凡筋弛为热，筋纵为寒，大便久溏，为湿生五泄之征。汗易出，是卫外之阳不固。久恙不可峻攻，仿东垣肥人之病，虑虚其阳，固护卫阳，仍有攻邪，仍有宣通之用。世俗每指左瘫右痪，谓男子左属血，右属气者，非此。

生於术、川乌头、蜜炙黄芪、防风、生桂枝、熟附子。(《叶天士晚年方案真本·杂症》)

俞，五旬又四。阳气日薄，阳明脉络空乏，不司束筋骨以流利机关。肩痛肢麻，头目如蒙，行动痿弱无力，此下虚上实。络热，内风沸起，当入夏阳升为甚。燥湿利痰，必不应病。议清营热以息内风。

犀角、鲜生地、元参心、连翘心、冬桑叶、丹皮、钩藤、明天麻。(《临证指南医案·卷七》)

俞文调先生。《灵枢》云：神伤思虑则内脱，意伤忧愁则肢废，皆痿症也。脉形大虚无力，常饵补阳，而今操持萦思，犹未能免，病必迁延。

枸杞、归身、甘菊、桂枝、虎骨。(《叶氏医案存真·卷三》)

张，五四。阳伤痿弱，有湿麻痹，痔血。

生白术、附子、干姜、茯苓。(《临证指南医案·卷五》)

张。湿中伏热，沉着下焦。用苦胜湿，辛通气分。然必循经入络，渐次达及阳明。

绵茵陈三钱，生茅术五分，黄柏一钱半，晚蚕砂一钱，寒水石三钱，茯苓皮三钱。

又：色苍脉实，体质强壮，虽年逾四旬，气元充旺。询知平日善啖酒醴甘肥，此酿成湿火，蕴结下焦。今少腹微肿硬，二便滞涩，自觉少腹气胀上冲，两足沉重，艰于步履，腿股皮中甚热。即《内经》所云湿热不攘，大筋软短，小筋弛长，软短为拘，弛长为痿也。更述曾因熬炼膏药，中有虫蜈蚣等物，吸受秽浊毒气，未始非与湿热纠蓄，沉伏下焦。前议苦辛寒燥，兹再佐以搜逐络隧。然此病从口而入，必茹素戒饮，一二年之久，病根可拔，当恪守勿懈为要。

绵茵陈三钱，黄柏一钱半，川萆薢一钱，茯苓皮三钱，金铃子一钱半，穿山甲三钱，大槟榔汁一钱。

又：绵茵陈、萆薢、茯苓皮、黄柏、蚕砂、汉防己、龙胆草、山栀、青黛。

又：病去七八，常服二妙丸可也。

黄柏（略炒）八两，茅山术（米泔浸，切片，同乌芝麻拌饭上蒸三五次，去芝麻焙干）三两。

二味研末，水法丸。空心服三钱，开水下。（《临证指南医案·卷七》）

诊脉尺垂，据述冲气上冲，肝脉必搏大无偏。视面色赤亮，肌肉瘦削。乃肾精肝血内耗，阴不和阳，致冲任不主把持，固摄壮水。正谓助阴抑阳。然久损不复，当与味厚质静或血肉有情，填实精髓。考占海藏、可久辈，咸遵是制。内损精血，务宜静养，使其加餐壮胃，所谓精生于谷也。且肝肾久伤，累及八脉，阴伤渐于及阳，岂一法网罗者。（《叶天士医案》）

郁李仁、枸杞子、肉苁蓉、冬葵子、柏子仁、桑寄生、松子仁、黑芝麻。（《叶氏医案存真·卷三》）

足跟筋骨痛，不能履地，渐至延及腰脊，向患遗精此肝肾精血内耗，将成痿躄也。

生精羊肉、炒当归身、舶茴香、老生姜。（《叶氏医案存真·卷一》）

周，五十。阳维脉循行外踝，遇劳形办事，环跳跗骨酸麻而痛。丹溪云：麻为气虚。盖年力已衰，不得安养怡悦。“痿论”云：意伤肢欲废矣。且痛处肉消形瘪，无肿赤之象，此气血不布涵濡筋骨，不足之症，比比然。

生精羊肉、虎胫骨、肉苁蓉、枸杞子、沙苑、巴戟肉、牛膝、当归、川石斛。（《种福堂公选医案》）

喑哑而痿者，《内经》谓之喑痱，此阳盛已衰，入于阴也。由劳伤其肾，耗夺真阴，当以内养为主，非草木之药所能挽回也。

河车大造丸。（叶天士《叶氏医案存真·卷二》）

高，五十一岁。足心涌泉穴内，合少阴肾脏。中年已后，下元精血先虚，虚风内起，先麻木而骨软筋纵，乃痿之象，必以血肉温养。

生精羊肉、肉苁蓉、青盐、牛膝、归身、大茴、制首乌、茯苓。（《叶天士晚年方案真本·杂症》）

◆ 腰痛（腰酸）

曹，三四。因疡漏，过进寒凉。遂患腰痛，牵引脊膂。今晨起周身不得自如，乃经脉、络脉之中，气血流行失畅。久病谅非攻逐，议两和方法。

羚羊角、当归、黄芪、白蒺藜、桂枝、桑枝。（《临证指南医案·卷八》）

陈。产后百脉空隙，腰脊痛，漏淋。

桑螵蛸、鹿角霜、龙骨、淡苁蓉、炒杞子、沙苑、茯苓。（《临证指南医案·卷九》）

督虚腰背痛，神倦，有痔下血。

早服斑龙丸，加五味。晚服归芍异功，水泛丸。（《眉寿堂方案选存·卷下》）

肝主筋，肾主骨，阴器者，宗筋之所聚。男子天癸未至，强通其精，异时必有难名之病。今患腰膝酸疼，宗筋短缩，大便结涩，小便淋沥，足腿消烁，筋肉拘挛，无非肝亏肾损所致。按脉沉细而兼微数，乃精不营筋，又有伏火。《内经》所谓：发为筋疾，及为白淫者是也。治宜滋肾舒肝，使精血渐充，则筋骨亦渐和柔，但幻症日久，非一朝一夕之功，幸弗期速效。

熟地、归身、牛膝、肉桂、黄柏、线鱼胶、续断、钩勾，水煎空心服。（《叶氏医案存真·卷二》）

高。阴虚，温疟虽止，而腰独痛。先理阳明胃阴，俾得安谷，再商治肾。

北沙参、麦冬、木瓜、蜜水炒知母、大麦仁、乌梅。（《临证指南医案·卷六》）

顾，二二。阴精下损，虚火上炎，脊腰髀酸痛，髓空，斯督带诸脉不用。法当填髓充液，莫以见热投凉。

熟地（水煮）、杞子、鱼胶、五味、茯神、山药、湖莲、芡实，金樱膏为丸。（《临证指南医案·卷一》）

顾。右脉空大，左脉小芤。寒热麻痹，腰痛冷汗。平素积劳内虚，秋暑客邪，遂干脏阴，致神迷心热烦躁。刮痧似乎略爽，病不肯解。此非经络间病，颇虑热深劫阴，而为痉厥。张司农集诸贤论暑病，谓入肝则麻痹，入肾为消渴，此其明征。议清阴分之邪，仍以养正辅之。

阿胶、小生地、麦冬、人参、小川连、乌梅肉。（《临证指南医案·卷五》）

何，四七。腰痛，环跳穴痛痹。

沙苑、桂枝木、小茴、茯苓、桑寄生、炒杞子。（《临证指南医案·卷八》）

劳伤肾真，腰痛咳嗽。

贞元饮。（《未刻本叶氏医案·方案》）

脉数重按无力，左腰胁痛不能转侧，舌苔白，边红，心中热闷，不欲饮，是湿邪滞着，经络阻痹，宜进气分轻清之药，庶几不伤正气。

薏仁、杏仁、川贝、佩兰叶、西瓜翠衣。

又：脉数，左腰胁疼未止，舌苔黄，昨进芳香轻剂略安，仍不宜重药。

佩兰叶、浙茯苓、南沙参、薏苡仁、川贝。

又：脉数无力，左腰胁疼未止，舌色转红，是病邪虽稍缓，却阴气已经不振，进清余热略兼养阴方。

川贝、淡芩、麦冬、阿胶、川斛、知母。

又案：脉数无力，左腰胁疼未止，舌苔已退。虽病邪稍缓，但阴气仍然不振，议用清余热略兼养阴方。

川贝、淡芩、麦冬、阿胶、川斛、元参。(《叶氏医案存真·卷三》)

某。便溏腰痛无力。

术菟丸方。(《临证指南医案·卷八》)

南京，廿八。环跳筋骨酸痛，少年精伤，阳维脉少护卫。

当归、巴戟、生虎胫骨、枸杞、沙苑蒺藜、川牛膝、羊内肾(捣)。(《叶氏医案存真·卷三》)

倪。小产半月颇安，忽然腰腹大痛，或攒膝跗足底，或引胁肋肩脚，甚至汤饮药饵，呕吐无存。娠去液伤，络空风动。昔贤谓按之痛缓属虚，勿道诸痛为实。

炙草、淮小麦、南枣、阿胶、细生地、生白芍。

又：往常经候不调，乃癥瘕为痛。

葱白丸。

秦天一按：《金匮要略》云，新产妇人有三病，一者病痉，二者病郁冒，三者大便难。新产血虚，多汗出，善中风，故令病痉。亡血复汗，寒多，故令郁冒。亡津液，胃燥，故大便难。《心典》云：血虚汗出，筋脉失养，风入而益其劲，此筋病也。亡阴血虚，阳气遂厥，而寒复郁之，则头眩而目瞀，此神病也。胃藏津液而渗灌诸阳，亡津液，胃燥，则大肠失其润而大便难，此液病也。三者不同，其为亡血伤津则一，故皆为产后所有之病。即此推之，凡产后血虚诸症，可心领而神会矣。张璐玉云：产后元气亏损，恶露乘虚上攻，眼花头晕，或心下满闷，神昏口噤，或痰涎壅盛者，急用热童便主之。或血下多而晕，或神昏烦乱者，芎归汤加人参、泽兰、童便，兼补而散之。又败血上冲有三，或歌舞谈笑，或怒骂坐卧，甚则逾墙上屋，此败血冲心，多死，用花蕊石散，或琥珀黑龙丹。如虽闷乱，不致颠狂者，失笑散加郁金。若饱闷呕恶，腹满胀痛者，此败血冲胃，五积散或平胃加姜、桂，不应，送来复丹。呕逆腹胀，血化为水者，金匮下瘀血汤。若面赤呕逆欲死，或喘急者，此败血冲肺，人参、苏木，甚则加芒硝荡涤之。大抵冲心者十难救一，冲胃者五死五生，冲肺者十全一二。又产后口鼻起黑色而鼻衄者，是胃气虚败而血滞也，急用人参、苏木，稍迟不救。丹溪云：产后当大补气血，即有杂症，以末治之。一切病，多是血虚，皆不可发表。景岳云：产后既有表邪，不得不解，既有水邪，不得不清，既有内伤停滞，不得不开通消导，不可偏执。如产后外感风寒，头痛身热，便实中满，脉紧数洪大有力，此表邪实症也。又火盛者，必热渴躁烦，或便结腹胀，口鼻舌焦黑，酷喜冷饮，眼眵，尿痛溺赤，脉洪滑，此内热实症也。又或因产过食，致停蓄不散，此内伤实症也。又或郁怒动肝，胸胁胀痛，大便不利，脉弦滑，此气逆实症也。又或恶露未尽，瘀血上冲，心腹胀满，疼痛拒按，大便难，小便利，此血逆实症也。

遇此等实症，若用大补，是养虎为患，误矣。以上四家之论，俱属产后治病扼要处，学者当细心体察，再参观叶先生医案，更能博考群书，以治产后诸病，易如反掌矣。否则，如眇能视，不足以有明也，如跛能履，不能以与行也，乌得称司命哉。

龚商年按：妇人善病，而病由产后者为更多，亦为更剧。产后气血大亏，内而七情，外而六气，稍有感触，即足致病。使治之失宜，为患莫测。朱丹溪曰：产后以大补气血为主，虽有他症，以末治之。此语固为产后症之宗旨，而症实多端，论其常，未尽其变也。医者惟辨乎脉候，以明内外之因，审乎阴阳，以别虚实之异，病根透彻，而施治自效。慎毋以逐瘀为了事，亦毋以温补为守经。今观先生案中，凡内因之实症，未尝不用攻治之剂。然如热炽昏乱，有似恶露冲心者，先生则曰：阴气下泄，阳气上冒，从亡阳汗出谵语例，为救逆法。如少腹冲及心脘，痛而胀满，有似肝气犯胃者，先生则曰：产后下虚，厥气气攻，惟用柔阳之药。如头痛汗出烦渴，有似感冒风寒者，先生则曰：开泄则伤阳，辛热则伤阴，从仲景新产郁冒之治以立方。至于奇经八脉，为产后第一要领。盖八脉丽于下，产后阴分一伤，而八脉自失所司，温补镇摄，在所必先。无奈世人罕知，即有一二讲论者，终属影响模糊。惟先生于奇经之法，条分缕析，尽得其精微。如冲脉为病，用紫石英以为镇逆。任脉为病，用龟板以为静摄。督脉为病，用鹿角以为温煦。带脉为病，用当归以为宣补。凡用奇经之药，无不如芥投针。若夫外因为病者，风温入肺，用苇茎汤甘寒淡渗，以通肺气。遇寒腹痛，用当归桂枝汤，辛甘化阳，以和营卫。暑气二干，则阴虚是本病，暑热是客气，清上勿致碍下，便是理邪。如湿伤脾阳而饮邪阻气，用苦温淡渗之品，泽术汤治之。热蒸化燥而胃阻肠痹，用首乌、麻仁、麦冬、花粉，清滋润燥之剂治之。

热乘阴虚而入营中，则忌表散清克，惟育阴可以除热。更如邪入营络而成疟症，不得发汗腻补，当以轻清和解为主。要之，先生于内因之症，一一寻源探本，非同俗手漫谓补虚。于外因之端，种种审变达权，不以产后自为荆棘。惟读书多而胸具灵机，故于丹溪本末二字，尤为神化无迹。此所谓知其要者，一言而终，不知其要者，流散无穷也。案中诸症甚多，学者果能悟焉，则一以贯之矣。

徐大椿按：近来诸医，误信产后属寒之说，凡产后无不用炮姜、熟地、肉桂、人参等药。不知产后血脱，孤阳独旺，虽石膏、竹茹，仲景亦不禁用，而世之庸医，反以辛热之药戕其阴而益其火，无不立毙，我见甚多。案中绝无此弊，足证学有渊源。惟喜用人参，而少用血药，消痰清胃之法，尚未见及，则有未到也。胎产之后，总由营虚大脱，不论有邪无邪，必养血为主，其去瘀、消痰、降火、驱风种种治法，皆从血分中推详变化，不离本官。案中诸方多随见施，竟有不似产后之方者，此非专门之故也。（《临证指南医案·卷九》）

潘，四二。中年脉垂入尺泽，按之缓濡，腰椎痓痛，形体即欲伛偻。旬余大便必下血，此少壮不慎，肾真先夺，督脉不司固束，议用青囊斑龙丸。（《种福堂公选医案》）

奇经暗伤，腰痛，恶心。

熟地黄、茯苓、杞子、紫石英、白薇、沙苑。（《未刻本叶氏医案·保元方案》）

肾虚，腰痛腿酸，下焦怯冷。

还少丹。（《未刻本叶氏医案·保元方案》）

肾虚湿着，腰为之痛。

茯苓、於术、炙草、干姜。（《未刻本叶氏医案·保元方案》）

肾虚腰痛。

鹿茸、附子、杜仲、菟丝、巴戟、茴香、人参、茯苓。（《未刻本叶氏医案·保元方案》）

汪，二三。脉涩，腰髀环跳悉痛，烦劳即发。下焦空虚，脉络不宣，所谓络虚则痛是也。

归身、桂枝木、生杜仲、木防己、沙苑、牛膝、萆薢、小茴。（《临证指南医案·卷八》）

汪妪。老年腰膝久痛，牵引少腹两足，不堪步履。奇经之脉，隶于肝肾为多。

鹿角霜、当归、肉苁蓉、薄桂、小茴、柏子仁。（《临证指南医案·卷八》）

王，三五。脉迟缓，饮酒便溏，遗精数年不已，近日腰髀足膝坠痛麻木。此湿凝伤其脾肾之阳，滋填固涩，决不应病。先议用苓姜术桂汤，驱湿暖土，再商后法。

龚商年按：腰者肾之府，肾与膀胱为表里，在外为太阳，在内属少阴，又为冲任督带之要会。则腰痛一症，不得不以肾为主病，然有内因、外因、不内外因之别。旧有五辨：一曰阳虚不足，少阴肾衰，二曰风痹风寒，湿着腰痛，三曰劳役伤肾，四曰坠堕损伤，五曰寝卧湿地，其说已详。而景岳更增入表里、虚实、寒热之论，尤为详悉。夫内因治法，肾脏之阳有亏，则益火之本，以消阴翳，肾脏之阴内夺，则壮水之源，以制阳光。外因治法，寒湿伤阳者，用苦辛温以通阳泄浊，湿郁生热者，用苦辛以胜湿通气。不内外因治法，劳役伤肾者，以先后天同治，坠堕损伤者，辨伤之轻重，与瘀之有无，或通或补。若夫腿足痛，外感者，惟寒湿、湿热、湿风之流经入络。经云：伤于湿者，下先受之。故当以治湿为主，其间佐温，佐清，佐散，随症以制方。内伤则不外肝、脾、肾三者之虚，或补中，或填下，或养肝，随病以致治。古来治腰腿足痛之法，大略如此也。然审症必如燃犀烛怪，用药尤贵以芥投针。今阅案中，有饮酒便溏，遗精不已，腰痛麻木者，他人必用滋填固涩等药，先生断为湿凝伤脾肾之阳，用苓桂术姜汤，以驱湿暖土。有老年腰痛者，他人但撮几味通用补肾药以治，先生独想及奇经之脉隶于肝肾，用血肉有情之品，鹿角、当归、苁蓉、薄桂、小茴，以温养下焦。有痛着右腿，肌肉不肿，入夜势笃者，先生断其必在筋骨，邪流于阴，用归须、地龙、山甲、细辛，以辛香苦温入络搜邪。有两足皮膜抚之则痛者，似乎风湿等症，先生断其厥阴犯阳明，用川楝、延胡、归须、桃仁、青皮、山栀，以疏泄肝脏。有饱食则哕，两足骨骱皆痛者，人每用疏散攻劫，先生宗阳明虚不能束筋骨意，用苓姜术桂汤，以转旋阳气。种种治法，非凡手所及。要之，治病固当审乎虚实，更当察其虚中有实，实中有虚，使第虚者补而实者攻，谁不知之？潜玩方案，足以补后人之心智也，岂浅鲜哉！（《临证指南医案·卷八》）

王氏。痛从腿肢筋骨上及腰腹，贯于心胸，若平日经来带下，其症亦至。此素禀阴亏，冲任奇脉空旷。凡春交，地中阳气升举，虚人气动随升，络血失养，诸气横逆。面赤如赭，饥不欲食，耳失聪，寤不成寐，阳浮，脉络交空显然。先和阳治络。

细生地、生白芍、生鳖甲、生龟甲、生虎骨、糯稻根，煎药送滋肾丸一钱半。

又：前用滋肾丸，痛缓。面浮跗肿，血气俱乏，内风泛越。经言：风胜则动，湿胜则肿。阴虚多热之质，议先用虎潜丸，每服四钱，四服。（《临证指南医案·卷一》）

未交四九，天癸先绝，今年五十有二，初冬脊骨痛连腰胯，膝跗无力，动则气喘，立则伛偻，耳鸣头晕，上热下冷，呼吸必经脉闪痛，时有寒热，谷食日减少味，溺短便艰枯涩。此奇经脉病，渐成痿痹废弃之向。夫督脉行于身后；带脉横束于腰；维、跻主一身之纲维。今气血索然，八脉失养。经谓：阳维为病，苦寒热，而诸脉隶肝肾，阳明之间，故所患不专一所。交冬大地气藏，天气主降，为失藏失固，反现泄越之象。治病当法古人。如云：痛则不通，痛无补法。此论邪塞气血之谓，今以络脉失养，是用补方中宣通八脉为正。冬至小寒，阳当生复，病势反加，调之得宜，天暖温煦，可冀痛止。然阳药若桂、附刚猛，风药若灵仙、狗脊之走窜，总皆劫夺耗散，用柔阳辛润通补方妥。

鹿茸、鹿角胶、淡苁蓉、当归、枸杞、生杜仲、牛膝、蒺藜、炒鹿角霜。(《叶氏医案存真·卷二》)

翁，三五。正努力伤腰疼。

生杜仲、当归、五加皮、炒牛膝、枸杞子、茯苓、青盐、生羊腰子。(《临证指南医案·卷八》)

吴氏。脉虚身热，腰髀皆痛，少腹有形攻触。脏阴奇脉交伤，不可作外感治。

当归、炒白芍、桂枝、茯苓、炙草、煨姜、大枣。(《临证指南医案·卷八》)

下利日久，腰痛气坠。

鹿茸、菟丝饼、胡芦巴、人参、补骨脂、云茯苓。(《未刻本叶氏医案·方案》)

腰痛梦泄，起于劳伤努力，当以温养下焦。

熟地、杜仲、白沙苑、当归、茯神、菟丝子。(《未刻本叶氏医案·方案》)

腰痛如束，腹膨欲胀，八脉为病。

鹿角、小茴、茯苓、杜仲、当归。(《眉寿堂方案选存·卷下》)

腰痛如折，肾将惫矣。

枸杞子、肉苁蓉、附子、生杜仲、穿山甲、鹿茸。（《未刻本叶氏医案·方案》）

腰痛心悸，烦动则喘。少阴肾真不固，封蛰失司使然。切勿动怒，恐肝阳直升，扰络失血。

熟地、茯苓、左牡蛎、泽泻、牛膝、穞豆皮。（《未刻本叶氏医案·方案》）

俞，五五。劳倦夹湿，腰疼。

川桂枝尖、木防己、生苡仁、茯苓皮、晚蚕砂、萆薢。（《临证指南医案·卷八》）

孕育已十一胎，未到七七，天癸已绝，八脉不司约束，脊腰酸痛，足跗骨中麻痹，间有带淋畏热。此属阴虚。虎潜法治之。

熟地、龟板、虎骨胶、知母、当归、白芍、黄柏、牛膝。（《叶氏医案存真·卷一》）

朱。脉细色夺，肝肾虚，腰痛，是络病治法。

生羊内肾、当归、枸杞子、小茴、紫衣胡桃、茯神。（《临证指南医案·卷八》）

眉心痛，心中热，腰脊酸痛，五心皆热。自产后半载，肉消减食，乃下焦阴液大耗，而肝风夹阳震动矣。病自内损，服药无益。阅医虽曰养阴，半投芎、柴，不知何意？

生地、炙草、阿胶、羚羊角汁、麦冬、白芍、麻仁。（《眉寿堂方案选存·卷下》）

邱，钟由吉巷，二十八岁。凡交三月胎殒，是足厥阴肝阴内怯，热入于阴。冲脉胎形渐长，任脉不司挡任而坠，见症脊椎尻垂，腰酸痿弱，肾肝奇经虚不摄固，议孙真人方。

桑寄生、清阿胶、生白芍、细生地、蕲艾炭、条黄芩、砂仁

末、当归身。(《叶天士晚年方案真本·杂症》)

形弱脉小，腰痹酸软，足跟痛，是下元精血暗亏，未老先衰，防致痿痹。温养宜柔，勿以桂、附刚愎。

蝗鱼胶、沙苑蒺藜、甘枸杞子、首乌、茯神、虎骨胶、牛膝、柏子仁，溶胶为丸。(《叶氏医案存真·卷一》)

张氏。肝阳虚风上巅，头目不清。阳明脉空，腰膝酸软。议养血息风。

菊花炭、熟首乌、牛膝炭、枸杞子炭、黑穞豆、茯神。(《临证指南医案·卷一》)

◆ 痛证

曹，三十四岁。痛久必留瘀聚，屡次反复，以辛通入络。

桃仁、归须、麻仁、柏子仁、降香汁。(《叶天士晚年方案真本·杂症》)

陈。久痛必入络，气血不行，发黄，非疸也。

旋覆花、新绛、青葱、炒桃仁、当归尾。(《临证指南医案·卷八》)

此肾虚腿痛，法宜温补。

杞子、杜仲、沙苑蒺藜、肉苁蓉、牛膝、巴戟、羯羊内肾、小茴香。(《未刻本叶氏医案·保元方案》)

冬温热入，烁及筋骨，非风寒袭筋骨痛宜汗之比。生津清热，温邪自解。

桂枝木、知母、杏仁、花粉、滑石、甘草。(《眉寿堂方案选存·卷上》)

凡经脉直行，络脉横行，经气注络，络气还经，是其常度。今络脉室塞，闪烁为痛，但在云门上焦，犹是清气流行之所，务取轻扬宣气，亦可无碍，湿痰便血。《灵枢》所谓：上焦如雾。

桑叶、芦根、冬瓜子、米仁、炒桃仁。

随时服，卧服威喜丸三钱。（《叶氏医案存真·卷一》）

范。病后精采未复，多言伤气，行走动筋，谓之劳复。当与甘温，和养气血。下焦痛，肝肾素虚也。

人参、小茴香拌炒当归、沙苑蒺藜、茯神、炒杞子、菊花炭。（《临证指南医案·卷八》）

方，五泾庙前，二十六岁。温通血分之浊不效，痛泄不已，两足筋纵。议三建驱阴邪以通脉。（《叶天士晚年方案真本·杂症》）

隔间肿，横如臂，坚硬痛楚。体髀骱股皆肿，经谓之伏梁，又曰风根。此下焦阳虚，气不能运化也。此属危症，勉拟一方，恐未能效。

淡川附、荜澄茄、人参、鹿茸、茯苓。（《叶氏医案存真·卷一》）

黄。痛则气乱发热，头不痛，不渴饮，脉不浮，非外感也。暂用金铃散一剂。

金铃子、炒延胡、炒桃仁、桂圆。

又：痛而重按少缓，是为络虚，一则气逆紊乱，但辛香破气忌进。宗仲景肝着之病，用金匮旋覆花汤法。

旋覆花、新绛、青葱管、桃仁、柏子霜、归尾。（《临证指南医案·卷八》）

蒋，七岁。足膝肿，疼久不止。内热。

生虎骨、炒牛膝、萆薢、金毛狗脊、当归、仙灵脾。

又：照前方加生鹿角、黄柏。（《临证指南医案·卷八》）

筋胀肤疼，发作有年。左胁有形不痛，为瘕。肝气久郁，血虚生热生风，不受辛热之药，以肝木内寄相火，只宜和血息风，柔筋缓痛。

生首乌、归须、胡麻、丹皮、黑山栀、桑叶、嫩钩藤。

丸方：桑寄生、阿胶、钩藤、丹皮、大生地、当归、天冬、白芍、黑芝麻、柏子仁，炼蜜丸。（《叶天士医案》）

劳伤背痛。

当归、茯苓、炙甘草、桂枝、秦艽、白芍药。（《未刻本叶氏医案·方案》）

劳伤阳气，风侵背痛。

茯苓片、炙草、生姜、粗桂枝、广皮、大枣。（《未刻本叶氏医案·保元方案》）

李，四六。积伤入络，气血皆瘀，则流行失司，所谓痛则不通也。久病当以缓攻，不致重损。

桃仁、归须、降香末、小茴、穿山甲、白蒺藜、片姜黄、煨木香，韭白汁法丸。（《临证指南医案·卷八》）

李，娄门，六十七岁。左右为阴阳之道路，而暮年频又操持经营，且不获利，心境失畅，则行动之气血，拘束不和，为痛甚于夜者，阳气衰微，入夜阴病加也。养营法，操持经营而不获利，则心营拂郁而失养，以养营法和畅气血，俾肝木欣欣向荣，无拘束不和之患矣。（《叶天士晚年方案真本·杂症》）

陆。劳伤阳气，不肯复元。秋冬之交，余宗东垣甘温为法，原得小效。众楚交咻，柴、葛、枳、朴是饵。二气散越，交纽失固，闪气疼痛，脘中痞结，皆清阳凋丧。无攻痛成法，唯以和补，使营卫之行，冀其少缓神苏而已。

人参、当归、炒白芍、桂心、炙草、茯神。

又：右脉濡，来去涩。辛甘化阳，用大建中汤。

人参、桂心、归身、川椒、茯苓、炙草、白芍、饴糖、南枣。（《临证指南医案·卷一》）

陆。脉沉微，阳气大伤，阴浊僭踞，旦食不能暮食，周身掣痛，背胀，病状着难愈之症。

人参、附子、干姜、茯苓、泽泻。（《临证指南医案·卷四》）

脉弦数，少腹气冲，映背交痛。此高年阴血槁枯，少阴肾气不摄，势欲为奔豚，法宜温养下焦。

茯苓、紫石英、小茴香、杞子、川楝子、柏子仁。（《未刻本叶氏医案·保元方案》）

脉弦饮也，饮阻则阳郁，是以背痛形凛，宜以温药和之。

杏仁、桂枝、白芍、干姜、茯苓、半夏、炙草、北五味。（《未刻本叶氏医案·方案》）

明。脐下少腹，形象横梗，发必痛绕胁腰，以及阴囊，此乃厥阴肝气不宣。议以苦辛加左金，佐通经脉之凝涩。

川连、吴萸、穿山甲、青木香、金铃子、延胡，青橘叶汤丸。（《临证指南医案·卷八》）

某，二五。脉左细，前用通补，据述痛起得按痛缓，八脉空虚昭然。舍此补养，恐反增剧矣。

当归、乌贼骨、紫石英、杜仲、杞子、柏子仁、沙苑、茯神。（《临证指南医案·卷九》）

某。产后必病阴虚可知，两足跗中筋掣瘀痛，不耐走趋。当温养肝肾，以壮筋骨。但食后脘中痞阻，按之漉漉有声，手麻胁痛，心烦，耳目昏眩，宛是阳气不主流行，痰饮内聚之象。处方难以兼摄，议用分治法。

中焦药，日中服，桂苓六君子，竹沥、姜汁法丸。

下焦药，侵晨服，从四斤丸、金刚丸参写。

苁蓉、牛膝、虎骨、生杜仲、粉天麻、木瓜、萆薢，蜜丸。(《临证指南医案·卷九》)

某。风温从上而入，风属阳，温化热，上焦近肺，肺气不得舒转，周行气阻，致身痛，脘闷不饥。宜微苦以清降，微辛以宣通。医谓六经，辄投羌、防，泄阳气，劫胃汁。温邪忌汗，何遽忘之？

杏仁、香豉、郁金、山栀、瓜蒌皮、蜜炒橘红。(《临证指南医案·卷五》)

某。怀妊百日，丙丁养胎，胎热从戌亥时升，耳前赤扉刺痛。当养阴制火。

细生地、茯神、生白芍、建莲、桑叶、钩藤。(《临证指南医案·卷九》)

某。劳倦，肩臂疼。

川桂枝木、木防己、五加皮、茯苓、生苡仁、炒白蒺。(《临证指南医案·卷八》)

某。两足皮膜，抚之则痛。由厥阴犯阳明，胃厥所致。脉弦而数，治当疏泄。

川楝子、延胡、青皮、黑山栀、归须、桃仁、橘红、炒黑楂肉。(《临证指南医案·卷八》)

某。痧后伏火未清，内热身痛。

玉竹、白沙参、地骨皮、川斛、麦冬、生甘草。(《临证指南医案·卷五》)

疟伤真阴，七八年来每交春季，即脊背肩胛胀痛，入夏更甚，冬寒乃瘥。凡春夏之时，天地大气发泄，至秋冬方始敛藏。脏真既少，升泄病来。督脉行身之背，自阴而及于阳，但内伤不复，未易见功，惟养静断欲，用药可希渐效。

鹿角霜、鹿角胶、熟地炭、菟丝饼、青盐、柏子仁。（《叶氏医案存真·卷一》）

庞，四八。络虚则痛，有年色脉衰夺，原非香蔻劫散可效。医不明治络之法，则愈治愈穷矣。

炒桃仁、青葱管、桂枝、生鹿角、归尾。

又：辛润通络，病愈廿日，因劳再发。至于上吐下闭，是关格难治矣。且痛势复来，姑与通阳。

阿魏丸四钱，分四服。（《临证指南医案·卷八》）

身痛，脉涩，宜和营卫。

当归、桂枝、白芍、橘红、秦艽、赤芍、五加皮、炙草。（《未刻本叶氏医案·方案》）

身痛形凉。

瓜蒌桂枝汤。（《未刻本叶氏医案·方案》）

沈氏。脉芤，汗出，失血，背痛。此为络虚。

人参、炒归身、枣仁、炒白芍、炙草、茯神。（《临证指南医案·卷八》）

湿阻身痛。

台术、粗桂枝、薏苡仁、茯苓、晚蚕砂、木防己。（《未刻本叶氏医案·保元方案》）

暑风不解，身痛热，渴而呕，水结之象。

杏仁、橘红、花粉、豆蔻、藿香、半夏、厚朴、木瓜。（《眉寿堂方案选存·卷上》）

童，五六。背寒，短气，背痛映心，贯胁入腰，食粥噫气脘痞，泻出黄沫。饮邪伏湿，乃阳伤窃发。此温经通络为要，缓用人参。

川桂枝、生白术、炒黑蜀漆、炮黑川乌、厚朴、茯苓。（《临

证指南医案·卷五》)

痛偏在右，肺气不宣。

鲜枇杷叶、紫苏子、土瓜蒌皮、甜北沙参、广橘红、白旋覆花。(《未刻本叶氏医案·保元方案》)

痛在下体，湿着居多。

杜仲一两，川萆薢一钱，独活五分，金毛脊五钱，附子一钱五分，虎胫骨三钱，牛膝一钱五分，晚蚕砂三钱。(《未刻本叶氏医案·保元方案》)

痛止脉弦。

香附、半夏、广皮、青皮、茯苓、麦芽。(《未刻本叶氏医案·保元方案》)

涂，六二。痛起肩胛，渐入环跳髀膝。是为络虚。

黄芪五钱，於术三钱，当归三钱，茯苓二钱，防己八分，防风根五分，羌活五分。

又：照前方去防风、羌活，加杞子、沙苑。(《临证指南医案·卷八》)

汪，十二。肝浊逆攻，痛至背。

淡干姜八分，炒黑川椒三分，炒焦乌梅肉五分，小川连三分，川桂枝木五分，北细辛二分，黄柏五分，川楝子肉一钱，生白芍二钱。(《临证指南医案·卷八》)

王，南金，二十八岁。环跳筋骨酸痛，少年积劳伤阳维脉血少护卫。

归身、枸杞、生虎胫骨、巴戟、川牛膝、沙苑、青盐，羊肉胶丸。(《叶天士晚年方案真本·杂症》)

王，四五。痛久，屈伸不得自如，经脉络脉呆钝，气痹血瘀，郁蒸上热。旬日频频大便，必有血下。复喘促烦躁，不饥不食，并无寒热汗出。全是锢结在里，欲作内痈之象。部位脐左之上，内应乎肝。痈者壅也，血结必入于络。吐痰口气皆臭，内痈已见一班矣。

炒桃仁、新绛、降香末、野郁金汁、紫菀、冬瓜子、金银花。（《临证指南医案·卷八》）

王。久客劳伤，气分痹阻，则上焦清空诸窍不利。初病在气，久则入血。身痛目黄，食减形瘦。由病患及乎元虚，攻补未能除病。思人身左升属肝，右降属肺，当两和气血，使升降得宜。若再延挨，必瘀滞日甚，结为腑聚矣。

旋覆花汤加桃仁、归须、蒌皮。（《临证指南医案·卷一》）

王。脉数而细，忽痛必热肿，且痛来迅速。思五行六气之流行，最速莫如火风。高年脂液久耗，人身之气，必左升右降。相火寄于肝，龙火起于肾，并从阴发越。本乎根蒂先亏，内乏藏纳之职司矣。

每日服东垣滋肾丸三钱，秋石汤送，以泻阴中伏热。（《临证指南医案·卷八》）

吴。舌白干涸，脘不知饥，两足膝跗筋掣牵痛。虽有宿病，近日痛发，必夹时序温热湿蒸之气，阻其流行之隧。理进宣通，莫以风药。

飞滑石、石膏、寒水石、杏仁、防己、苡仁、威灵仙。（《临证指南医案·卷八》）

向有背痛，尚在劳力，气逆咳血，乃劳伤病也。

归建中去姜，加茯苓。（《临证指南医案·卷二》）

谢，六十一岁。《内经》论诸痛在络，络护脏腑外郛。逆气攻入络脉为痛，久则络血瘀气凝滞，现出块垒为瘕。所吐黑汁，即瘀浊水液相混。初因嗔怒动肝，肝传胃土，以致呕吐。老人脂液日枯，血枯则便艰，辛香温燥，愈进必凶，渐成反胃格症矣。肝性刚，凡辛香取气皆刚燥，议辛润柔剂，无滞腻浊味，以之治格，不失按经仿古。

炒熟桃仁、青葱管、炒黑芝麻、当归须、桑叶、冬葵子。（《叶天士晚年方案真本·杂症》）

徐，十四岁。幼冲多六气之扰，少七情之伤，痛在下焦肢末，初痛必系寒湿痹阻于经络之中，方书谓为寒为痛，为湿为肿。砭刺疏通，引动脉中之气血，原得小效。寒湿邪气属阴，久蓄不得解散，蒸腐血液，变热成脓，附骨痈疡，久而精神日惫，理必延为漏危矣。三年宿病，寒暑迭更，邪必涣解，此为损症。凡女子二七而天癸至，谓体阴用阳也。昔因客气而致病，再因痛伤，已损及真气，诸症所称难状痼疾矣。今倏热蒸蒸，喉燥呛咳，纳食日减，乃损至精髓，草木攻邪，日加剥斫。参芪养气，难充形质。投药必不见长，无治病成法可遵。盖以有情之虚，养非气味之乘，强望胃纳扶持，至春回寒谷，再议丸方。身体热蒸多呛火升，用糯稻根须，漂、洗洁，阴干，两许煎汤。服此能退阴分燔灼之热。种植以来，不见天日，得水土之养，清而不克之药。人参非助热之药，《本草》云：阴中之阳，其气主升，故不宜单用。食少易热，咳呛，芪术归地，皆为壅滞。以人乳旋成粉，和参末捏作钱许小丸，俾濡养血中之气。藉人身之生气，胃气略好，当与景岳一气丹，制膏与服，中有红铅一味，世间无有真者，以真坎气二十四枚代之，合乎二十四气以默运耳。（《叶氏医案存真·卷二》）

徐，五二。左指胀痛引肩，男子血虚风动，病在肝，形脉不足。以柔药温养。

制首乌、枸杞子、归身、三角胡麻、菊花炭、柏子仁、刺蒺藜、桑枝膏丸。（《临证指南医案·卷八》）

徐。迩日天令骤冷，诊左脉忽现芤涩，痛时筋挛，绕掣耳后。此营虚脉络失养，风动筋急。前法清络凉剂不应，营虚不受辛寒。仿东垣舒筋汤意。

当归、生黄、片姜黄、桂枝、防风、生於术，煎药化活络丹一丸。（《临证指南医案·卷八》）

许，二一。痛为脉络中气血不和，医当分经别络。肝肾下病，必留连及奇经八脉。不知此旨，宜乎无功。

鹿角霜、桑寄生、杞子、当归、沙苑、白薇、川石斛、生杜仲。

华玉堂按：经云，诸痛痒疮，皆属于心。夫心主君火，自当从热而论，然此乃但言疮耳。若疡科之或痈或疽，则有阴有阳，不可但执热而论矣。又如“举痛论”中所言十四条，惟热留小肠一条则主乎热，余皆主乎寒客。故诸痛之症，大凡因于寒者，十之七八，因于热者，不过十之二三而已。如欲辨其寒热，但审其痛处，或喜寒恶热，或喜热恶寒，斯可得其情矣。至于气血虚实之治，古人总以一通字立法，已属尽善。此通字，勿误认为攻下通利讲解，所谓通其气血则不痛是也。然必辨其在气分与血分之殊。在气分者，但行其气，不必病轻药重，攻动其血。在血分者，则必兼乎气治，所谓气行则血随之是也。若症之实者，气滞血凝，通其气而散其血则愈。症之虚者，气馁不能充运，血衰不能滋荣，治当养气补血，而兼寓通于补，此乃概言其大纲耳。若夫诸痛之症，头绪甚繁。内因七情之伤，必先脏腑而后达于肌躯。外因六气之感，必先肌躯而后入于脏腑，此必然之理也。在内者考内景图，在外者观经络图。其十二经游行之部位，手之三阴，从脏走手，手之三阳，从手走头，足之三阳，从头走足，足之三阴，从足走腹。凡调治立方，必加引经之药，或再佐以外治之法，如针灸砭刺，或敷贴熨洗，或按摩导引，则尤易奏功。此外更有跌打闪挫、阴疽内痈、积聚癥瘕、蛔烧疝痹、痧胀中恶诸痛，须辨明证端，不可混治。今观各门痛证诸案，良法尽多，难以概叙。若撮其大旨，则补泻寒温，惟用辛润宣通，不用酸寒敛涩以留邪，此已切中病情。然其独得之奇，尤在乎治络一法。盖久痛必入于络，络中气血，虚实寒热，稍有留邪，皆能致痛，此乃古人所未及详言，而先生独能剖析明辨者。以此垂训后人，真不愧为一代之明医矣。

徐大椿按：此等议论，以为辨别精详，分毫无误，其实皆浮泛之谈，无病不可套去，而于此症真诠，全未梦得。明之薛立斋、张景岳，终身迷入此中，其说愈繁，而去道愈远，一派浮谈。而古昔圣货治一病必有一主方，千变万化，不脱根本，此理遂消亡矣。(《临证指南医案·卷八》)

血止身痛，左脉尚弦。

细生地、藕、牛膝、稆豆皮、茯神、川斛。(《未刻本叶氏医案·方案》)

阳微失护，形凛背痛。

桂枝、茯苓、生姜、附子、炙草、大枣。(《未刻本叶氏医案·方案》)

杨，三一。由周身筋痛，绕至腹中，遂不食不便。病久入络，不易除根。

归身、川桂枝、茯苓、柏子仁、远志、青葱管。(《临证指南医案·卷八》)

阴液枯槁，奇经无涵，身痛舌干。

生地、天门冬、桂圆肉、枸杞子。(《未刻本叶氏医案·保元方案》)

俞妪。高年阳明气乏，肩胛痛难屈伸。法当理卫阳通补。

黄芪、桂枝、归身、片姜黄、海桐皮、夏枯草。（《临证指南医案·卷八》）

张，三八。督虚背痛，遗泄。

生毛鹿角、鹿角霜、生菟丝子、生杜仲、沙苑子、白龙骨、茯苓、当归。

龚商年按：肺朝百脉，肺病则不能管摄一身，故肺俞为病，即肩背作痛。又背为阳明之府，阳明有亏，不能束筋骨，利机关，即肩垂背曲。至于臂，经络交会不一，而阳明为十二经络之长，臂痛亦当责之阳明。但痛有内外两因，虚实迥异；治分气血二致，通补攸殊。如营虚脉络失养，风动筋急者，不受辛寒，当仿东垣舒筋汤之意，佐以活络丹。劳倦伤阳，脉络凝塞，肩臂作痛者，以辛甘为君，佐以循经入络之品。阳明气衰，厥阴风动，右肩痛麻者，用枸杞、归身、黄芪、羚羊、桑枝膏，为阳明、厥阴营气两虚主治。血虚风动者，因阳明络虚，受肝脏风阳之扰，用首乌、枸杞、归身、胡麻、柏子仁、刺蒺藜等味，以柔甘为温养。失血背痛者，其虚亦在阳明之络，用人参、归身、枣仁、白芍、炙草、茯神，以填补阳明。若肾气上逆，则督虚为主病，宜用奇经之药以峻补真阳。至于口鼻吸受寒冷，阻郁气隧，痛自胸引背者，宗《内经》诸痛皆寒之义，以温药两通气血。更有古法，如防风汤散肺俞之风，指迷丸治痰流臂痛，控涎丹治流痹牵引，此皆从实症而治，所谓通则不痛也。医者不拘守一法，洞悉病源，运巧思以制方，而技于是进。（《临证指南医案·卷八》）

张，四二。劳力伤，左腿骨麻疼。

生虎骨四两，当归二两，五加皮二两，仙灵脾二两，牛膝二两，独活一两，白茄根二两，油松节二两，金毛狗脊八两。（《临

证指南医案·卷八》）

张，四十九岁。平昔劳形伤阳，遭悲忧内损脏阴，致十二经脉逆乱，气血混淆，前后痛欲捶摩，喜其动稍得流行耳。寝食不安，用药焉能去病？悲伤郁伤，先以心营肺卫立法。

川贝、枇杷叶、松子仁、柏子仁、苏子、麻仁。（《叶天士晚年方案真本·杂症》）

张。初受寒湿，久则化热，深入阴分，必暮夜痛甚。医用和血驱风，焉能直入阴分？议东垣滋肾丸，搜其深藏伏邪。

肉桂（忌见火）八钱，黄柏四两，知母四两，俱盐水炒，水泛丸。（《临证指南医案·卷八》）

郑。两投通里窍法，痛胀颇减。无如阴阳不分，舌绛烦渴，不欲纳谷。想太阳膀胱不开，阳明胃不司阖。法当仍与通阳腑为要，但五苓、桂、术，断不适用。议用甘露饮意。

猪苓、茯苓、泽泻、寒水石、椒目、炒橘核。（《临证指南医案·卷三》）

周身掣痛，头不可转，手不能握，足不能运，两脉浮虚。浮虽风象，而内虚者，脉亦浮而无力。以脉参症，当是劳倦伤中，阳明不治之候。阳明者，五脏六腑之海，主束筋骨，而利机关。阳明不治，则气血不荣，十二经络无所察受，而不用矣。卫中空虚，营行不利，相搏而痛，有由然也。法当大补阳明气血，不与风寒湿所致成痹者同治。

人参、黄芪、归身、甘草、桂枝、秦艽、白术。（《叶氏医案存真·卷三》）

朱，五二。左乳傍痛绕腰腹，重按得热少缓，此属阴络虚痛。十一年不愈，亦痼疾矣。

当归三钱，肉桂一钱，小茴七分，丁香皮五分，茯苓二钱，

淡干姜一钱。（《临证指南医案·卷八》）

朱。痛着右腿身前，肌肉不肿，必在筋骨。且入夜分势笃，邪留于阴，间有偏坠。治从肝经。

生杜仲一两，当归须二钱，穿山甲（炙）二钱，小茴香（炒）一钱，北细辛三分，干地龙（炙）一钱。（《临证指南医案·卷八》）

朱。阳明胃逆，厥阴来犯，丹溪谓上升之气。自肝而出。清金开气，亦有制木之功能，而痛胀稍缓。议以温胆加黄连方。

半夏、茯苓、橘红、枳实、竹茹、川连、生白芍。（《临证指南医案·卷三》）

庄，三四。督虚背疼，脊高突。

生毛鹿角（切片）三钱，鹿角霜一钱半，杞子三钱，归身一钱，生杜仲一钱半，沙苑一钱，茯苓一钱半，青盐（调入）三分。（《临证指南医案·卷八》）

邹，五旬又四。阳明脉衰，肩胛筋缓，不举而痛。治当通补脉络，莫进攻风。

生黄芪、於术、当归、防风根、姜黄、桑枝。（《临证指南医案·卷八》）

◆ 麻木

当风受凉，遂致左偏麻木，已经三载，今年势缓，痛聚于腰，寒冷烦劳痛甚，此气血凝遏，壮年不为大害。议以酒醒之，是治风先治血之意。

当归、沉香、川芎、松节、生於术、海桐皮、片姜黄、黄芪、桂枝、羌活、没药、虎胫骨。（《叶氏医案存真·卷一》）

冬至一阳初复，骤有肢麻火升，其失藏已属下虚。月余，值黄昏，气塞心痛喘逆。戌、亥阴时，冲逆下起，肝脏厥逆，直将犯上，至于坐不得卧。直至产后，下虚更极，水谷湿气未能循腑分流，傍溃渗入经脉，从前厥逆，肝气、肝风由然沸腾搏激，似湍水东西，可使过颡之。究竟病根，全在平昔抑郁，《内经》惊恐明指肝肾，今既失司，腑气不主宣化，至阴之脏调之非易，议以专走足太阳表中之里，冀阴阳渐分，经旨谓太阳司开立法。

薏苡仁、淡干姜、茯苓块、大杏仁、五味子、生白芍。（《眉寿堂方案选存·卷下》）

肝风不息，都因天热气泄，高年五液皆少，不主涵木，身中卫阳亦少拥护，遂致麻木不仁。丹溪所云：麻属气虚，血少便艰也。苟非培养元气，徒以痰、火、风为事，根本先怯，适令召风矣。议用三才汤合桑、麻，滋肝养血息风治法。

天冬、地黄、人参、胡麻、桑叶、首乌生用。（《叶氏医案存真·卷一》）

顾，三一。产后真阴不复，阳越风动，四肢麻木，先厥后热。

熟地、阿胶、炒杞子、生白芍、茯苓、菊花炭。（《临证指南医案·卷九》）

洪妪。脉虚涩弱，面乏淖泽，鼻冷肢冷，肌腠麻木，时如寒凛，微热，欲溺，大便有不化之形，谷食不纳。此阳气大衰，理进温补，用附子理中汤。（《临证指南医案·卷三》）

卢。嗔怒动阳，恰值春木司升，厥阴内风乘阳明脉络之虚，上凌咽喉，环绕耳后清空之地，升腾太过，脂液无以营养四末，而指节为之麻木。是皆痱中根萌，所谓下虚上实，多致巅顶之疾。夫情志变蒸之热，阅方书无芩连苦降、羌防辛散之理。肝为刚脏。非柔润不能调和也。

鲜生地、元参心、桑叶、丹皮、羚羊角、连翘心。

又：生地、阿胶、牡蛎、川斛、知母。(《临证指南医案·卷一》)

脉涩，痰多肢麻，虚风鼓动使然。

钩藤、橘红、浙菊花、桑叶、茯苓、天竺黄。(《未刻本叶氏医案·方案》)

脉涩，左肢麻，胁痛不能左眠，大便溏泄。此肾真空虚，木少涵养，厥阳冲扰，阳明失阖使然，无如乏力用参，惟摄少阴而已。

桂七味丸。(《未刻本叶氏医案·方案》)

脉小肢麻，属阳微失护。痰饮内阻，日久有类中之患。

术附汤。(《未刻本叶氏医案·方案》)

脉右虚左弦，身麻肢冷，胎中胀闷，不饥吞酸，由中虚肝气内动之因，五六月当脾胃司胎，又体质不受苦寒，非清火酸泄气分之法所宜。

人参、炒半夏、枳壳、桔梗、姜汁。(《叶氏医案存真·卷二》)

某，四五。产后未满百日，胸胁骨节收引，四肤肌肉麻木，浮肿腹胀，早轻夜重，食减，畏寒，便溏，脉得右迟左弦。先与理中，健阳驱浊。

人参、炮姜、淡附子、焦白术、枳实、茯苓。(《临证指南医案·卷九》)

某。初起左边麻木，舌强，筋吊脑后痛，痰阻咽喉。此系肝风上引，必由情怀郁勃所致。

羚羊角、连翘心、鲜生地、元参、石菖蒲、郁金汁。(《临证指南医案·卷六》)

某。冷自足上贯于心，初起周身麻木，今则口鼻皆有冷气。病起惊恐，内伤肝肾为厥。冲脉隶于肝肾，二脏失藏，冲气沸乱，其脉由至阴而上，故多冷耳。

淡苁蓉、熟地炭、五味子、紫石英、茯苓、牛膝。(《临证指南医案·卷七》)

某。右足患处麻木，筋强微肿。老人气血不得宣通。冬病至长夏，食不加餐，脉小弱。主以温养。

虎胫骨（生打）三钱，怀牛膝一钱，归身（炒）一钱，杞子（炒）三钱，生杜仲三钱，川斛三钱，萆薢一钱，白蒺藜（炒去刺、研）一钱。(《临证指南医案·卷八》)

某妪。左关尺脉独得动数，多语则舌音不清，麻木偏着右肢，心中热炽，难以鸣状。此阳明脉中空乏，而厥阴之阳夹内风以纠扰，真气不主藏聚，则下无力以行动，虚假之热上泛，为喉燥多咳，即下虚者上必实意。冬至后早服方，从丹溪虎潜法。

九制熟地（照前法制）八两，肉苁蓉（照前制）四两，天冬（去心，蒸烘）四两，当归（炒焦）二两，生白芍三两，川斛（熬膏）八两，黄柏（盐水炒）二两，怀牛膝（盐水蒸）三两。

上为末，另用虎骨胶三两，溶入蜜捣丸。服五钱，滚水送。(《临证指南医案·卷一》)

沈，二十九岁。男子左血右气。左麻木，血虚生风，延右面颊，及阳明脉矣。以辛甘血药理血中之气。

枸杞、菊花、刺蒺藜、桑寄生，蜜丸。(《叶天士晚年方案真本·杂症》)

手指尖及背部皆寒，唇舌亦皆麻木。夫背为阳脉经行之所，四肢亦属诸阳之本，况麻为气虚，凡阴伤阳无不损。当撤去苦寒，进和中制木意。

人参、炙草、炒白粳米、新会皮、木瓜、白芍、炒荷叶蒂。(《眉寿堂方案选存·卷上》)

孙。阳虚之体，伏暑成疟，凉药只宜少用。身麻属气虚，用生姜泻心法。

半夏、生姜汁、茯苓、炙甘草、南枣肉。（《临证指南医案·卷六》）

汪，五三。左肢麻木，膝盖中牵纵，忽如针刺。中年后精血内虚，虚风自动，乃阴中之阳损伤。

淡苁蓉干二两，枸杞三两，归身二两，生虎骨二两，沙苑二两，巴戟天二两，明天麻二两，桑寄生四两。

精羊肉胶，阿胶丸，早服四钱。

交冬加减，用人参丸服。（《临证指南医案·卷一》）

王，五十。惊恐恼怒动肝，内风阳气沸腾。脘痹咽阻，筋惕肌麻，皆风木过动，致阳明日衰。先以镇阳息风法。

阿胶、细生地、生牡蛎、川斛、小麦、茯神。（《临证指南医案·卷一》）

阳明脉衰，厥阴风动，经络交亏，麻木痛痹，肢节重着，久而成痿，当以护阳之剂。

黄芪、杞子、制川附、续断、防风、白芍、远志、首乌。（《叶氏医案存真·卷二》）

俞氏。寡居一十四载，独阴无阳。平昔操持，有劳无逸。当夏四月，阳气大泄主令，忽然右肢麻木，如堕不举，汗出麻冷，心中卒痛，而呵欠不已，大便不通。诊脉小弱，岂是外感？病象似乎痱中，其因在乎意伤忧愁则肢废也。攻风劫痰之治，非其所宜。大旨以固卫阳为主，而宣通脉络佐之。

桂枝、附子、生黄、炒远志、片姜黄、羌活。（《临证指南医案·卷一》）

肢麻肉瞤偏左，脉涩，此虚风萌动，良由肾精肝血不足使然。

何首乌、白蒺藜、浙菊炭、天麻、枸杞子、桑椹子。（《未刻本叶氏医案·保元方案》）

◆ 虫证

方。先厥而疟，蛔虫下出，呕逆腹鸣，脘痞窒塞。此厥阴疟疾，勿得乱治。

川连、淡干姜、姜汁、川桂枝、生白芍、乌梅肉、黄芩，秋露水煎药。

又：阳微寒胜，疟久不已理胃阳以壮中宫，使四末之邪，不令徒犯脾胃。

人参、炒半夏、生姜、乌梅、草果、炒常山，秋露水煎。

又：辛酸两和肝胃已效。

人参、草果、生姜、生白芍、乌梅、炙鳖甲。（《临证指南医案·卷六》）

腹痛下蛔，上泛酸水。此蛔病也，宜忌甜物。

安蛔丸。（《未刻本叶氏医案·保元方案》）

李。身不壮热，二便颇通，已非风寒停滞之病。因惊动肝，厥气下泛，蛔虫上攻触痛，呕吐清涎。仲景云：蛔虫厥都从惊恐得之。

人参安蛔法。

又：古人云，上升吐蛔，下降狐惑，皆胃虚少谷，肝脏厥气上干耳。既知胃中虚，客气上冲逆犯，斯镇逆安胃方，是遵古治法。

人参、代赭石、乌梅肉、川椒、川楝子、茯苓。

又：人参、茯苓、炒当归、炒白芍、桂心、炙草、煨姜、南枣。

又：忽然痛再发，诊脉微细。恰值立夏之交，正气不相接续，有复厥之虑。

人参、桂枝木、川楝子、炒川椒、生白芍、乌梅肉、川连、细辛。

华玉堂按：吐蛔本属肝胃症，因厥阴之邪上逆，蛔不能安，故从上而出也。今所辑方案，皆因客邪病而致吐蛔者，虽有泻心汤、桂枝黄连汤、安胃丸等，然皆不离乎仲景之乌梅丸法，以苦辛酸寒热并用为治，当与呕吐门同参。至于幼稚有吐蛔泻蛔，及诸虫之病，治标则有杀虫之方，治本则温补脾胃，或佐清疳热。前人各有成法，不必重赘。（《临证指南医案·卷四》）

王。厥阴吐蛔，寒热干呕，心胸格拒，舌黑，渴不欲饮，极重之症。

乌梅肉一钱半，桂枝木一钱，炒黑川椒四分，白芍一钱，小川连三分，黄芩一钱，生淡干姜一钱。（《临证指南医案·卷四》）

王氏。寡居多郁，宿病在肝。迩日暑邪深入，肝病必来犯胃，吐蛔下利得止，不思谷食，心中疼热，仍是肝胃本症。况暑湿多伤气分，人参辅胃开痞，扶胃有益，幸无忽致疲可也。

人参、川连、半夏、姜汁、枳实、牡蛎。

又：胃开思食，仍以制肝和胃。

人参、金石斛、半夏、枳实、茯苓、橘红。（《临证指南医案·卷三》）

席。脉右歇，舌白渴饮，脘中痞热，多呕逆稠痰，曾吐蛔虫。此伏暑湿，皆伤气分，邪自里发，神欲昏冒，湿邪不运，自利黏痰。议进泻心法。

半夏泻心汤。

又：凡蛔虫上下出者，皆属厥阴乘犯阳明，内风入胃，呕吐痰涎浊沫，如仲景“厥阴篇”中先厥后热同例。试论寒热后全无汗解，谓至阴伏邪既深，焉能隔越诸经以达阳分？阅医药方，初用治肺胃，后用温胆茯苓饮，但和胃治痰，与深伏厥阴之邪未达。前进泻心汤，苦可去湿，辛以通痞，仍在上中。服后胸中稍舒，逾时稍寐，寐醒呕吐浊痰，有黄黑之形。大凡色带青黑，必系胃底肠中逆涌而出。老年冲脉既衰，所谓冲脉动，则诸脉皆逆。自述呕吐之时，周身牵引，直至足心，其阴阳跻维，不得自固，断断然矣。仲景于半表半里之邪，必用柴、芩。今上下格拒，当以桂枝黄连汤为法，参以厥阴引经为通里之使，俾冲得缓，继进通补阳明，此为治厥阴章旨。

淡干姜、桂枝、川椒、乌梅、川连、细辛、茯苓。

又：肝郁不舒，理进苦辛，佐以酸味者，恐其过刚也。仿食谷则呕例。

人参、茯苓、吴萸、半夏、川连、乌梅。

又：疟来得汗，阴分之邪已透阳经。第痰呕虽未减，青绿形色亦不至，最属可喜。舌心白苔未净，舌边渐红，而神倦困惫。清邪佐以辅正，一定成法。

人参、半夏、茯苓、枳实汁、干姜、川连。

又：食入欲呕，心中温温液液，痰沫味咸，脊背上下引痛。肾虚水液上泛为涎，督脉不司约束。议用真武撤其水寒之逆。二服后接服：人参、半夏、茯苓、桂枝、煨姜、南枣。

又：别后寒热三次，较之前发减半。但身动言语，气冲涌痰吐逆，四肢常冷，寒热，汗出时四肢反热。此阳衰胃虚，阴浊上乘，以致清气无以转舒，议以胃中虚，客气上逆为噫气呕吐者，可与旋覆代赭汤，仍佐通阳以制饮逆，加白芍、附子。

又：镇逆方虽小效，究是强制之法。凡痰饮都是浊阴所化，阳气不振，势必再炽。仲景谓饮邪当以温药和之，前方劫胃水以苏阳，亦是此意。议用理中汤，减甘草之守，仍加姜、附以通阳，并入草果以醒脾。二服后接用：人参、干姜、半夏、生白术、附子、生白芍。（《临证指南医案·卷四》）

许。肠有湿热生蠹虫，用苦寒引导小肠。

苦楝皮、北秦皮、槐角子、胡粉、黄柏、牡蛎。

生研末，猪肚肠一条漂洁煮丸。（《临证指南医案·卷十》）

程。大病后，胃气极伤，肝木乘土。蛔欲透膈，脘胁阵痛，是土衰木克。古人以狐惑虫厥，都以胃虚少谷为训。

安胃丸。人参、川椒、乌梅汤化送二钱。（《临证指南医案·卷四》）

程，四十二岁。夏四月阳升病发，深秋暨冬自愈。夫厥阴肝为阴之尽，阳之始。吐蛔而起，必从肝入胃。仲景辛酸两和，寒苦直降，辛热宣通，所该甚广。白术甘草守中为忌。

川椒、川连、桂枝、附子、乌梅、干姜、白芍、细辛、人参、川楝子、黄柏。（《叶天士晚年方案真本·杂症》）

面黄而瘦，腹痛，属虫。

使君子肉、鸡肫皮、五谷虫、青皮、白榧子肉、胡黄连、白芍药、芜荑、大川楝子、大麦芽。（《未刻本叶氏医案·方案》）

杨。因惊而泻，腹痛欲呕，是为蛔厥。当用酸苦，忌进甜物。

川椒、乌梅肉、川连、淡干姜、金铃子、延胡索、桂枝木、生白芍。（《临证指南医案·卷六》）

脉弦如刃，烦渴脘痞，呕吐，蛔虫上升。此胃气已虚，暑热复入，三焦不行，客气逆乘，况病后调理失宜，本虚标实，姑进安蛔降逆，冀得呕逆缓，气道稍顺，再议。

川连、乌梅肉、枳实汁、川椒、生白芍、生姜。（《眉寿堂方

案选存·卷上》）

◆ 疟病

间日寒战，发热渴饮，此为疟。饮水结聚，而心中痛胀，乃病上加病。不敢用涌吐之药，暂与开肺气壅遏一方。

生石膏、大杏仁、生甘草、蜜水炒麻黄。（《眉寿堂方案选存·卷上》）

据述病原朝寒暮热已止，血逆已平，稍见喘咳，近日复有恶寒发热，此因内虚成疟，尚宜小心。

制首乌、川贝、茯苓、白芍、甘草、丹皮、柴胡、广皮。（《叶氏医案存真·卷二》）

李。初病劳倦晡热，投东垣益气汤，未尝背谬，而得汤反剧，闻谷气秽。间日疟来，渴思凉饮。此必暑邪内伏，致营卫周流与邪触着，为寒热分争矣。故甘温益气，升举脾脏气血，与暑热异歧。胃中热灼，阳土愈燥，上脘不纳，肠结便闭。其初在经在气，其久入络入血。由阳入阴，间日延为三疟。奇经跻、维皆被邪伤。《内经》谓阳维为病，苦寒热也。维为一身纲维，故由四末寒凛而起，但仍是脉络为病。故参、芪、术、附，不能固阳以益其虚；归、桂、地、芍，无能养营以却邪矣。昔轩岐有刺疟之旨，深虑邪与气血混成一所，汗、吐、下无能分其邪耳。后汉张仲景，推广圣经蕴奥，谓疟邪经月不解，势必邪结血中，有癥瘕疟母之累瘁，制方鳖甲煎丸。方中大意，取用虫蚁有四：意谓飞者升，走者降，灵动迅速，追拔沉混气血之邪。盖散之不解，邪非在表；攻之不驱，邪非着里。补正却邪，正邪并树无益。故圣人另辟手眼，以搜剔络中混处之邪。治经千百，历有明验。服十二日干支一周，倘未全功，当以升其八脉之气，由至阴返于阳位，无有不

告安之理。（《临证指南医案·卷六》）

左数寒热。

人参、桂枝木、南枣、炙草、煅牡蛎。

又：人参、生白芍、生牡蛎、乌梅肉、炙甘草、小麦。

又：何人饮。

又：鳖甲煎丸。（《眉寿堂方案选存·卷上》）

脉如平人，但热不寒，烦渴，身疼时呕，此温疟也，仲景有桂枝白虎汤一法，一剂知，二剂已也。

桂枝白虎汤。（《眉寿堂方案选存·卷上》）

体质阴虚，暑邪深入，暮热渐渴，汗泄可解。此仲景所谓阴气先伤，阳气独发，病名瘅疟。妄投苦辛消导，胃津劫损，气钝不知饥矣。

竹叶心、鲜生地、滑石、知母、牡丹皮、生草。（《眉寿堂方案选存·卷上》）

王。舌白，不大渴，寒战后热，神躁欲昏，而心胸饱闷更甚。疟系客邪，先由四肢以扰中宫。痰嗽呕逆，显是肺胃体虚，邪聚闭塞不通，故神昏烦闷郁蒸，汗泄得以暂解。营卫之邪未清，寒热漫延无已。此和、补未必中窾，按经设法为宜。

白蔻仁、大杏仁、焦半夏、姜汁、黄芩、淡竹叶。

又：寒热，疟邪交会中宫，邪聚必胀闷呕逆，邪散则安舒。当心胸之间，并无停食之地。夫不正之气为邪，秽浊弥漫，原非形质可以攻消。苟非芳香，何以开其蒙闭之秽浊？欲少望见效，舍此捷径，无成法可遵，道中知否耶？

牛黄丸，二服。（《临证指南医案·卷六》）

阴气先伤，阳气独发，但热无寒，是为瘅疟。舌干渴饮，咳嗽，暑邪尚在肺胃。如饥不嗜食，乃热邪不杀谷也。先用玉女煎存阴，消暑以和肺胃。

玉女煎。

再诊：原方去牛膝，加竹卷心。(《叶天士医案》)

吴。体丰色白，阳气本虚。夏秋伏暑，夹痰饮为疟。寒热夜作，邪已入阴。冷汗频出，阳气益伤。今诊得脉小无力，舌白，虚象已着。恐延厥脱之虑，拟进救逆汤法。

人参、龙骨、牡蛎、炙草、桂枝木、炒蜀漆、煨姜、南枣。

又：闽产阳气偏泄，今年久热伤元，初疟发散，不能去病，便是再劫胃阳，致邪入厥阴，昏冒大汗。思肝肾同属下焦，厥阳夹内风冒厥，吐涎沫胶痰。阳明胃中，久寒热戕扰，空虚若谷，风自内生。阅医药，不分经辨证，但以称虚道实，宜乎鲜有厥效。议用仲景安胃泄肝一法。

人参、川椒、乌梅、附子、干姜、桂枝、川连、生牡蛎、生白芍。

又：诸症略减，寒热未止。尚宜实阳明，泄厥阴为法。

人参、炒半夏、淡干姜、桂枝木、茯苓、生牡蛎。

又：天暴冷，阳伤泄泻。脉得左手似数而坚，口微渴，舌仍白。阴液既亏，饮水自救，非热炽也。议通塞两用，冀其寒热再缓。

人参、淡附子、桂枝木、茯苓、生牡蛎、炒黑蜀漆。(《临证指南医案·卷六》)

但热无寒，咳嗽渐呕，周身疼楚。此为温疟伏邪日久，发由肺经。宗仲景桂枝白虎汤，二剂当已。

桂枝白虎汤加麦冬。(《眉寿堂方案选存·卷上》)

张。舌赤，烦汗不寐，肢体忽冷。乃稚年瘅疟，暑邪深入所致。

杏仁、滑石、竹叶、西瓜翠衣、知母、花粉。

又：热甚而厥，幼稚疟症皆然。

竹叶石膏汤去人参、半夏，加知母。（《临证指南医案·卷六》）

向来久咳伤肺，更值雨潮感邪，但热不寒，是为瘅疟。仲圣云：消烁肌肉，当以饮食消息之，在乎救胃以涵肺。医知是理否？

竹叶、麦冬、连翘、甘草、梨皮、青蔗汁。（叶天士《叶天士医案》）

三疟已久，自述烦劳必心胸痞胀。凡劳则伤阳，议温养营分托邪一法。

人参、桂枝、炙甘草、南枣、茯苓、蜀漆、当归身、生姜。（《眉寿堂方案选存·卷上》）

苦辛过服，大泻心阳，心虚热收于里。三疟之来，心神迷惑，久延恐成痫症。考诸《金匮》，仲景每以蜀漆散为牝疟治法。

云母石、蜀漆、生龙骨，为末开水调服二钱。（《叶天士医案》）

脉数右大，渴饮神迷，闻声若在瓮中，舌边赤苔有刺。伏暑必夹湿化疟，热蒸迫以伤津，胃汁不复，脘中常闷。夫热病以存阴为先，疟已半月，须参里症。议清胃生津，若景岳玉女煎之属。

鲜生地、麦冬、竹叶、生石膏、知母、甘草。（《眉寿堂方案选存·卷上》）

脉弦迟，形寒神倦，得之忧思惊恐，卫外阳气暴折，阴寒不正之气得以乘袭，将有疟疾，病机宜静摄护阳，庶外邪不至深入为害。

当归建中汤去姜，加牡蛎。（《眉寿堂方案选存·卷上》）

陈氏。疟母，是疟邪入络，与血气扭结，必凝然不动。今述遇冷劳怒，冲气至脘，痛必呕逆，必三日气降痛缓，而后水饮得入。此厥逆之气由肝入胃，冲脉不和，则经水不调。

延胡、川楝子、半夏、蓬术、蒲黄、五灵脂、姜汁。（《临证指南医案·卷六》）

伏暑间疟，脘闷不爽。

藿香、半夏、杏仁、厚朴、橘白、生姜。（《未刻本叶氏医案·保元方案》）

邵新甫按：诸疟由伏邪而成，非旦夕之因为患也。六淫之气，惟燥不能为害。而新凉收束，实属有关。考之圣训，独手三阳，手厥阴，却无其症名。医者当辨其六气中所伤何气，六经中病涉何经。若小柴胡专主少阳，岂能兼括也。夫温疟瘅疟，痰食瘴疠诸疟，皆有成方，予不复赘。但此症春月及冬时间有，惟夏秋暑湿为患者居多。暑必夹湿，专伤气分。第一要分别其上焦、中焦之因，暑湿二气，何者为重。若暑热重者，专究上焦肺脏清气。疟来时，必热重而寒微，唇舌必绛赤，烦渴而喜凉饮，饮多无痞满之患，其脉色自有阳胜之候。当宗桂枝白虎法，及天水散加辛凉之品为治。若湿邪重者，当议中焦脾胃阳气。疟来时，虽则热势蒸燔，舌必有黏腻之苔，渴喜暖汤，胸脘觉痞胀呕恶，其脉色自有阳气不舒之情状。当宗正气散，及二陈汤去甘草，加杏、蔻、生姜之类主之。必要阳胜于阴，而后配和阳之剂，日后方无贻累。倘症象两兼，则两法兼之可也。大凡是症，若邪气轻而正不甚虚者，寒热相等，而作止有时。邪气重而正气怯者，寒热模糊，来势必混而不分。又云：邪浅则一日一发，邪稍深则间日一发，邪最深则三日一发，古称为三阴大疟，以肝、脾、肾三脏之见症为要领。其补泻寒温，亦不离仲景治三阴之法为根蒂。可知阳经轻浅之方，治之无益也。所云移早则邪达于阳，移晏则邪陷于阴，阴阳胜复，于此可参。若久而不已，必有他症之虞。太阴之虚浮胀满，有通补之理中法，开腑之五苓汤。少阴之痿弱成劳，有滋阴之复脉汤，温养之升奇法。厥阴之厥逆吐蛔，及邪结为疟母，有乌梅丸与鳖甲煎法。又如心经疟久，势必动及其营，则为烦渴见红之累。肺经疟久，理必伤及其津，则为胃秘肠痹之候。一则凉阴为主，一则清降为宜。然而疟之名目不一，而疟之兼症甚多，若不达权通变，而安能一一尽善。即如暑湿格拒三焦，而呕逆不纳者，宗半夏泻心法。秽浊蒙敝膻中，而清灵昧甚者，用牛黄清心丸。心阳暴脱，有龙蛎之救逆。胃虚呕呃，有旋覆代赭之成方。如表散和解，通阳补气，滋阴化营，搜邪入络，动药劫截，辛酸两和，营气并补，及阳疟之后养胃阴，阴疟之后理脾阳等法，已全备矣。汇集诸家，融通无拘，所谓用药如用兵，先生不愧良工之名也。（《临证指南医案·卷六》）

金。既成间日寒热疟，呕吐痰涎。其疟邪大犯脾胃，故不饥不食，脉仍虚，舌白。治在太阴，不必攻表。

人参、半夏、草果、橘红、黄芩、知母、姜汁。（《临证指南医案·卷六》）

脉数，舌边白。暑湿热内伏为疟，呕逆胸满，间日寒热。邪势未解，议以酸苦泄热主治。

川连、草果仁、黄芩、广皮白、乌梅、知母、半夏、生姜。（《眉寿堂方案选存·卷上》）

许，四一。暑湿皆气窒成疟，初起舌白呕吐，乃太阴脾病误用寒凉滋柔阴药，助其湿邪，引邪入营。舌赤不喜饮水，何从气分开其结，逐其湿？仿古贤治疟，务在通阳。

茯苓一两，囫囵厚朴、草果仁、半夏、新会皮、高良姜，冲入姜汁五分。（《种福堂公选医案》）

陈，同里，五十三岁。瘦人多燥，瘅疟，热气由四末乘至中焦，胃中津液，为热劫铄干枯，不饥不饱，五味不美，是胃阴伤也。

麦冬汁、人参、知母、生甘草。（《叶天士晚年方案真本·杂症》）

沈，十岁。脉濡，寒热，疟日迟，腹微满，四肢不暖，是太阴脾疟。用露姜饮以升阳。

人参一钱，生姜一钱，露一宿，温暖服。（《临证指南医案·卷六》）

范，三三。脉小涩，病起疟后，食物不和，仍诵读烦劳。遂至左胁连及少腹，常有厥起，或攻胃脘，或聚腹中，凝着䐜胀。古语云：疟不离乎肝胆，亦犹咳不离乎肺也。盖肝得邪助，木势张扬，中土必然受侮。本气自怯，运纳之权自减。清阳既少展舒，浊阴日踞，渐为痞满。上年温养辛甘久进，未见病去。其治体之法，谅不能却。自述静处病加，烦动小安，其为气血久阻为郁。议用通络法，以病根由疟久，邪留络中耳。

紫降香、桃仁、小香附、淡姜渣、神曲、鸡肫皮、南山楂，韭根汁法丸。（《临证指南医案·卷六》）

金氏。肺疟脘痞。

黄芩、白蔻仁、杏仁、橘红、青蒿梗、白芍。（《临证指南医案·卷六》）

疟热伤阴，阴液不得上承，舌心扪之如板。目瞑面肿，惊惕，肝阳化风内震。胃气愈逆，脘痞，欲人抚摩。热气聚膈，蒸迫膻中，必至神昏闭塞，老年凶危俄顷，然非形质之结，清寒攻荡可效，况已泻利在前，邪陷阴伤显然。夫阴伤属下，热聚居上，救阴之剂未遑透膈以滋下，芩连凉隔，苦辛燥气再伤阴，究非至当。展转筹划，法宜分理，议于今晚先进清心牛黄丸一服，匀三次温

开水与服。取其芳香清燥以开其结。明日再诊议方。（《眉寿堂方案选存·卷上》）

疟由四末，必犯中焦，胃独受其侮克，故烦渴脘痞不饥。今日舌绛便溏，阴气先伤，阳邪未尽，宜芩、芍和里，益以泻木邪，救胃阴。

黄芩、丹皮、白蔻仁、白芍、青蒿、乌梅肉。（《眉寿堂方案选存·卷上》）

脾经疟邪，必由四末扰中。仲景论太阴经几条，深戒攻下，谓脾为孤脏，体阴而用阳，喜暖而恶寒。不饥、痞胀、嗳气，阳伤则运动无权，滞浊弥漫矣。昔贤制方，阳伤取药之气，阴伤取药之味。奈何不究病之阴阳，不分药之气味，便窒则攻下，痞闷则开泄？药不对病，脾胃受伤，数年沉痼。如脾胃，论莫详于东垣，苟能玩读，焉有此等混治？

炒半夏、淡吴萸、生益智、荜拔、干姜、茯苓。（《叶天士医案》）

暑邪成疟，热结三焦，脘痞有形，烦渴喜冷饮，从河间法主治。暑热未尽，清窍不利，自言神识如迷，夜不成寐。

竹叶、元参、连翘心、菖蒲、郁金、川贝。（《叶氏医案存真·卷二》）

伏暑成疟，舌苔浊腻，中脘不爽，恶心恶风。

藿香、厚朴、白豆蔻、杏仁、半夏、广皮白。（《未刻本叶氏医案·保元方案》）

徐。目黄脘闷，汗多呕吐，湿胜，症属脾疟。

厚朴、炒半夏、草果、藿香根、白蔻仁。（《种福堂公选医案》）

杨，三十岁。三疟是邪在阴而发，自秋入冬，寒热悠悠忽忽。

自述烦劳，必心胸痞胀。凡劳则伤阳，议以温养营分，亦托邪一法。

人参、归身、桂心、茯苓、炙甘草、炒黑蜀漆、老生姜、南枣肉。(《叶天士晚年方案真本·杂症》)

胡。间日疟，痰多脘闷，汗多心热。伏暑内炽，忌与风寒表药。

滑石、黄芩、厚朴、杏仁、通草、白蔻、半夏、瓜蒌皮、知母。

又：黄芩、草果、知母、半夏、生白芍、乌梅。(《临证指南医案·卷六》)

间疟脘闷。

草果、半夏、生姜、厚朴、苓皮、乌梅。(《未刻本叶氏医案·保元方案》)

暑邪成疟，脘闷渴饮。

丝瓜叶、滑石、厚朴、半夏、白蔻仁、杏仁、藿香、橘白。(《未刻本叶氏医案·保元方案》)

汪氏。微冷热多，舌白，脘闷呕恶。暑秽过募原为疟。

杏仁、郁金、滑石、厚朴、黄芩、炒半夏、白蔻、橘红。(《临证指南医案·卷六》)

温邪成疟，脘闷。

草果、厚朴、杏仁、半夏、广白、茵陈。(《未刻本叶氏医案·保元方案》)

阴弱湿疟，心中热，脘中闷。

鳖甲、草果、知母、生姜、乌梅、青皮。(《未刻本叶氏医案·保元方案》)

产后下虚，利后为疟，是营卫交损，况色脉并非外邪，补剂频进不应，由治错乱。经云：阳维为病苦寒热。

人参、桂枝木、炒当归、鹿角霜、炙甘草、炮黑姜。（《眉寿堂方案选存·卷上》）

产后阴伤，寒热疟，几两月病发，白带淋漓，八脉空隙，大着腹有动瘕，下元虚惫已极，议固下真通脉方。

人参、鹿角霜、茯苓、归身、苁蓉、粗桂枝木。（《叶氏医案存真·卷三》）

陈，六十三岁。三疟是邪入阴经，缘年力向衰，少阴肾怯，夏秋间所受暑热风湿，由募原陷于入里。交冬气冷收肃，藏阳之乡，反为邪踞。正气内入，与邪相触，因其道路行远至三日，遇而后发。凡邪从汗解，为阳邪入腑可下。今邪留阴经，络脉之中，发渐日迟，邪留劫铄五液，令人延缠日月，消铄肌肉。盖四时气候更迁，使人身维续生真。彼草木微长，焉得搜剔留络伏邪？必须春半阳升丕振，留伏无藏匿之地。今日之要，避忌暴寒，戒食腥浊，胃不受伤，不致变病。

生牡蛎、黄柏、清阿胶、甜桂枝、北细辛、寒水石。（《叶天士晚年方案真本·杂症》）

陈，四六。疟邪由四末以扰中，皆阳明、厥阴界域。阳明衰，则厥阴来乘；津液少，斯内风必动。昔贤以麻属气虚，木是湿痰败血。今戌亥频热，行走淋汗，显然液虚。阳动风生，脂液不得灌溉肢末，非湿痰气分之恙。

冬桑叶（九蒸）、熟首乌、黑芝麻、柏子仁、茯神、当归、杞子、菊花炭，蜜丸。（《临证指南医案·卷六》）

陈。络虚则痛，阳微则胀。左胁有疟母，邪留正伤，此劳疟。

人参、当归、肉桂、焦术、炙草、茯苓、广皮、生姜、南枣。

四剂后，用五苓散一服。（《临证指南医案·卷六》）

程氏。脉右大，寒热微呕，脘痞不纳，四末疟邪交于中宫。当苦辛泄降，酸苦泄热。邪势再减二三，必从清补可愈。

川连、炒半夏、姜汁、黄芩、知母、草果、炒厚朴、乌梅肉。（《临证指南医案·卷六》）

此劳伤阳气之疟，循环不已，脉络久空，当升补阳气。

生芪、炙草、生姜、鹿角、当归、南枣。（《眉寿堂方案选存·卷上》）

东垣谓：疟痢皆令脾伤，以为寒为热之邪，由四末蒸犯中焦也。盖头形象天，清阳不旷，故面目诸窍不和，形寒汗泄，将来浮肿腹大，已了然在目矣。

人参、茯苓、熟附子、淡干姜、厚朴、泽泻。（《叶氏医案存真·卷一》）

凡疟久邪结，必成疟母，其邪深客于阴络，道路深远，肌肤无汗，能食不运，便溺通调，病不在府，从腹下升逆，贯及两胁腰中，推及八脉中病。理固有之，然立方无据。捉摸忆读仲景，转旋下焦痹阻例以通阳。

苓姜术桂汤。（《叶天士医案》）

范，五三。劳疟入阴，夏月阳气发泄，仍然劳苦经营，以致再来不愈。用药以辛甘温理阳为正，但未易骤效耳。

人参、当归、肉桂、炙草、川蜀漆、生姜、南枣。（《临证指南医案·卷六》）

方。劳疟再发。

人参、草果、生姜、乌梅，秋露水煎。

又：补中益气汤加草果、知母、姜、枣。（《临证指南医案·卷六》）

伏暑成疟，神识不爽，良由邪盛故耳。

竹叶、杏仁、滑石、连翘、蔻仁、厚朴、半夏、通草。（《未刻本叶氏医案·保元方案》）

伏暑成疟，体弱不宜过于攻泄。

藿梗、杏仁、橘红、白茯苓、半夏、木瓜。（《未刻本叶氏医案·保元方案》）

伏暑成疟。

藿香、半夏、厚朴、杏仁、滑石、白蔻。（《未刻本叶氏医案·保元方案》）

伏暑湿成疟，脘闷。

藿梗、茯苓、半夏、厚朴、广皮、杏皮。（《未刻本叶氏医案·保元方案》）

伏邪成疟，寒热间日作，汗多欲呕，中脘痞闷不饥，进泻心汤法。

乌梅、川连、黄芩、杏仁、枳实、姜汁、半夏、厚朴、草果。（《眉寿堂方案选存·卷上》）

伏邪留于少阴、厥阴之间，为三日疟，百日不愈，邪伤真阴，梦遗盗汗，津液日枯，肠燥便难。养阴虽似有理，但深沉疟邪，何以追拔扫除？议以早服仲景鳖甲煎丸三十粒，开水送，午后服养阴通阳药，用复脉汤加减。

生牡蛎、鹿角霜、酸枣仁、阿胶、麦冬、炙草、生地、桂枝、大枣。（《叶氏医案存真·卷一》）

伏邪三疟。

桂枝、块苓、厚朴、煨姜、花粉、橘白。（《未刻本叶氏医案·保元方案》）

服露姜饮颇逸，第寒热仍来，知邪伏于阴，不得透解。大便不通，又经旬日，议从厥阴搜逐，使肝遂疏泄，可望疟止。每天

明、午刻、交子，各用鳖甲煎丸七粒，连进六日，斯三阴三阳皆通，邪无容足之地矣。（《眉寿堂方案选存·卷上》）

复疟，脉弦数。

人参、九制首乌，阴阳水煎，露一宿。（《未刻本叶氏医案·保元方案》）

复疟，瞀闷，渴饮。

鳖甲、槟榔汁。（《未刻本叶氏医案·保元方案》）

复疟，气弱神倦。

人参、茯苓、生姜、谷芽、陈皮、乌梅。（《未刻本叶氏医案·保元方案》）

复疟，舌黄，脉弦，宜和肝胃。

谷芽、半曲、广皮、茯苓、煨姜、木瓜。（《未刻本叶氏医案·保元方案》）

高。疟发既多，邪入于络。络属血分，汗下未能逐邪。仲景制鳖甲煎丸一法，搜剔络中留伏之邪，五六日必效。早午暮各服七粒。（《临证指南医案·卷六》）

海盐，四十二。据述缘季秋，外邪变疟，延及百日始愈。凡秋疟，是夏月暑湿热内伏，新凉外触，引动伏邪而发。俗医但知柴葛肌，暑湿伤在气分，因药动血，血伤挛痹，筋热则弛，筋寒则纵，遂致酿成痿痹难效症。

当归身、桑寄生、生虎骨、枸杞子、抚芎、沙苑蒺藜。（《叶氏医案存真·卷三》）

寒热而呕，罢则汗出，四日一发，牝疟也。"疟论"云：邪气客于六腑而有时，与卫气相失，不能相得，故休四、五日，或数日乃作也。今脉沉弦迟，发必大吐、大汗。阳气与中气乏竭，应扶阳补中，以固元气。

制川附、人参、炮姜、炒白芍、草果仁、牡蛎、炙甘草，加大枣一枚。（《叶氏医案存真·卷二》）

韩，二七。疟不止，欲吐。

炒半夏一钱半，厚朴一钱，青皮一钱，炒焦知母一钱半，草果仁一钱，橘红一钱，临服调入姜汁一钱。（《临证指南医案·卷六》）

华。用劫药疟止。新沐疟来，阳弱失卫，外邪直侵入里。证以疟来不得汗，邪不从外解大着。

川桂枝、炮黑川乌、生白术、炒黑蜀漆、全蝎、厚朴，姜汁丸。（《临证指南医案·卷六》）

淮安，廿二。露姜饮止疟，是益中气以祛邪，虚人治法皆然。脾胃未醒，宜忌腥酒浊味。

大半夏加益智、橘红，姜汁泛丸。（《叶氏医案存真·卷三》）

姬。疟脉沉涩，中脘痞结。此属里症，用泻心法。

半夏、川连、橘红、枳实、黄芩、生姜汁。

又：脉沉，右关大。疟未止，寒热子后作，烦渴，中闷不欲食。

醋炒半夏、杏仁、黄芩、花粉、草果、生姜。（《临证指南医案·卷六》）

间日疟脉弦，烦渴无汗，头微痛，往来寒热欲呕，可与小柴胡汤。

柴胡、人参、生姜、黄芩、半夏。（《眉寿堂方案选存·卷上》）

津伤复疟，寒热烦渴。

桂枝白虎汤，加花粉。（《眉寿堂方案选存·卷上》）

经月疟邪。仲景谓：结为癥瘕者，气血交病。病已入络，久必成满胀，疟母胶固黏着，又非峻攻可拔。当遵仲景鳖甲煎丸之例，日饵不费，以搜络邪。

鳖甲煎丸三百粒每服十粒，日服二，夜服一。(《叶氏医案存真·卷二》)

经云：夏伤于暑，秋为痎疟。今时已孟冬，疟始发动。盖以邪气内藏于脏，为厥、少两阴经疟也，拟以温脏法。

厚朴、制附子、生牡蛎、炙甘草、大枣。(《叶氏医案存真·卷二》)

久疟，宜和营卫。

茯苓、炙草、煨姜、桂枝、白芍、南枣。(《未刻本叶氏医案·方案》)

厥阴阴疟不止，能食。

熟地炭、淡苁蓉、牡蛎、五味子、鹿角霜、龙骨。(《眉寿堂方案选存·卷上》)

劳疟不止，肢肿寒多。

阳旦汤，加牡蛎、云母石。(《眉寿堂方案选存·卷上》)

李。不饥，口涌甜水。疟邪未清，肝胃不和。

川连、干姜、枳实、栝蒌仁、半夏、广皮白、姜汁。

又：口涌甜水，脾瘅。

川连、黄芩、厚朴、半夏、生干姜、广皮。

煎送脾约丸。

又：橘半枳术丸。(《临证指南医案·卷六》)

林，三十五岁。此夏受湿邪成疟，气分受病，脾胃未醒，过秋分天降露霜，此气整肃。

生白术、宣木瓜、茯苓、益智仁、新会、陈皮。(《叶天士晚年方案真本·杂症》)

凌，十三。疟久，脾胃气伤。不食倦怠，半年不肯复元。论理必用参、术益气，但贫窘，岂能久用？然久延不苏，倘腹满浮肿，便难调治。

白术膏加砂仁末。（《临证指南医案·卷六》）

露姜饮止疟，是益中气以驱邪，虚人治法皆然。脾胃未醒，忌进腥浊。

人参、炙草、半夏、益智仁、橘红、姜汁。（《眉寿堂方案选存·卷上》）

陆。疟截，虚气痞结，成身痛。

桂枝、炒焦半夏、姜汁、广皮白、当归、茯苓。（《临证指南医案·卷六》）

马。疟半月不止，左胁下已有疟母。寒热时，必气痞呕逆。乃肝邪乘胃，有邪陷厥阴之象。拟进泻心法。

川连、黄芩、干姜、半夏、人参、枳实。（《临证指南医案·卷六》）

脉数，稚年阴气先伤，阳气独发，暮夜潮热，天晓乃缓，由夏暑内伏，入秋乃发，病名瘅疟。色白肌瘦，久热延虚，不可汗下消导，再伤阴阳。舌边赤，中心苔腻，兼欲呛咳，热灼上焦，肺脏亦病。法宜育阴制阳，仍佐清暑肃上，用景岳玉女煎。

鲜生地、石膏、生甘草、麦门冬、知母、竹叶心。（《眉寿堂方案选存·卷上》）

脉微阳伤，三疟形浮。

真武汤。（《未刻本叶氏医案·方案》）

毛氏。用玉女煎，寒热未已，渴饮仍然，呕恶已减，周身皆痛。诊脉两手俱数，舌色灰白，边赤，汗泄不解。拟用酸苦泄其在里热邪，务以疟止，再调体质。

黄芩、黄连、草果、白芍、乌梅、知母，用秋露水煎药。

又：寒热由四末以扰中宫，胃口最当其残害。热闷不饥，胃伤邪留。清热利痰，固为要法。

冒暑远行，热气由口鼻入，犯上犯中，分布营卫，故为寒热疟疾。当淡薄食物，清肃胃气。投药以凉解芳香，或甘寒生津，皆可疗此。奈何发散以去寒，不知口鼻受热，与皮肤受寒迥别，治之不效，肆行滋补，参、术、芪、地，黏腻中宫，肺气壅闭，胃中滞凝，肿胀每上至下，一身气机不通。张戴人所谓邪得补而势盛，如养寇殃良之比。但病久形消，矫其非而再为攻逐，又虑正气之垂寂，故改汤为丸。丸者缓也，使中焦得疏，渐渐转运，六腑有再通之理。腑通，经之气无有不通者矣。每日进丹溪保和丸。（《眉寿堂方案选存·卷上》）

某，二二。寒起四末，渴喜热饮，属脾疟状。先当温散。

杏仁、厚朴、草果仁、知母、生姜、半夏。（《临证指南医案·卷六》）

某，三八。少阴三疟已久，当升阳温经。

鹿茸、熟附子、人参、粗桂枝、当归、炒黑蜀漆。（《临证指南医案·卷六》）

某，三一。疟邪由四末以扰中宫，脾胃受伤无疑。但寒暑更迁，病邪既久，脏腑真气自衰。两年来纳谷不运，渐觉衰微，不耐风冷之侵，并无凝痰聚气见症。此必胸中宗气自馁，致清阳不司转运。当以仲景苓桂术甘汤。

又：六君子汤去甘草，加檀香泥、桂枝木。（《临证指南医案·卷六》）

某，四五。三疟经年，至今复受湿邪。及发日来，舌白脘闷，渴喜热饮。当温太阴。

杏仁、草果、知母、桂枝、半夏、生姜、厚朴、乌梅。（《临

证指南医案·卷六》)

某。间疟，寒热俱微。此属湿疟。

杏仁三钱，厚朴一钱，桂枝木五分，飞滑石三钱，草果八分，炒半夏一钱半，茯苓皮三钱，绵茵陈一钱半。(《临证指南医案·卷六·疟·湿疟》)

某。劳疟畏寒，下虚不纳。

六味加肉桂、五味。(《临证指南医案·卷六》)

某。脉濡，面黄舌白，脘中格拒，汤水皆呕，三日疟一至。据色脉诊，乃足太阴阳微饮结，当以温药和之。

半夏、荜茇、丁香柄、草蔻、厚朴、姜汁。(《临证指南医案·卷六》)

某。疟未止，热陷下痢，中痞不欲食。

人参、川连、黄芩、生白芍、广皮、炒当归、炒山楂、干姜、枳实、银花。

又：疟后劳复。

人参、当归、白芍、枣仁、茯神、广皮、生姜、南枣。(《临证指南医案·卷六》)

某。阴疟两月，或轻或重。左胁按之疠痛，邪伏厥阴血络，恐结疟母。议通络以逐邪，用仲景鳖甲煎丸。每早服三十粒，当寒热日勿用。(《临证指南医案·卷六》)

某氏。建中法甚安，知营卫二气交馁。夫太阳行身之背，疟发背冷，不由四肢，是少阴之阳不营太阳，此汗大泄不已矣。孰谓非柴、葛伤阳之咎欤？议用桂枝加熟附子汤。

人参桂枝汤加熟附子。(《临证指南医案·卷六》)

疟病，《内经》谓小邪之中，虽云十二经之疟，总不离乎少阳。少阳肝脏相附，疟久盘踞，未免凝痰积血，即成病根矣。虚者补正为先，补正不应，法当破血。

柴胡、草果、炒桃仁、青蒿、半夏、归尾、桂枝、炒黑蜀漆。（《叶氏医案存真·卷二》）

疟发六七十候，寒热邪聚，必交会于中宫。脾胃阳气消乏，致痞胀不能纳食运化，三年不愈，正气未复。诊脉沉微，阳伤必浊阴盘踞，但以泄气宽胀，中州愈困愈剧。必温通，浊走阳回，是久病治法。

生淡干姜、生益智、厚朴、茯苓、人参、泡淡附子。（《叶氏医案存真·卷一》）

疟发六七十候，寒热邪聚，必交会于中宫。脾胃阳气消乏，致痞胀不能纳食运化，三年不愈，正气未复。诊脉沉微，阳伤必浊阴盘踞，但以泄气宽胀，中州愈困愈剧。必温通，浊走阳回，是久病治法。

生淡干姜、生益智、厚朴、茯苓、人参、泡淡附子。（《叶氏医案存真·卷一》）

疟发三日，三月不止。邪留在阴，热解无汗，气冲胸闷，痰涎甚多。问寒起腰髀及背部，议从督脉升阳。

人参、炒黑川椒、鹿茸、茯苓、炒黑小茴、炒当归。（《叶氏医案存真·卷一》）

疟发于秋，名曰伏气，两旬不解，消滞清火而不见效。寒少热多，口渴喜暖，心中懊侬，不能自主。是无形气结，蒌、连、枳、半，只治有形有滞，寒热未能开提，懊侬气结，况无汗为烦，表里气机不行，显然窒闭。宗仲景栀豉汤，一升一降，以开其结。

栀子、香豉各三钱。（《眉寿堂方案选存·卷上》）

庄，宜兴，十九岁。疟痢后脾肾两伤，用缪氏法。

双补丸。（《叶天士晚年方案真本·杂症》）

疟久邪入络，络主血，邪结血分，则为疟母。仲景鳖甲煎丸专以升降宣瘀治肝，谓寒热不离少阳，久必入肝。肝主血，左胁为肝膜俞也，攻病固当如是。但久有遗精，食少不化，诸恙病非一端。此攻邪温补，未能却病，莫若养正，气旺邪自除，古有诸矣。

午服妙香散，晚服阿魏丸。(《眉寿堂方案选存·卷上》)

疟久阳微失护，寒热不已，法宜温阴中之阳。

鹿茸、附子、当归、人参、茯苓、生姜。(《未刻本叶氏医案·保元方案》)

疟来即三日一发，头痛，咳嗽，渴饮，从手太阴治。

桂枝白虎汤。(《未刻本叶氏医案·保元方案》)

疟来呕吐，失血成块且多，乃平素劳伤积瘀，因寒热攻动胃络，瘀浊遂泛。血后肢冷汗出，阳明虚也。但疟邪仍来，口渴胸痞。虽是热邪未尽，然苦寒枳、朴等药再伐胃气，恐非所宜。

鲜生地、生鳖甲、知母、生白芍、牡丹皮、竹叶心。(《眉寿堂方案选存·卷上》)

疟两旬不解，寒多热少，是为牝疟，进牡蛎散。

牡蛎、龙骨、肉桂、白芍、云母、蜀漆、炙草、大枣。(《眉寿堂方案选存·卷上》)

疟母窃踞少阳，气血凝阻。

蜣螂、金铃子、桃仁、三棱、䗪虫、归身、元胡索、蓬术，韭汁丸。(《叶氏医案存真·卷二》)

疟起四肢，扰及中宫，脾胃独受邪攻，清气已伤，不饥不食，胃中不和，夜痛不寐，小溲赤浊，即经言：中气不足，溲溺为变。须疟止之期，干支一周，经腑乃和。明理用药，疏痰气，补脾胃，清气转旋，望其纳谷。

熟半夏、生益智、人参、厚朴、茯苓、广皮，临服入姜汁三分。(《叶氏医案存真·卷一》)

疟热通络，牙宣。

生地、石膏、知母、麦冬、竹叶。(《未刻本叶氏医案·保元方案》)

疟有十二经，然不离少阳、厥阴。此论客邪之伤，若夹怫郁嗔怒，致厥阴肝气横逆，其势必锐。经言：肝脉贯膈入胃，上循喉咙，而疟邪亦由四末扰中，故不饥不食，胃受困也。夫治病先分气血，久发频发之恙，必伤及络，络乃聚血之所，久病血必瘀闭，香燥破血，凝滞滋血，皆是症之禁忌也．切宜凛之。

青蒿、生鳖甲、炒桃仁、当归尾、郁金、橘红、茯苓。

又方：桃仁、柏子仁、新绛屑、青葱管、归须。(《叶氏医案存真·卷一》)

潘氏。伏邪发热，厥后成疟，间日一至。咳嗽痰多，恶心中痞。其邪在肺胃之络，拟进苦辛轻剂。

杏仁、黄芩、半夏、橘红、白蔻、花粉。(《临证指南医案·卷六》)

前此未尽疟邪仍至，兼之恼怒，肝气结聚中焦，补虚之中必佐散邪开结。

人参、生牡蛎、白芍、橘红、炙鳖甲、丹皮。(《眉寿堂方案选存·卷上》)

钱，淮安，二十二岁。露姜饮止疟，是益中气以祛邪，虚人治法皆然。脾胃未醒，忌腥酒浊味。

大半夏加橘红、益智，姜汁丸。(《叶天士晚年方案真本·杂症》)

钱，三五。遇劳疟发数年，初起即三阴，此伤损已在脏

阴之络，最难速效。甘温益气，久进益气汤。（《临证指南医案·卷六》）

钱氏。暑热伤气成疟，胸痞结，呕吐痰沫，皆热气之结。前医泻心法极是。

人参汁、枳实汁、黄连、黄芩、炒半夏、杏仁、厚朴、姜汁。（《临证指南医案·卷六》）

热邪入肺为温疟。

桂枝白虎汤。（《眉寿堂方案选存·卷上》）

仍伏邪成疟，寒热间日作，汗多欲呕，佐肃清暑湿方法。

桂枝木、川连、人参、生牡蛎、乌梅、白芍。（《眉寿堂方案选存·卷上》）

三疟，色黄，脉弦偏右。

草果仁、生姜、知母、乌梅。（《未刻本叶氏医案·保元方案》）

三疟留热，伏于厥阴络中，左胁瘕聚有形，是为疟母。寐则惊惕，若见鬼神。夫肝为藏魂、藏血之乡，热邪内灼，藏聚失司，非攻补可疗，议清解血中之结以祛热。

大生地、柏子仁、炒丹皮、生鳖甲、生牡蛎、郁李仁、炒桃仁。（《叶氏医案存真·卷一》）

三疟脉弦。

炙草、煨姜、当归身、茯苓、南枣、粗桂木。（《未刻本叶氏医案·保元方案》）

三日疟，是邪干阴经，表散和解，不能去病，询知不慎口腹。食物之气，亦能助邪，宜先理脾胃而廓清之。

桂枝木、生鳖甲、乌梅肉、常山、广皮、知母、草果、淡黄芩。（《叶氏医案存真·卷一》）

三日疟是邪伏阴分而发，非和解可效。久发不止，补剂必以升阳，引伏邪至阳分乃愈，守补药则非。

鹿茸、人参、熟附子、炒黑杞子、鹿角霜、当归、茯苓、炒沙苑。(《眉寿堂方案选存·卷上》)

三阴疟，是阴分伏邪。汗之、清之不解，但与腻滞补药，邪无出路，遂致吐衄，寒自背起，督脉应乎太阳。

川桂枝、熟半夏、炒白芍、炒黑蜀漆、生牡蛎。(《叶氏医案存真·卷一》)

沈。阳微复疟。

桂枝、当归、黄芪、防风、鹿角屑、姜汁、南枣。(《临证指南医案·卷六》)

湿盛寒战，不解成疟。湿主关节为痛，邪在里为烦，总以湿热里症，治宜用苦辛。

川连、黄芩、杏仁、姜汁、半夏、厚朴。(《眉寿堂方案选存·卷上》)

湿郁成疟，脉弦小，宜辛温和之。

藿香、半夏、厚朴、杏仁、生姜、橘白。(《未刻本叶氏医案·保元方案》)

暑湿成疟，脉虚，宜用和法。

藿香梗、半夏、连皮苓、杏仁、橘皮白、木瓜、老生姜。(《未刻本叶氏医案·保元方案》)

暑湿成疟。

竹叶卷心、石膏、半夏、飞净滑石、杏仁、草果。(《未刻本叶氏医案·方案》)

孙。高年发疟，寒热夜作，胸闷，不欲食，烦渴热频，最虑其邪陷为厥。进阳旦法。

桂枝、黄芩、花粉、生白芍、生左牡蛎、煨姜、南枣。（《临证指南医案·卷六》）

胎孕而患疟，古人先保胎，佐以治病。兹胗、齿燥、舌白，呕闷自利。乃夏令伏邪，至深秋而发，非柴、枳之属可止。呕吐黑水，腹痛，胎气不动，邪陷入里，蒸迫脏腑，是大危之象。

黄芩、黄连、黄柏、秦皮、川贝母。

再诊：寒少热多，即先后厥之谓热甚。胎攻冲心痛，盖胎在冲，疟邪从四末渐归胃，冲脉属阳明胃脉管辖。上呕青黑涎沫，胎受邪迫，上攻冲心，总是邪热无由发泄，内陷不已，势必坠胎。且协热自利，外邪从里而出，有不死不休之戒。方书保胎，必固阴益气。今热炽壅塞，人参、胶、地反为热邪树帜。前以纯苦气寒，急取固上焦，阳明胃、厥阴肝两治。今则用酸苦辛，泄两经之热邪，外以井泥护胎。

川连、草决明、乌梅肉、石莲肉、黄芩、白芍、炒川椒。

三诊：苦辛酸清泄阳明厥阴邪热，兼外护胎法，病减十之二。视苔色芒刺，舌心干板，而心中痛不已。此皆热邪内迫，阳津阴液告穷。两日前虑其陷伏闭塞，今又怕其昏痉，最难调治。夫护胎存阴，清邪去邪，俱不可少。

阿胶、鲜生地、川连、鸡子黄、知母。（《叶天士医案》）

体虚温疟，当从和正解邪、禁用柴、荆发散，及沉重伤下药。

桂枝木、黄芩、杏仁、花粉、生白芍、半夏曲、橘红、豆蔻。（《眉寿堂方案选存·卷上》）

同里，五十三。瘦人多燥，瘅疟热气由四末乘至中焦，胃中津液为邪热劫燥，不饥不食，五味不美，是胃阴伤也。人身不过阴阳二气，偏则病，离则不治矣！

人参、麦冬汁、知母、生甘草。（《叶氏医案存真·卷三》）

头痛恶心呕涎，冷自四肢起，舌白渴饮胸痞闷，眼白带黄，汗多，乃太阴湿疟也。夏秋伏邪而发，并非暴受风寒，不可发散。

杏仁、枳壳、广皮白、半夏、藿梗、蔻仁、厚朴、姜汁。（《眉寿堂方案选存·卷上》）

汪。此湿热与水谷交蒸，全在气分，尝得三焦分消清解。既成间日疟疾，邪正互争，原无大害。初误于混指伤寒六经，再谬于参、术守补，致邪弥漫。神昏喘急，谵妄痉搐，皆邪无出路，内闭则外脱。求其协热下利，已不可得。诊脉细涩，按腹膨满。夫痞满属气，燥实在血。今洞利后而加腹满，诸气皆结，岂非闭塞而然？溃败决裂至此，难望挽救。

细叶菖蒲根汁二钱，草果仁五分，茯苓皮三钱，紫厚朴一钱，绵茵陈三钱，辰砂益元散五钱，连翘心一钱半，金银花三钱。

另用牛黄丸一服，用凉开水缓缓以茶匙挑化服。（《临证指南医案·卷六》）

温疟脘闷。

草果、半夏、乌梅、厚朴、橘白、杏仁。（《未刻本叶氏医案·保元方案》）

温疟阴伤，足热阳亢，病发日早。

六味去萸肉、山药，加人参、生芍、生鳖甲。（《眉寿堂方案选存·卷上》）

吴，六一。背寒，舌白粉苔，知饥食无味。此为无阳，温中下以托邪。

生白术、厚朴、桂枝、附子、草果仁、茯苓。

又：照方去茯苓，加人参、炙草、生姜。（《临证指南医案·卷六》）

吴，四一。三疟愈后反复。寒多有汗，劳则阳泄致疟。议护阳却邪。

川桂枝、熟附子、生於术、炙草、生姜、南枣肉。（《临证指南医案·卷六》）

下焦精亏，疟邪遂入少阴，当其发作从背起，乃太阳与少阴表里相应也。阴邪得汗不解，托邪固是，但气易泄。姜、附纯刚，又恐劫阴矣。

人参、鹿茸、桂枝、细辛、杞子炭、归身炭、生姜。（《叶天士医案》）

项。疟已过月，形脉俱衰。平素阳虚，虚则邪难解散。腹胀是太阴见症，治从脾胃。

人参一钱，半夏二钱，生於术二钱，茯苓二钱，草果仁二钱，淡姜一钱。（《临证指南医案·卷六》）

邪深入阴，三日乃发，间疟至，必腰腹中痛，气升即呕，所伏之邪，必在肝络，动则犯胃，故呕逆烦渴。肝乃木火内寄之脏，胃属阳土宜凉，久聚变热，与初起温散不同，邪久不祛，必结瘕形疟母。

生鳖甲、生桃仁、知母、滑石、醋炒半夏、草果仁。（《叶氏医案存真·卷二》）

邪与气血交凝，则成疟母。病在络，自左胁渐归于中焦，木乘土位。东垣谓：疟母必伤脾胃。既成形象，宣通佐芳香乃能入络。凡食物肥腻呆滞，尤在禁例，所虑延成中满。

人参、茯苓、木香、草果、陈皮、香附汁、厚朴、青皮。（《叶氏医案存真·卷一》）

邪与气血交凝，则成疟母。病在络，自左胁渐归于中焦，木乘土位。东垣谓：疟母必伤脾胃。既成形象，宣通佐芳香乃能入络。凡食物肥腻呆滞，尤在禁例，所虑延成中满。

人参、茯苓、木香、草果、陈皮、香附汁、厚朴、青皮（《叶氏医案存真·卷一》）

阳微不振，疟发不已。

於术、茯苓、煨姜、附子、广皮、益智。（《未刻本叶氏医案·方案》）

阳微伏邪，寒多热少，间日一发，治以辛温。

杏仁、桂木、生姜、茯苓、炙草、大枣。（《未刻本叶氏医案·保元方案》）

阳虚阴亦伤损，疟转间日，虚邪渐入阴分，最多延入三日阴疟。从前频厥，专治厥阴肝脏而效。自遗泄至今，阴不自复，鄙见早服金匮肾气丸四五钱，淡盐汤送，午前进镇阳提邪方法，两路收拾，阴阳仍有泄邪功能，使托邪养正，两无妨碍。

人参、生龙骨、生牡蛎、炒黑蜀漆、川桂枝、淡熟附子、炙草、南枣、生姜。

此仲景救逆汤法也，龙属阳入肝，蛎属阴入肾。收涩重镇，脏真自固，然二者顽钝呆滞，藉桂枝以入表，附子以入里，蜀漆飞入经络，引其固涩之性，趋走护阳，使人参、甘草以补中阳，姜、枣以和营卫也。（《叶氏医案存真·卷一》）

阴疟汗多，下焦冷。用升阳法。

人参、鹿茸、桂枝木、当归、炙甘草、生姜、大枣。（《临证指南医案·卷六》）

阴疟久虚。

益气汤加附子。（《眉寿堂方案选存·卷上》）

阴疟足太阴经，先进柴胡姜桂汤。

柴胡、黄芩、瓜蒌根、甘草、桂枝、干姜、生牡蛎。（《眉寿堂方案选存·卷上》）

詹，二九。三疟脾发，用露姜法，寒止热盛。加入乌梅五分，取其酸味以和阴，谓其疟久，阴亦伤耳。（《临证指南医案·卷六》）

张，海盐，六十三岁。据述秋季外邪变疟，延几月始愈。夫秋疟是夏令暑湿热内伏，新凉外触，引动伏邪而发，俗医但知柴葛解肌小柴胡等汤。不知暑湿在气分，因药动血，血伤、挛脾，筋热则弛，筋寒则纵，乃致有年痿痹难效之。

当归、寄生、虎骨、杞子、沙苑、抚芎。（《叶天士晚年方案真本·杂症》）

张，茜泾，三十七岁。三疟已十三个月，汗多不解，骨节痛极，气短嗳噫，四肢麻。凡气伤日久，必固其阳。

人参、炒蜀漆、生左牡蛎、桂枝、淡熟川附子、五花生龙骨、老生姜、南枣肉。（《叶天士晚年方案真本·杂症》）

张。脉数，疟来日迟，舌干渴饮。积劳悒郁，内伤居多，致邪气乘虚，渐劫阴气。热邪坠于阴，热来小溲频数，故汗多不解。议清阴分之热，以救津液。

活鳖甲、知母、草果、鲜生地、炒桃仁、花粉。（《临证指南医案·卷六》）

张妪。暑风入肺成疟。

淡黄芩、杏仁、滑石、橘红、青蒿梗、连翘。（《临证指南医案·卷六》）

诊左现小数，右缓濡弱。食已烦倦，是脾阳衰渐，古人谓疟、痢都因脾弱也。况便溏足冷，色夺形瘦，若不急补后天，以崇母气，区区疲药，元气消惫矣。用局方加味四兽饮。

人参、熟术、草果仁、广皮、茯苓、炙草、乌梅肉。（《眉寿堂方案选存·卷上》）

正气已虚，热邪陷伏，故间疟延为三日，其象为厥，舌涸，胸痹，哕呕，恐成翻胃呃逆之症，先以旋覆代赭，镇其上逆之气，以泻心散其胸中之热。

人参、川连、白芍、旋覆、代赭、牡蛎。(《叶氏医案存真·卷三》)

正虚邪盛，疟甚恐脱。

生益智仁、广陈皮、知母、生大谷芽、乌梅肉、生姜。(《未刻本叶氏医案·方案》)

稚年三日疟，太阴脾伤为多，饮食忌用腥膻，劫邪继以升阳。

常山、白术、厚朴、草果、陈皮、姜汁。(《眉寿堂方案选存·卷》)

左数甚。

人参、五味、山药、熟地、芡实、茯神。(《眉寿堂方案选存·卷上》)

陈，十八岁。暑伤，热入于阴，瘅疟。

生淡鳖甲、肥白知母、粉牡丹皮、川贝母、大原生地、地骨皮、麦门冬肉、生粉甘草。(《叶天士晚年方案真本·杂症》)

程。阴气先伤，阳气独发，有瘅热无寒之虑。

鲜生地、知母、麦冬、竹叶心、滑石。(《临证指南医案·卷六》)

孙。阴气先伤，阳气独发，犹是伏暑内动。当与《金匮》瘅疟同例。

竹叶、麦冬、生地、玄参、知母、梨汁、蔗浆。(《临证指南医案·卷六》)

唐。未病形容先瘦，既病暮热早凉。犹然行动安舒，未必真正重病伤寒也。但八九日，病来小愈，骤食粉团腥面。当宗食谷发热，损谷则愈。仲景未尝立方。此腹痛洞泻，食滞阻其肠胃，大腑不司变化。究其病根，论幼科体具纯阳，瘦损于病前，亦阳亢为消烁。仲景谓：瘅疟者，单热不寒。本条云：阴气孤绝，阳气独发，热灼烦冤，令人消烁肌肉。亦不设方，但云以饮食消息之。嘉言主以甘寒生津可愈，重后天胃气耳。洞泻既频，津液更伤。苦寒多饵，热仍不已。暮夜昏谵，自言胸中格拒，腹中不和。此皆病轻药重，致阴阳二气之残惫。法当停药与谷，谅进甘酸，解其烦渴，方有斟酌。

又：鼻煤，唇裂舌腐。频与芩、连，热不肯已。此病本轻，药重于攻击，致流行之气结闭不行，郁遏不通，其热愈甚。上则不嗜饮，不纳食，小溲颇利，便必管痛。三焦皆闭，神昏瘛疭有诸。

连翘心三钱，鲜石菖蒲汁一钱半，川贝母三钱，杏仁二十粒，射干二分，淡竹叶一钱半。

又：自停狠药，日有向愈之机。胃困则痞闷不欲食，今虽未加餐，已知甘美，皆醒之渐也。童真无下虚之理，溲溺欲出，尿管必痛，良由肺津胃汁因苦辛燥热烈气味劫夺枯槁，肠中无以营运。庸医睹此，必以分利。所谓泉源既竭，当滋其化源。九窍不和，都属胃病。

麦门冬二钱，甜杏仁四钱，甜水梨皮三钱，蔗浆一木杓。（《临证指南医案·卷六》）

蔡氏。三日疟，一年有余，劳则欲发内热。素有结痞，今长大攻走不定，气逆欲呕酸，经闭四载。当厥阴阳明同治。

半夏、川连、干姜、吴萸、茯苓、桂枝、白芍、川椒、乌梅。（《临证指南医案·卷六》）

疟虽止，色黄，脉呆钝，湿未净耳。

谷芽、半曲、陈皮、茯苓、木瓜、乌梅。(《未刻本叶天士医案·保元方案》)

疟邪伤气，乏力用参，奈何?

生益智仁、宣木瓜、煨姜、炒焦半曲、生谷芽、茯苓。(《未刻本叶天士医案·保元方案》)

附录　方剂组成

A/

安胃丸：乌梅、川椒、附子、桂枝、干姜各一两，黄柏二两，黄连五钱，川楝子肉、广皮、青皮各二两，白芍三两，人参量加，如有邪者可勿用。再用川椒、乌梅汤法丸。一方无广皮，有当归、细辛。

B/

白虎加桂枝汤：即白虎汤加桂枝。

白金丸：白矾、郁金。

斑龙二至百补丸：鹿角、黄精、杞子、熟地、菟丝子、金樱子、天冬、麦冬、牛膝、楮实子、龙眼肉，已上药，同鹿角熬成膏，加入炼蜜，调入后药末，杵合为丸。鹿角霜、人参、黄芪、芡实、茯苓、山药、知母、熟地、萸肉、五味子十味为细末，和前膏为丸。

斑龙丸：鹿角胶、鹿角霜、熟地、菟丝子、柏子仁。

保和丸：山楂、神曲、茯苓、半夏、陈皮、卜子、连翘。

本事方神效散：白海浮石、蛤粉、蝉蜕，为细末，用大鲫鱼胆七个调，服三钱。

萆薢分清饮：川萆薢、石菖蒲、乌药、益智仁、甘草梢、食盐、茯苓。

鳖甲煎丸：鳖甲、乌扇、黄芩、柴胡、鼠妇、干姜、大黄、芍药、桂枝、葶苈、石韦、厚朴、丹皮、瞿麦、紫威、半夏、人参、䗪虫、阿胶、蜂窠、赤硝、蜣螂、桃仁、煅灶下灰、清酒。《千金方》有海藻、大戟，无鼠妇、赤硝。

补中益气汤：人参、黄芪、白术、甘草、陈皮、当归、升麻、柴胡、生姜、大枣。

C /

川芎茶调散：川芎、薄荷、荆芥、羌活、白芷、甘草、防风、细辛，为末，茶调服。

葱白丸：熟地四两，白芍、当归、川楝子、茯苓各二两，川芎、枳壳、厚朴、青皮、神曲、麦芽各一两半，三棱、蓬术各一两，干姜、大茴、木香各七钱，肉桂五钱，用葱白汁丸。又方：人参、阿胶、川芎、当归、厚朴，用葱白汁丸。

D /

大半夏汤：半夏、人参、白蜜。

大补阴丸：黄柏、知母、熟地、龟板、猪脊髓。

大造丸：紫河车、龟板、人参、熟地、天冬、麦冬、黄柏、牛膝、杜仲。

当归建中汤：即小建中汤加当归。

当归龙荟丸：当归、龙胆草、山栀、黄连、黄柏、黄芩、大黄、青黛、芦荟、木香、麝香，蜜丸，姜汤下。

导赤散：生地、木通、甘草梢、淡竹叶。

地黄饮子：熟地、巴戟、山萸、苁蓉、附子、官桂、石斛、茯苓、菖蒲、远志、麦冬、五味。

东垣清心凉膈散：连翘、薄荷、黄芩、山栀、桔梗、甘草、竹叶，水煎服。

都气丸：即六味地黄丸加五味子。再加附子名附都气丸。

E/

二陈汤：半夏、陈皮、茯苓、甘草、生姜。

二贤散：陈皮、甘草。

二至丸：冬青子、旱莲草。

F/

附子理中汤：即理中汤加附子。

附子泻心汤：附子、黄芩、黄连、大黄。

G/

甘露饮：生地、熟地、天冬、麦冬、石斛、茵陈、黄芩、枳壳、枇杷叶、甘草。一方加桂、苓，名桂苓甘露饮。

更衣丸：朱砂（研）五钱，芦荟（研）七钱，好酒和丸，每服一钱二分。

归脾汤：人参、白术、茯神、枣仁、龙眼肉、黄芪、当归、远志、木香、炙草、生姜、大枣。

桂苓五味甘草汤：桂枝、茯苓、五味、甘草。

桂枝附子汤：桂枝、附子、甘草、生姜、大枣。

H/

海粉丸：蛤粉、瓜蒌实、杏仁各一两，广皮、紫苏各二两，白术、土贝母各四两，紫菀三两，木香五钱，炼蜜丸。

海蛤丸：天冬、瓜蒌霜、海浮石、蛤粉、风化硝、桔梗、橘红、香附、竹沥、姜汁，蜜丸。

何人饮：何首乌、人参、当归、陈皮、煨姜。

侯氏黑散：菊花、白术、防风、桔梗、黄芩、细辛、茯苓、牡蛎、人参、矾石、当归、干姜、川芎、桂枝，为散，酒服。

虎潜丸：熟地、虎胫骨、龟板、黄柏、知母、锁阳、当归、牛膝、白芍、陈皮、羯羊肉。

琥珀黑龙丹：即黑龙丹。当归、五灵脂、川芎、良姜、熟地各二两，锉碎入砂锅内，纸筋盐泥固济，火煅过；百草霜一两，硫黄、乳香各二钱，琥珀、花蕊石各一钱，上为细末，醋糊丸如弹子大，每用一二丸，炭火煅红，投入生姜自然汁浸碎，以童便合酒调灌下。

还少丹：熟地、山药、牛膝、枸杞、山萸、茯苓、杜仲、远志、五味子、楮实、小茴、巴戟、苁蓉、菖蒲。

黄芪建中汤：即小建中汤加黄芪。

回生丹：大黑豆（用水漫取壳，用绢袋盛壳，同豆煮熟，去豆不用，将壳晒干，其汁留用）三升，红花（炒黄色，入好酒四碗，煎十余滚，去渣存汁听用）三两，苏木（河水五碗，煎汁三碗听用）三两，大黄（为末）一斤，陈米醋九斤。上将大黄末一斤，入净锅，下醋三斤，文火熬。用长木箸不住手搅之。将成膏，再加醋三斤，熬之，又加醋三斤，次第加毕。然后下黑豆汁三碗，次下苏木汁，次下红花汁，熬成大黄膏，取入瓦盆盛之。大黄锅焦亦铲下，入后药同磨。人参二两，川芎、当归、熟地、茯苓、香附、延胡、苍术（米泔浸、炒）、桃仁、蒲黄各一两，乌药二两半，牛膝、地榆、橘红、白芍、羌活、炙草、五灵脂、山萸、三棱各五钱，良姜、木香各四钱，木瓜、青皮、白术各三钱，益母草二两，乳香、没药各二钱，马鞭草五钱，秋葵子三钱；上三十味，并前黑豆壳共晒干，为细末，入石臼内，下大黄膏，再下炼熟蜜一斤，共捣千捶为丸。每丸重二钱七分，静室阴干二十余日，不可烘晒。干后止重二钱，外以蜡作壳护之，用时去蜡调服。一方无益母草、马鞭草、秋葵子三味，并不用蜜，醋止用八碗。

活络丹：川乌、草乌、胆星、地龙、乳香、没药。

J /

济生肾气丸：即金匮肾气丸加车前、牛膝。叶氏用茯苓八两为君，熟地只用四两。又薛氏济生丸分量不同。

金刚丸：萆薢、杜仲、肉苁蓉、菟丝子。

进退黄连汤：川黄连（姜汁炒）一钱半，干姜（炮）一钱半，人参（人乳拌蒸）一钱半，桂枝一钱，半夏（姜制）一钱半，大枣。上，进法：用本方三味不制，水三茶钟，煎减半，温服。退法：桂枝不用，黄连减半，或加肉桂五分，如上制，煎服。

橘半枳术丸：白术、枳实、橘皮、半夏。

聚精丸：黄鱼螵胶（切碎、蛤粉炒）一斤，沙苑蒺藜（马乳浸，隔汤煮一柱香）八两，上为末，炼蜜丸，每服八十丸，白汤下。

K /

控涎丹：甘遂、大戟、白芥子。

L /

蜡矾丸：黄蜡、白矾。

两仪膏：人参、熟地，熬膏，白蜜收。

六神散：人参、茯苓、白术、甘草、山药、扁豆，姜、枣煎。

M /

麦门冬汤：麦冬、半夏、人参、甘草、大枣、粳米。

缪仲淳脾肾双补丸：人参、莲肉（炒）、山萸（烘）、山药（炒）各一斤，五味子（蜜蒸）、菟丝子各一斤半，橘红、砂仁（炒）各六两，车前子（米泔洗）、巴戟肉（甘草汁煮）各十二两，肉豆蔻十两，补骨脂（盐水浸二日，炒）一斤，上为末，炼蜜丸。如虚而有火者，或火盛肺热者，去人参、肉豆蔻、巴戟、补骨脂。忌羊肉、羊血。

牡蛎泽泻散：牡蛎、泽泻、海藻、蜀漆、葶苈、商陆根、瓜蒌根。

木防己汤：木防己、石膏、桂枝、人参。

P /

脾约丸：大黄、杏仁、厚朴、麻仁、枳实。

Q /

千金苇茎汤：苇茎、苡仁、桃仁、瓜瓣。

青囊斑龙丸：鹿角胶、鹿角霜、柏子仁、菟丝子、熟地、茯苓、补骨脂。

琼玉膏：地黄、茯苓、人参、白蜜、臞仙加琥珀、沉香。

R /

人参丸：人参、茯苓、茯神、枣仁、远志、益智仁、牡蛎、朱砂，枣肉丸。

S/

三才封髓丹：天冬、熟地、人参、黄柏、砂仁、甘草。

桑螵蛸散：人参、茯神、远志、石菖蒲、桑螵蛸、龙骨、龟板、当归。

神保丸：木香、胡椒、干蝎、巴豆。

生脉六味丸：即六味丸合生脉散。

石刻安肾丸：附子、肉桂、川乌、川椒、巴戟、菟丝子、破故、赤石脂、远志、茯神、茯苓、苍术、山茱萸、杜仲、胡芦巴、石斛、韭子、小茴、苁蓉、柏子仁、川楝子、鹿茸、青盐、山药。

水陆二仙丹：金樱膏、芡实。

四斤丸：木瓜、天麻、苁蓉、牛膝、附子、虎骨。或加乳香、没药。

苏合香丸：苏合香、安息香、犀角、冰片、麝香、香附、木香、薰陆香、沉香、丁香、白术，炼蜜丸，朱砂为衣，外作蜡丸。

酸枣仁汤：枣仁、甘草、知母、茯苓、川芎。

T/

天王补心丸：生地、人参、元参、丹参、枣仁、远志、茯神、柏子仁、天冬、麦冬、当归、五味、桔梗、菖蒲、朱砂。

天真丸：精羊肉、肉苁蓉、山药、当归、天冬、黄芪、人参、白术。

W/

外台茯苓饮：茯苓、人参、白术、枳实、橘皮、生姜。

王荆公妙香散：人参、龙骨、益智仁、茯神、茯苓、远志、甘草、朱砂。

温胆汤：陈皮、半夏、茯苓、甘草、枳实、竹茹。

乌梅丸：乌梅、人参、当归、黄连、黄柏、桂枝、干姜、蜀椒、附子、细辛。

X /

犀角地黄汤：犀角、生地、白芍、丹皮。

小半夏汤：半夏、生姜。

小建中汤：白芍、桂枝、炙草、生姜、大枣、饴糖。

小青龙汤：麻黄、桂枝、白芍、干姜、细辛、五味子、甘草、半夏。

旋覆花代赭石汤：旋覆花、代储石、人参、半夏、甘草、生姜、大枣。

Y /

一气丹：河车一具，人乳粉四两，秋石四两，红铅五钱，蜜丸，每丸重七厘。

异功散：即人参、茯苓、白术、甘草、陈皮。

禹功散：黑牵牛、茴香，姜汁调，或加木香。

玉女煎：生石膏、熟地、麦冬、知母、牛膝。

玉屏风散：黄芪、防风、白术。

越婢汤：麻黄、石膏、甘草、生姜、大枣。

越鞠丸：香附、苍术、川芎、神曲、山栀。

Z /

贞元饮：熟地、炙草、当归。

真武汤：茯苓、白芍、白术、附子、生姜。

至宝丹：犀角（镑）、朱砂（研、水飞）、雄黄（研、水飞）、琥珀（研）、玳瑁（镑）各一两，水安息香（无灰酒熬成膏，如无，以旱安息香代之）一两，西牛黄五钱，麝香一钱，龙脑一钱，金银箔各五十片，为极细末，将安息香膏重汤煮，入诸药搜和，分作百丸，蜡护，临服剖，用参汤化下。

猪肚丸：白术、苦参、牡蛎、猪肚一具。刘松石方。

猪肤汤：猪肤、白蜜、白粉。

猪苓汤：猪苓、茯苓、泽泻、阿胶、滑石。

驻车丸：黄连、阿胶、干姜、当归。

术附汤：白术、附子、甘草、生姜、大枣。

术菟丸：白术、菟丝子。又景岳新方苓术菟丝丸。

子和导水丸：大黄、黄芩、滑石、黑丑。